临床儿科规范治疗

齐 娜 ◎著

U0344644

吉林科学技术出版社

图书在版编目（CIP）数据

临床儿科规范治疗 / 齐娜著. —— 长春 : 吉林科学
技术出版社, 2019.5
ISBN 978-7-5578-5536-9

Ⅰ. ①临… Ⅱ. ①齐… Ⅲ. ①小儿疾病–诊疗 Ⅳ.
①R72

中国版本图书馆CIP数据核字(2019)第114055号

临床儿科规范治疗
LINCHUANG ERKE GUIFAN ZHILIAO

出 版 人	李 梁	
责任编辑	李 征 李红梅	
书籍装帧	山东道克图文快印有限公司	
封面设计	山东道克图文快印有限公司	
开 本	787mm×1092mm 1/16	
字 数	309千字	
印 张	13.25	
印 数	3000册	
版 次	2019年5月第1版	
印 次	2020年6月第2次印刷	

出 版	吉林科学技术出版社
发 行	吉林科学技术出版社
地 址	长春市福祉大路5788号出版集团A座
邮 编	130000
发行部电话/传真	0431-81629529　81629530　81629531
	81629532　81629533　81629534
储运部电话	0431-86059116
编辑部电话	0431-81629508
网 址	http://www.jlstp.net
印 刷	北京市兴怀印刷厂

书 号	ISBN 978-7-5578-5536-9
定 价	98.00元

前　言

　　小儿阶段是人生过程中的基础,健康活泼、朝气蓬勃的小儿不仅给家庭生活增添情趣,也是家庭、国家、民族的幸福与希望。儿科学就是要使小儿健康地发育成长,继之青壮年精力充沛,老年人延年长寿的一门学科。因此儿科医生身上的责任重大,既要对工作严谨,又要对患者负有责任心,并不断地在临床实践中积累经验。

　　本书共十章,包括新生儿期疾病、呼吸系统疾病、消化系统疾病、循环系统疾病、泌尿系统疾病、血液系统疾病、神经系统疾病、内分泌系统疾病、传染性疾病、风湿性疾病等内容。本书具有思维清晰、内容丰富新颖、实用性强等特点,同时编者希望本书的出版,能为儿科医护人员提供帮助。

　　在编写过程中,编者力求在内容、格式上做到统一,但难免会有些疏漏和错误之处,肯求同道不吝指正,以便在今后不断地改正和进步。

编者

目　　　录

第一章 新生儿期疾病

第一节 新生儿黄疸

黄疸(jaundice)为一种重要的临床症状,是由于体内胆红素的增高引起皮肤、黏膜或其他器官黄染的现象。成人血清胆红素>34μmol/L(2mg/dl)时,巩膜和皮肤可见黄染。新生儿由于毛细血管丰富,胆红素>85μmol/L(5mg/dl)时才出现皮肤黄染。婴幼儿和成人若出现黄疸是病理表现,而新生儿出现黄疸则分生理性黄疸和病理性黄疸。

一、生理性黄疸

新生儿生理性黄疸(physiological jaundice)是单纯由新生儿胆红素代谢的特点所致而无各种致病因素的存在,除黄疸外无临床症状,肝功能正常,血清未结合胆红素的增加在一定范围以内。但由于有些极低出生体重儿在胆红素水平不甚高的情况下仍有可能发生胆红素脑病,因而此情况下不能认为仅仅是生理性的;而且,生理性黄疸和病理性黄疸在某些情况下难以截然分开,故有人建议将生理性黄疸改为发育性高胆红素血症(developmental hyperbilirubinemia),也有人认为应命名为"新生儿暂时性黄疸"。

有50%~60%的足月儿和80%的早产儿出现生理性黄疸,一般于生后2~3天出现,4~5天达高峰,足月儿于生后7~10天消退,早产儿可延续到2~4周。传统的诊断标准为足月儿血清胆红素不超过220.6μmol/L(12.9mg/dl),早产儿不超过255μmol/L(15mg/dl)。事实上,对于早产儿这一标准只是意味着早产儿胆红素水平明显较高,由于早产儿血脑屏障等发育不成熟,即使胆红素水平较低,也与胆红素脑病有较高的相关性。近年来,国内外许多学者通过大量的临床研究和调查,认识到生理性黄疸的程度受许多因素的影响,不仅有个体差异,也与种族、地区、遗传、性别、喂养方式等有关。东方人比西方人高,美国印第安人比白种人要高。我国有不同地区的学者通过对正常新生儿血清胆红素水平的动态监测,证实我国正常新生儿生理性黄疸时其血清胆红素峰值高于传统的诊断水平,故需要进行更大样本的前瞻性研究,才能得出我国新生儿生理性黄疸的诊断标准。

生理性黄疸的发生与新生儿胆红素代谢的特点有关:

1.胆红素产生增加

新生儿红细胞容积相对大而寿命短,如出生前后血氧分压的改变使红细胞过剩,加上出生后的髓外造血灶的吸收,都可造成胆红素的增加。

2.血清蛋白联结运送不足

新生儿刚出生后存在或多或少的酸中毒,故常显示胆红素与清蛋白的联结不足,特别是早产儿清蛋白水平偏低,如用药不当,医源性地加入了争夺清蛋白的物质,使胆红素运送受阻。

3.肝脏的处理能力不足

新生儿出生不久其肝内 y、z 蛋白极微,故对胆红素的摄取能力不足。喂养延迟、呕吐等引起葡萄糖不足均可影响胆红素的结合。在肝内胆红素与葡萄糖醛酸结合的过程中一系列酶均需能量与氧气,若新生儿产时或产后缺氧、寒冷损伤、酸中毒以及感染时产生毒素等情况发生,则酶功能受抑制。特别是起重要作用的葡萄糖醛酸转移酶在刚出生新生儿的肝内含量甚低,因而造成对胆红素的处理不良。

4.肝肠循环负荷较大

刚出生新生儿因肠内葡萄糖醛酸苷酶的作用,使结合胆红素水解成未结合胆红素在肠腔内被重新吸收。新生儿每天形成胆红素约 20mg,若胎粪排出延迟则胆红素的肝肠循环负荷增加。

生理性黄疸不需特殊处理,适当提早喂养、供给葡萄糖可使生理性黄疸有所减轻。

二、病理性黄疸

新生儿病理性黄疸是新生儿早期除胆红素代谢的特点外,同时有使黄疸加重的疾病或致病因素存在。当血清胆红素超过生理性黄疸的水平,临床诊断为高胆红素血症(高胆)。但广义的病理性黄疸还包括已过生理性黄疸时期而血清胆红素仍超过正常水平者。部分病理性黄疸可致中枢神经系统受损,产生胆红素脑病。我国新生儿高胆的发病率各家报道不一,为 9.1%～50.0%,甚至更高。1997 年,徐放生等统计 164 所医院共收治患病新生儿 39621 例,其中黄疸患儿 13918 例,占患病新生儿总数的 35.13%;高胆红素血症患儿共收治 10365 例,占患病新生儿总数的 26.16%,黄疸患儿的 74.47%;发生胆红素脑病 216 例,为高胆患儿的 2.08%。新生儿黄疸有下列情况之一时要考虑病理性黄疸:①生后 24 小时内出现黄疸,血清胆红素＞102μmol/L(6mg/dl);②足月儿血清胆红素＞220.6μmol/L(12.9mg/dl),早产儿＞255μmol/L(15mg/dl);③血清结合胆红素＞34μmol/L(2mg/dl);④血清胆红素每天上升＞85μmol/L(5mg/dl);⑤黄疸持续时间较长,超过 2～4 周,或进行性加重。

新生儿病理性黄疸按发病机制可分为红细胞破坏增多(溶血性、肝前性)、肝脏胆红素代谢功能低下(肝细胞性)和胆汁排出障碍(梗阻性、肝后性)三类。按实验室测定总胆红素和结合胆红素浓度的增高程度可分为高未结合胆红素血症和高结合胆红素血症,如两者同时存在则称混合性高胆红素血症。

(一)高未结合胆红素血症

引起的原因有:①胆红素产生过多:如母婴血型不合、遗传性球形红细胞增多症、红细胞酶的缺陷(如 G-6-PD、丙酮酸激酶、己糖激酶等)、血管外溶血、红细胞增多症等;②肝细胞摄取和结合低下:如肝脏酶系统功能不全引起的黄疸、甲状腺功能低下、进食减少等;③肠-肝循环增加:如胎粪排出延迟等。

1.新生儿溶血

病因母子血型不合而引起的同族免疫性溶血称为新生儿溶血病(hemolytic disease of newbom)。临床上以 Rh 及 ABO 系统不合引起溶血者多见。Rh 系统血型不合的溶血病以 D 因子不合者多见,此病一般在第 2 胎以后发生,但若 Rh 阴性妇女在孕前曾接受 Rh 阳性的输血,则第一胎新生儿也可以发病。ABO 血型不合者较 Rh 不合多见,大多数母亲为 O 型,子为

A 或 B 型,本病可见于第一胎,可能因其母孕前已受其他原因的刺激,如寄生虫感染,注射伤寒疫苗、破伤风或白喉抗毒素等,均可使机体发生初发免疫反应,当怀孕时再次刺激机体产生免疫抗体,即可通过胎盘进入胎儿引起溶血。

2.母乳性黄疸

其特征为新生儿以母乳喂养后不久即出现黄疸,可持续数周到数月,而其他方面正常。20世纪 60 年代,文献报道发生率为 1‰～2‰,随着对母乳性黄疸的认识的提高,从 20 世纪 80 年代报道的发生率有逐年上升的趋势。分为早发型(母乳喂养性黄疸)和晚发型(母乳性黄疸)。其发生的原因目前认为主要是因为新生儿胆红素代谢的肠-肝循环增加有关。

早发型母乳喂养性黄疸的预防和处理:鼓励尽早喂奶。喂奶最好在每天 10 次以上,血清胆红素达到光疗指征时可光疗。晚发型母乳性黄疸,血清胆红素 $<257\mu mol/L$(15mg/dl)时不需停母乳;$>257\mu mol/L$(15mg/dl)时暂停母乳 3 天,$>342\mu mol/L$(20mg/dl)时则加光疗,一般不需用清蛋白或血浆治疗。

(二)高结合胆红素血症

新生儿结合胆红素增高的疾病,其临床均以阻塞性黄疸为特征,即皮肤、巩膜黄染,大便色泽变淡或呈灰白色如油灰状,小便深黄,肝脾大及肝功能损害等,亦称之为肝炎综合征。主要有新生儿肝炎和胆道闭锁。

1.新生儿肝炎

多数为胎儿在宫内由病毒感染所致,国际上所指的 CROTCHS 或 TORCH 感染(即巨细胞病毒、风疹病毒、弓形虫、柯萨奇和其他肠道病毒、单纯疱疹和乙肝病毒、HIV 以及其他病毒)均可为新生儿肝炎的病因。感染可经胎盘传给胎儿或在通过产道娩出时被感染。常在生后 1～3 周或更晚出现黄疸,经过一般处理后好转,病程为 4～6 周。

2.胆道闭锁

其病因尚不清楚,发病率在亚洲比白种人为高,多在生后 2 周始显黄疸并呈进行性加重,粪色由浅黄转为白色,肝脏进行性增大,边缘硬而光滑;肝功能以结合胆红素升高为主。3 个月后可逐渐发展至肝硬化。

3.代谢性疾病

由先天性代谢障碍所引起的一类疾病,部分可以在新生儿期间出现黄疸。

(三)混合性高胆红素

血症感染是引起混合性高胆红素血症的重要原因,细菌和病毒都可引起黄疸。患儿多伴有发热或体温不升、食欲缺乏、呼吸不规则、嗜睡和烦躁不安等症状。如感染伴有溶血,则可出现贫血。治疗主要是积极控制感染,加强支持疗法。

第二节　新生儿窒息

新生儿窒息(asphyxia of newbom)是指由于产前、产时或产后的各种病因,在生后 1 分钟内无自主呼吸或未能建立规律呼吸,导致低氧血症和高碳酸血症,若持续存在,可出现代谢性酸中毒。在分娩过程中,胎儿的呼吸和循环系统经历剧烈变化,绝大多数胎儿能够顺利完成这种从子宫内到子宫外环境的转变,从而建立有效的呼吸和循环,保证机体新陈代谢和各器官功能的正常,仅有少数患儿发生窒息。国外文献报道活产婴儿的围生期窒息发生率为$1‰\sim1.5‰$,而胎龄大于 36 周仅为 5‰。我国多数报道活产婴儿窒息发生率为 $5‰\sim10‰$。

【病因】

窒息的本质是缺氧,凡能造成胎儿或新生儿血氧浓度降低的因素均可引起窒息,一种病因可通过不同途经影响机体,也可多种病因同时作用。新生儿窒息多为产前或产时因素所致,产后因素较少。常见病因如下:

1.孕母因素

①缺氧性疾病:如呼吸衰竭、青紫型先天性心脏病、严重贫血及 CO 中毒等;②障碍胎盘循环的疾病:如充血性心力衰竭、妊娠高血压综合征、慢性肾炎、失血、休克、糖尿病和感染性疾病等;③其他:孕母吸毒、吸烟或被动吸烟、孕母年龄≥35 岁或<16 岁、多胎妊娠等,其胎儿窒息发生率增高。

2.胎盘异常

如前置胎盘、胎盘早剥和胎盘功能不全等。

3.脐带异常

如脐带受压、过短、过长致绕颈或绕体、脱垂、扭转或打结等。

4.分娩因素

如难产、高位产钳、臀位、胎头吸引不顺利;产程中麻醉药、镇痛药及催产药使用不当等。

5.胎儿因素

①早产儿、小于胎龄儿、巨大儿等;②各种畸形如后鼻孔闭锁、喉蹼、肺膨胀不全、先天性心脏病及宫内感染所致神经系统受损等;③胎粪吸入致使呼吸道阻塞等。

【病理生理】

大多数新生儿生后 2 秒钟开始呼吸,约 5 秒钟啼哭,10 秒钟~1 分钟出现规律呼吸。若由于上述各种病因导致窒息,则出现一系列病理生理变化。

(一)窒息后细胞损伤

缺氧可导致细胞代谢及功能障碍和结构异常甚至死亡,是细胞损伤从可逆到不可逆的演变过程。不同细胞对缺氧的易感性各异,其中脑细胞最敏感,其次是心肌、肝和肾上腺细胞,而纤维、上皮及骨骼肌细胞对缺氧的耐受性较强。

1.可逆性细胞损伤

细胞所需能量主要由线粒体生成的 ATP 供给。缺氧首先是细胞有氧代谢即线粒体内氧化磷酸化发生障碍,使 ATP 产生减少甚至停止。由于能源缺乏,加之缺氧,导致细胞代谢及功能异常:①葡萄糖无氧酵解增强:无氧酵解使葡萄糖和糖原消耗增加,易出现低血糖;同时也使乳酸增多,引起代谢性酸中毒。②细胞水肿:由于 ATP 缺乏,钠泵主动转运障碍,使钠、水潴留。③钙离子内流增加:由于钙泵主动转运的障碍,使钙向细胞内流动增多。④核蛋白脱落:由于核蛋白从粗面内质网脱落,使蛋白和酶等物质的合成减少。本阶段如能恢复血流灌注和供氧,上述变化可恢复,一般不留后遗症。

2.不可逆性细胞损伤

若窒息持续存在或严重缺氧,将导致不可逆性细胞损伤:①严重的线粒体形态和功能异常:不能进行氧化磷酸化、ATP产生障碍,线粒体产能过程中断;②细胞膜严重损伤:丧失其屏障和转运功能;③溶酶体破裂:由于溶酶体膜损伤,溶酶体酶扩散到细胞质中,消化细胞内各种成分(自溶)。此阶段即使恢复血流灌注和供氧,上述变化亦不可完全恢复。存活者多遗留不同程度的后遗症。

3.血流再灌注损伤

复苏后,由于血流再灌注可导致细胞内钙超载和氧自由基增加,从而引起细胞的进一步损伤。

(二)窒息发展过程

1.原发性呼吸暂停(primary apnea)

当胎儿或新生儿发生低氧血症、高碳酸血症和代谢性酸中毒时,由于儿茶酚胺分泌增加,呼吸和心率增快,机体血流重新分布即选择性血管收缩,使次要的组织和器官(如肺、肠、肾、肌肉、皮肤等)血流量减少,而主要的生命器官(如脑、心肌、肾上腺)的血流量增多,血压增高,心排血量增加。如低氧血症和酸中毒持续存在则出现呼吸停止,称为原发性呼吸暂停。此时肌张力存在,血压仍高,循环尚好,但发绀加重,伴有心率减慢。在此阶段若病因解除,经过清理呼吸道和物理刺激即可恢复自主呼吸。

2.继发性呼吸暂停(secondary apnea)

若病因未解除,低氧血症持续存在,肺、肠、肾、肌肉和皮肤等血流量严重减少,脑、心肌和肾上腺的血流量也减少,可导致机体各器官功能和形态损伤,如脑和心肌损伤、休克、应激性溃疡等。在原发性呼吸暂停后出现几次喘息样呼吸,继而出现呼吸停止,即所谓的继发性呼吸暂停。此时肌张力消失,苍白,心率和血压持续下降,出现心力衰竭及休克等。此阶段对清理呼吸道和物理刺激无反应,需正压通气方可恢复自主呼吸。否则将死亡,存活者可留有后遗症。

窒息是从原发性呼吸暂停到继发性呼吸暂停的发展过程,但两种呼吸暂停的表现均为无呼吸和心率低于100次/分,故临床上难以鉴别,为了不延误抢救时机,对生后无呼吸者都应按继发性呼吸暂停进行处理。

(三)窒息后血液生化和代谢改变

在窒息应激状态时,儿茶酚胺及胰高血糖素释放增加,使早期血糖正常或增高;当缺氧持续,动用糖增加、糖原贮存空虚,出现低血糖症。血游离脂肪酸增加,促进钙离子与蛋白结合而致低钙血症。此外,酸中毒抑制胆红素与清蛋白结合,降低肝内酶的活力而致高间接胆红素血症;由于左心房心钠素分泌增加,造成低钠血症等。

【临床表现】

(一)胎儿缺氧表现

先出现胎动增加、胎心增快,胎心率≥160次/分;晚期则胎动减少(<20次/12小时),甚至消失,胎心减慢,胎心率<100次/分,严重时甚至心脏停搏;窒息可导致肛门括约肌松弛,排出胎便,使羊水呈黄绿色。

（二）窒息程度判定

Apgar 评分是临床评价出生窒息程度的经典而简易的方法。

1.时间

分别于生后 1 分钟和 5 分钟进行常规评分。1 分钟评分与动脉血 pH 相关，但不完全一致，如母亲分娩时用麻醉药或止痛药使新生儿生后呼吸抑制，Apgar 评分虽低，但无宫内缺氧，血气改变相对较轻。若 5 分钟评分低于 8 分，应每 5 分钟评分一次，直到连续 2 次评分大于或等于 8 分为止；或继续进行 Apgar 评分直至生后 20 分钟。

2.Apgar 评分内容

包括皮肤颜色（appearance）、心率（respiration）。这样，Apgar 也与上述 5 个英文单词的字头对（pulse）、对刺激的反应（gnmace）、肌张力（activity）和呼吸应。评估标准：每项 0～2 分，总共 10 分（表 1-1）。

表 1-1　新生儿 Apgar 评分标准

体征	评分标准值			评分时间	
	0	1	2	1 分钟	5 分钟
皮肤颜	青紫或苍白	躯干红，四肢青紫	全身红		
心率（次/分）	无	<100	>100		
弹足底或插鼻管后反应	无反应	有些皱眉动作	哭，喷嚏		
肌张力	松弛	四肢略屈曲	四肢活动		
呼吸	无	慢，不规则	正常，哭声响		

3.评估标准

每项 0～2 分，总共 10 分。1 分钟 Apgar 评分 8～10 为正常，4～7 分应密切注意窒息的可能性，0～3 分为窒息。

4.评估的意义

1 分钟评分反映窒息严重程度；5 分钟及 10 分钟评分除反映窒息的严重程度外，还可反映复苏抢救的效果。

5.注意事项

应客观、快速及准确地进行评估；胎龄小的早产儿成熟度低，虽无窒息，但评分较低；单凭 Apgar 评分不应作为评估低氧或产时窒息以及神经系统预后的唯一指标。

（三）并发症

由于窒息程度不同，发生器官损害的种类及严重程度各异。常见并发症有如下几种：①中枢神经系统：缺氧缺血性脑病和颅内出血；②呼吸系统：胎粪吸入综合征、呼吸窘迫综合征及肺出血；③心血管系统：缺氧缺血性心肌损害（三尖瓣闭锁不全、心力衰竭、心源性休克）；④泌尿系统：肾功能不全或衰竭及肾静脉血栓形成等；⑤代谢方面：低血糖、低钙及低钠血症等；⑥消化系统：应激性溃疡和坏死性小肠结肠炎等。上述疾病的临床表现详见相应章节。

【辅助检查】

对宫内缺氧胎儿,可通过羊膜镜了解胎粪污染羊水的程度,或在胎头露出宫口时取胎儿头皮血进行血气分析,以估计宫内缺氧程度;生后应检测动脉血气、血糖、电解质、血尿素氮和肌酐等生化指标。

【诊断】

目前,我国新生儿窒息的诊断及程度判定仍依赖单独 Apgar 评分,但由于 Apgar 评分受多种因素的影响,单凭 Apgar 评分并不能准确诊断窒息及预测神经发育结局。因此,1996 年,美国儿科学会(AAP)和妇产科学会(ACOG)将围生期窒息定义为:①严重的代谢性酸中毒($pH<7$);②5 分钟后 Apgar 评分仍≤3 分;③有新生儿脑病表现;④伴有多器官功能障碍。

【治疗与预防】

复苏(resuscitation)必须分秒必争,由儿科医生和助产士(师)合作进行。

(一)复苏方案

采用国际公认的 ABCDE 复苏方案:①A(airway):清理呼吸道;②B(breathing):建立呼吸;③C(cir-culation):恢复循环;④D(drugs):药物治疗;⑤E(evaluationand environment):评估和环境(保温)。其中评估和保温(E)贯穿于整个复苏过程中。

执行 ABCD 每一步骤的前后,应对评价指标即呼吸、心率(计数 6 秒钟心率然后乘 10)和皮肤颜色进行评估。根据评估结果做出决定,执行下一步复苏措施。即应遵循:评估—决定—操作—再评估—再决定—再操作,如此循环往复,直到完成复苏。

严格按照 A→B→C→D 步骤进行复苏,其顺序不能颠倒。大多数经过 A 和 B 步骤即可复苏,少数则需要 A、B 及 C 步骤,仅极少数需要 A、B、C 及 D 步骤才可复苏。复苏初期建议用纯氧(目前证据尚不足以证明空气复苏的有效性),以后通过监测动脉血气值或经皮血氧饱和度,逐步调整吸入气的氧浓度。

随着复苏理论和实践的进步,已证实一些复苏方法存在很多弊端,临床复苏时应予注意:①气道未清理干净前(尤其是胎粪污染儿),切忌刺激新生儿使其大哭,以免将气道内吸入物进一步吸入肺内。清理呼吸道和触觉刺激后 30 秒钟仍无自主呼吸,应视为继发性呼吸暂停,即刻改用正压通气。②复苏过程中禁用呼吸兴奋剂。③复苏过程中禁用高张葡萄糖,因为应激时血糖已升高,给予高张葡萄糖可增加颅内出血发生的机会,同时糖的无氧酵解增加,加重代谢性酸中毒。

(二)复苏步骤

将出生新生儿置于预热的自控式开放式抢救台上,设置腹壁温度为 36.5℃。用温热毛巾揩干头部及全身,以减少散热;摆好体位,肩部以布卷垫高 2～3cm,使颈部轻微伸仰,然后进行复苏。

1.清理呼吸道(A)

新生儿娩出后,应立即吸净口和鼻腔的黏液,因鼻腔较敏感,受刺激后易触发呼吸,故应先吸口腔,后吸鼻腔(图 1-1);如羊水混有胎粪,无论胎粪是稠是稀,胎儿一经娩出后,立刻进行有无活力评估,有活力的新生儿继续初步复苏,无活力者应立即气管插管,吸净气道内的胎粪,然后再建立呼吸(有活力的定义是呼吸规则、肌张力好及心率>100 次/分,以上三项中有一项不好即为无活力）。

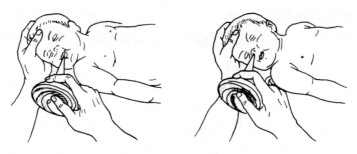

图 1-1　吸引先口腔后鼻腔

2.建立呼吸（B）

包括触觉刺激和正压通气：①触觉刺激：清理呼吸道后拍打或弹足底 1～2 次或沿长轴快速摩擦腰背皮肤 1～2 次（图 1-2、1-3）（切忌不要超过 2 次或粗暴拍打），如出现正常呼吸，心率＞100 次/分，肤色红润可继续观察。②正压通气：触觉刺激后仍呼吸暂停或抽泣样呼吸，或心率＜100 次/分，或持续的中心性发绀，需用面罩正压通气（图 1-4）。通气频率 40～60 次/分，吸呼比 1∶2，压力 20～40cmH$_2$O，即可见胸廓扩张和听诊呼吸音正常为宜。气囊面罩正压通气 30 秒后，如自主呼吸不充分或心率＜100 次/分，需继续气囊面罩或气管插管正压通气。

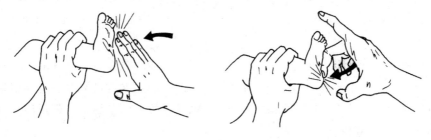

图 1-2　拍打足底及弹足底

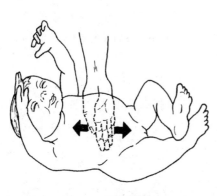

图 1-3　摩擦后背

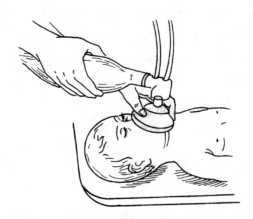

图 1-4　面罩正压通气

3.恢复循环（C）

即胸外心脏按压。如气管插管正压通气 30 秒后，心率＜60 次/分或心率在 60～80 次/分不再增加,应在继续正压通气的同时,进行胸外心脏按压。方法是:采用双拇指或中食指按压胸骨体下 1/3 处,频率为 90 次/分,胸外按压和正压通气的比例为 3∶1(每按压 3 次,正压通气 1 次),按压深度为胸廓前后径的 1/3。按压或抬起过程中,双拇指或中食指指端不能离开胸骨按压部位,也不宜用力过大以免损伤。

4.药物治疗(D)

目的是改善心脏功能、增加组织灌流和恢复酸碱平衡。

(1)肾上腺素:①作用:可直接兴奋心肌起搏组织和传导系统的 β 受体,使心率加快,心排血量增加,同时兴奋血管 α 受体,使血管收缩,血压增高;②指征:心率为 0 或胸外心脏按压 30 秒后,心率仍持续<60 次/分;③方法:给予 1∶10000 肾上腺素,0.1~0.3ml/kg 静脉注入,或 0.3~1ml/kg 气管内注入,3~5 分钟重复一次;④疗效评价:给药 30 秒后,有效者心率≥100 次/分;无效者应考虑是否存在代谢性酸中毒和有效血容量减少等。

(2)扩容剂:①作用:增加血容量,改善循环。②指征:有急性失血的病史,疑似失血或休克(伴有血容量减少表现)。③方法:可给予等渗透晶体液,如生理盐水,对大量失血者可选择红细胞悬液。剂量为每次 10ml/kg,静脉输注,对早产儿扩容速度不要太快。④疗效:有效者脉搏有力、血压上升、皮肤转红及代谢性酸中毒减轻。

(3)纳洛酮(naloxone):①作用:是半合成吗啡拮抗剂,阻断吗啡样物质与其受体结合,从而拮抗所有吗啡类镇痛药的呼吸抑制、缩瞳、胆总管痉挛及致幻作用,并降低镇痛效应。半衰期为 1~1.5 小时,无习惯性和成瘾性,无明显不良反应。②指征:生后有呼吸抑制表现,其母亲产前 4 小时内用过吗啡类麻醉镇痛药者。③方法:应给予纳洛酮,每次 0.1mg/kg,静脉或肌内注射或气管内注入,均应快速输入。④疗效:有效者自主呼吸恢复,如呼吸抑制重复出现,可反复给药。但应注意,纳洛酮不选择作为产房有呼吸抑制新生儿开始复苏的措施,应在保证通气情况下,使用该药物。

(三)复苏后的监护与转运

复苏后需监测肤色、体温、呼吸、心率、血压、尿量、血气、血糖和电解质等。如并发症严重,需转运到 NICU 治疗,转运中需注意保温、监护生命指标和予以必要的治疗。

【预防】

①加强围生期保健,及时处理高危妊娠;②加强胎儿监护,避免和及时纠正宫内缺氧;③密切监测临产孕妇,避免难产;④培训接产人员熟练掌握复苏技术;⑤医院产房内需配备复苏设备,高危妊娠分娩时必须有掌握复苏技术的人员在场。

第三节　新生儿缺氧缺血性脑病

新生儿缺氧缺血脑病(hypoxic-ischemic encepha10pathy,HIE)是围生期缺氧缺血所致的脑损伤,是导致新生儿死亡和发生后遗症的重要原因之一。如积极做好围生期保健,推广正确的复苏方法,降低窒息发生率,HIE 的发病率和危害性就可明显降低。近年,我国一些大城市,HIE 的发病率已开始降低。

【病因】

（一）缺氧

引起缺氧的原因主要有：①围生期窒息：包括产前、产时和产后窒息；②呼吸暂停：反复呼吸暂停可导致缺氧缺血性脑损伤；③严重呼吸系统疾病。

（二）缺血

引起缺血的原因主要有：①心搏骤停和心动过缓；②大量失血、休克；③重度心力衰竭。

在 HIE 病因中产前和产时窒息各占 50% 和 40%，其他原因约占 10%。

【发病机制】

（一）血流动力学变化

缺氧时机体发生潜水反射，为了保证重要生命器官（如脑、心）的血供，脑血管扩张，非重要器官血管收缩，这种自动调节功能使大脑在轻度短期缺氧时不受损伤。如缺氧继续存在，脑血管自主调节功能失代偿，脑小动脉对灌注压和 CO_2 浓度变化的反应能力减弱，形成压力相关性的被动性脑血流调节过程，当血压降低时脑血流减少，造成动脉边缘带的缺血性损害。

（二）脑细胞能量代谢衰竭

缺氧时，细胞内氧化代谢障碍，只能依靠葡萄糖无氧酵解产生能量，同时产生大量乳酸并堆积在细胞内，导致细胞内酸中毒和脑水肿。由于无氧酵解产生的能量远远少于有氧代谢，必须通过增加糖原分解和葡萄糖摄取来代偿，从而引起继发性的能量衰竭，致使细胞膜离子泵功能受损，细胞内钠、钙和水增多，造成细胞肿胀和溶解。

（三）再灌注损伤与氧自由基的作用

缺氧缺血时，氧自由基产生增多和清除减少，大量的氧自由基在体内积聚，损伤细胞膜、蛋白质和核酸，致使细胞的结构和功能破坏。氧自由基中以羟自由基（OH-）对机体危害性最大。黄嘌呤氧化酶和脱氢酶主要集中在微血管的内皮细胞中，致使血管内皮受损，血脑屏障的结构和完整性受到破坏，形成血管源性脑水肿。

（四）Ca^{2+} 内流缺氧时，钙泵活性减弱，导致钙内流

当细胞内 Ca^{2+} 浓度过高时，受 Ca^{2+} 调节的酶被激活。磷脂酶激活，可分解膜磷脂，产生大量花生四烯酸，在环氧化酶和脂氧化酶作用下，形成前列环素、血栓素及白三烯。核酸酶激活，可引起核酸分解破坏。蛋白酶激活，可催化黄嘌呤脱氢酶变成黄嘌呤氧化酶，后者在恢复氧供和血流时催化次黄嘌呤变成黄嘌呤，同时产生自由基，进一步加重神经细胞的损伤。

（五）兴奋性氨基酸的神经毒性作用

能量衰竭可致钠泵功能受损，细胞外 K^+ 堆积，细胞膜持续去极化，突触前神经元释放大量的兴奋性氨基酸（谷氨酸），同时伴突触后谷氨酸的回摄受损，致使突触间隙内谷氨酸增多，过度激活突触后的谷氨酸受体。非 N-甲基-D-门冬氨酸（NMDA）受体激活时，Na^+ 内流，Cl^- 和 H_2O 也被动进入细胞内，引起神经元的快速死亡；NMDA 受体激活时，Ca^{2+} 内流，又可导致一系列生化连锁反应，引起迟发性神经元死亡。

（六）一氧化氮（NO）的双相作用

NO 也是一种气体自由基，可与 O_2 发生反应，产生过氧化亚硝基阴离子（ONOO），并进一步分解成 OH 和 NO_2。当有金属铁存在时，ONOO 能分解产生自由基 NO_2，OH 和 NO_2

具有很强的细胞毒性作用。此外,NO 也可介导谷氨酸的毒性作用,还可通过损害线粒体、蛋白质和 DNA 而直接引起神经元损伤。缺氧缺血时,Ca^{2+} 内流,当细胞内 Ca^{2+} 积聚到一定水平时,可激活一氧化氮合酶(NOS),合成大量的 NO。NOS 有三种不同的亚型,神经元型和诱导型 NOS 分别介导早期和晚期神经毒性作用,而内皮细胞型 NOS 产生的 NO 能扩张血管而起神经保护作用。

(七)凋亡与迟发性神经元死亡

过去认为缺氧缺血后神经细胞损伤是由于急性能量衰竭造成细胞坏死,但不能解释窒息复苏后患儿可有短暂的相对正常期,而于数小时后出现迟发性脑损伤的表现。研究证实缺氧缺血可引起两种不同类型的细胞死亡,即坏死和凋亡。迟发性神经元死亡实质上就是细胞凋亡,在动物模型中检测到一系列凋亡相关基因的表达。

总之,HIE 的发病机制非常复杂,是由多种机制综合作用所致的一系列生化连锁反应的结果。大量研究证实多数神经元不是死于缺氧缺血时,而是死于缺氧缺血后数小时至数天,这种迟发性的细胞死亡可通过缺氧缺血后开始的干预来预防或减轻。

【病理变化】

HIE 的病理变化与胎龄、损伤性质和程度密切相关,主要有以下几种病理类型:

(一)两侧大脑半球损伤

主要见于足月儿,窒息为不完全性,首先发生器官间的血液分流(潜水反射)以保证心、脑血供;随着缺氧持续,血压下降,血流第二次重新分布(脑内分流),即大脑半球的血供由于前脑循环血管收缩而减少。而丘脑、脑干和小脑的血供则由于后脑循环血管扩张而增加。因此,大脑半球较易受损,常伴严重脑水肿。

(二)基底节、丘脑和脑干损伤

为完全性窒息,两次血流重新分布的代偿机制失效,脑部损害以丘脑和脑干为主,而脑外器官和大脑半球的损害可不严重,脑水肿较轻。

(三)脑室周围白质软化

主要见于早产儿,侧脑室周围缺氧缺血,导致深部白质脑细胞死亡,常呈对称性分布,以后可发生以两下肢受累为主的瘫痪。

(四)脑室周围室管膜下/脑室内出血

主要见于早产儿,室管膜下生发组织出血,伴脑室内出血。

【临床表现】

患儿有严重的宫内窘迫或出生时严重窒息史,出生后 12～24 小时内出现神经系统症状,根据意识、肌张力改变、原始反射异常、惊厥和脑干受损等表现,可分为轻、中、重三度(表 1-2)。

表 1-2　新生儿缺氧缺血性脑病临床表现分度

	轻度	中度	重度
意识	正常或激惹	抑制、嗜睡	昏迷
肌张力	正常或增高	减弱	松软
拥抱反射	正常或易引出	减弱	消失
惊厥	无	1/2 病例有惊厥	频繁惊厥

（一）轻度

主要表现为兴奋，易激惹，肌张力正常，拥抱反射活跃，吸吮反射正常，呼吸平稳，无惊厥。症状多在 3 天内逐渐消失，预后良好。

（二）中度

表现为嗜睡或抑制，肌张力降低，吸吮反射和拥抱反射减弱，约 1/2 病例出现惊厥。足月儿上肢肌张力降低比下肢严重，提示病变累及矢状窦旁区。如症状持续 7～10 天以上，可能有后遗症。

（三）重度

患儿处于昏迷状态，肌张力极度低下，松软，拥抱反射、腱反射消失，瞳孔不等大，对光反应差，前囟隆起，惊厥频繁，呼吸不规则或暂停，甚至出现呼吸衰竭。重度患儿病死率高，存活者常留后遗症。

若缺氧缺血发生在出生前几周或几个月时，患儿在出生时可无窒息，也无神经系统症状，但在数天或数周后出现亚急性或慢性脑病的表现，临床上较难与先天性脑畸形或宫内病毒感染相区别。

【诊断】

新生儿 HIE 的诊断主要依据病史和临床表现，但同时要做影像学和其他检查，对病情严重程度及预后进行评价。

（一）影像学检查

1.头脑超声检查

HIE 时，可见普遍回声增强，脑室变窄或消失，提示脑水肿；散在的高回声区，提示散在的脑实质缺血；局限性高回声区，提示该部位有缺血性损害；脑室周围高回声区，多见于侧脑室外角的后方，可能有脑室周围白质软化。

2.CT 检查

轻度表现为散在、局灶性低密度影分布于两个脑叶；中度表现为低密度影超过两个脑叶，白质与灰质的对比模糊；重度表现为大脑半球弥漫性低密度影，白质与灰质界限消失，侧脑室变窄。正常新生儿（尤其是早产儿）脑水分多，髓鞘发育不成熟，可存在广泛的低密度，因此 HIE 低密度的诊断 CT 值应在 18 以下。

3.磁共振成像（MRI）

MRI 不仅能检出急性期 HIE 的存在、分布和严重性，而且能帮助判断预后，还能发现髓鞘形成是否延迟或异常,以判断神经发育情况。

在 HIE 急性期,脑水肿比较明显,可能会掩盖脑细胞损伤,并且病情还在变化之中,所以早期影像学检查不能反映预后,需在 2～4 周后复查。

（二）脑功能检查

1.脑电图（EEG）检查

表现为节律紊乱、低波幅背景波上的棘慢波爆发或持续弥漫性慢活动;出现"爆发抑制"、"低电压"甚至"电静息",则为重度 HIE。

2.脑干诱发电位检查

表现为出波延迟、潜伏期延长、波幅变平及波脱失。

3.多普勒超声脑血流速度（CBV）测定

有助于了解脑灌注情况,高 CBV 提示存在脑血管麻痹和缺乏自主调节,低 CBV 提示存在广泛的脑坏死、低灌注甚至无灌流。

（三）脑代谢监测

1.磁共振频谱（MRS）

MRS 是一种无创伤性检测体内化学成分（如脑组织的 ATP、磷酸肌酸、乳酸等）的方法,能在活体上测得脑组织的代谢情况,比 MRI 能更早期敏感地反映缺氧缺血脑损伤程度。

2.红外光谱测定技术（NIRS）

NIRS 是近年来国外新兴的光学诊断技术,可直接测出脑组织中氧合血红蛋白及还原血红蛋白的变化,实际了解脑内氧合情况,间接反映脑血流动力学状况及细胞内生物氧化过程。

（四）生化指标测定

神经烯醇化酶（NSE）、S-100 蛋白（S-100）和脑型肌酸磷酸激酶（CK-BB）存在于神经组织的不同部位,HIE 后 6～72 小时外周血和脑脊液中的水平升高,与脑损害程度呈正相关,可作为 HIE 早期诊断的标志物。

【治疗】

HIE 是一个多环节、多因素的病理生理过程,患儿对缺氧的耐受性差异很大,因此,HIE 的治疗应当根据患者的特点,在缺氧缺血的不同阶段进行针对性的个体化联合治疗,才能提高疗效、减少毒副反应。应强调,一些基本的治疗方法仍然非常重要,而一些疗效不明确的过多治疗并不合适。

（一）监护

对 HIE 患儿应密切监护,不仅观察神经系统症状,还要监护各脏器损害情况。

（二）维持组织最佳的氧合和灌流

重度窒息患儿 $PaCO_2$ 常升高,应改善通气,但要防止 $PaCO_2$ 过低而致脑血流减少,尤其是早产儿可造成脑室周围白质软化,近年发现轻度高碳酸血症有神经保护作用。严重缺氧的新生儿出生时常有低血压,可给予多巴胺和多巴酚丁胺,维持收缩压在 50mmHg 以上,有利于改善肾脏的灌流和心肌收缩力。由于缺氧后脑血流自主调节功能障碍,应尽量避免血压的剧烈波动而致颅内出血。

(三)适当限制液体入量和控制脑水肿

对脑水肿的处理应从控制液体量入手,若有明显颅高压症状和体征,可予甘露醇治疗,每次 0.25 g/kg,甘露醇虽能减轻脑水肿,但不能改善最终脑损伤的程度,这与成年动物实验结果不同,成年动物脑水肿可加重组织坏死,早期使用甘露醇可减轻 HIE 的损害程度,而新生儿颅压增高时,由于可通过颅缝和囟门缓冲减压,对脑灌注的影响不大,因此缺氧缺血后预防性地应用甘露醇无明显神经保护作用。至于地塞米松对血管源性脑水肿有效,但不能减轻细胞毒性脑水肿,而 HIE 的脑水肿以细胞毒性为主。虽有动物实验提示预防性应用地塞米松可减轻HIE,但未能证实缺氧缺血后应用地塞米松有神经保护作用。

(四)及时控制惊厥

首选苯巴比妥,苯巴比妥不仅可镇静止痉,且可降低脑代谢率,改善脑血流,减轻脑水肿,还有清除自由基的作用。因此,有建议对重度窒息患儿早期(6 小时以内)预防性应用苯巴比妥,然而近年的研究未能证实早期应用苯巴比妥的有益效果,所以目前仍推荐在症状出现后才开始抗惊厥治疗。可用苯巴比妥,负荷量 15～20mg/kg,缓慢静脉注射或肌注,如未能止痉,隔 30 分钟加用 5mg/kg,直至负荷量 30mg/kg,给负荷量 24 小时后,给维持量每天 5mg/kg,给 1 次。

(五)维持适当的血糖水平

动物实验证实低血糖会加重 HIE,而高血糖能降低脑损害的程度。因此,在新生儿缺氧时应维持血糖水平在正常水平(70～120mg/dl)。

(六)其他治疗

在 HIE 的治疗方面有关高压氧、脑代谢激活剂、纳洛酮、维生素 C 等的应用尚存在许多争议,有待于进一步深入研究,应采用严格的随机对照多中心临床试验。

(七)早期康复干预

0～2 岁小儿脑处于快速发育的灵敏期,可塑性强,因此对 HIE 患儿尽早开始感知刺激和动作训练可促进脑结构和功能代偿,有利于患儿的恢复和减轻后遗症。

(八)HIE 的治疗展望

1.寻找阻断缺氧缺血脑损伤瀑布式发展的神经保护药物

氧自由基抑制剂、钙通道阻滞剂、兴奋性氨基酸释放抑制剂及受体阻滞剂等。

2.亚低温疗法

近年,亚低温(降低脑温或体温 2～4℃)对 HIE 的神经保护作用已引起了国内外学者的关注。其作用机制是:降低脑组织的能量需求和耗氧量;改善细胞的能量代谢,减少脑组织的乳酸堆积;保护血脑屏障,减轻脑水肿;抑制有害物质的释放,减少对脑组织的损害;延迟继发性能量衰竭和细胞凋亡,延长治疗时间窗,与其他干预措施起协同的保护作用。临床研究显示亚低温有较好的疗效。

3.神经营养因子

实验证实,在 HIE 的高兴奋阶段后,内源性神经营养因子的表达增加,这可能是一种内源性的神经保护机制。因此,应用外源性神经营养因子改善细胞周围环境,促进受损神经细胞的修复和再生的研究已日益受到重视。其中研究较多的是碱性成纤维细胞生长因子(bFGF)和胰岛素样生长因子(ICF-1),但目前还处于研究阶段。

第四节 新生儿颅内出血

颅内出血(intracraninal hemorrhage)是新生儿期常见的临床问题,出血部位包括硬膜下出血、蛛网膜下隙出血、脑室周围—脑室内出血、小脑出血和脑实质出血。近年,由于产科技术的进步,产伤所致的硬膜下出血明显减少,而早产儿缺氧所致的脑室周围—脑室内出血已成为新生儿颅内出血最常见的类型。

一、脑室周围-脑室内出血

脑室周围-脑室内出血(intraventricular hemorrhage,IVH)是早产儿最常见的颅内出血类型。近年,随着新生儿医疗护理水平的改善,极低出生体重儿成活率显著提高,IVH已成为NICU早产儿的重要问题。

【病因与发病机制】

早产儿脑室周围室管膜下生发基质富含血管,这些血管在解剖学上是一种不成熟的毛细血管网,仅由一层内皮细胞组成,缺乏肌层和结缔组织支持,该区域对缺氧和高碳酸血症极为敏感,当缺氧致脑血流自我调节功能受损时,惊厥、气管吸引、快速扩容、静脉输注高渗溶液等可致血压波动而促发管破裂出血。此外,生发基质的毛细血管网在引流入静脉系统时的血流方向呈独特的U形,这在生发基质出血中起重要作用,当胎头娩出困难、颅骨过度受压时可使该处血流停滞而发生出血。生发基质的宽度在胎龄23~25周时为2.5mm,32周为1.4mm,36周时几乎完全退化,因此IVH主要发生在胎龄小于33周的早产儿。在生发基质出血的病例中,80%的患儿血液可进入侧脑室,血液通过马氏孔和路氏孔进入后颅凹的基底池,引起闭塞致使脑脊液循环障碍,血凝块也可阻塞大脑导水管和蛛网膜绒毛而引起出血后脑积水和脑室周围出血性梗死。

虽然IVH是早产儿的常见病,但足月儿也可发生,足月儿IVH的起源主要为脉络膜丛和室管膜下残存的生发基质。在足月儿IVH的发病机制中,产伤的作用比缺氧更为重要,其中30%的患儿有产钳分娩或臀位牵引史,还有25%的患儿可无明显诱因,既无产伤也无缺氧。

近年研究发现早产儿IVH与机体凝血状况有关,某些凝血因子表达减少可能会加重IVH。

【临床表现】

IVH主要见于围生期窒息和早产儿,出血50%开始于生后第1天,30%发生在第2天,到生后72小时头颅超声可发现90%的IVH。

临床表现可有三种类型:急剧恶化型、断续进展型和临床寂静型。以寂静型最为常见,占IVH病例的50%,无临床症状或体征,仅在超声或CT检查时发现。断续进展型其次,症状在数小时至数天内断续进展,神志异常或呆滞或激惹,肌张力低下,动作减少,呼吸不规则。急剧恶化型最为少见,但临床症状最严重,患儿可在数分钟至数小时内迅速恶化,出现意识障碍、呼吸困难或暂停、抽搐、瞳孔光反射消失、四肢肌张力低下、前囟紧张,伴失血性贫血、血压下降、心动过缓。

足月儿IVH的起病随病因而异,伴产伤或缺氧者常在生后第1~2天出现症状,而无明显诱因者起病较晚,甚至可晚至出生后2~4周。临床表现为激惹、木僵和惊厥,其他特征包括发热、颤动、呼吸暂停和颅压增高。足月儿IVH预后比早产儿IVH差,常存在不同程度的神经系统后遗症。

【诊断】

早产儿IVH的临床症状和体征较少,单凭临床表现很难诊断。影像学检查是IVH的主要诊断手段,要根据具体情况选择头颅B超或CT检查。

(一)头颅超声

是诊断IVH的首选方法。床旁连续头颅超声对早产儿IVH的开始时间、出血部位及严重程度提供可靠的信息,而且价廉方便,又无放射线损伤。极低出生体重儿是易发生IVH的高危人群,应常规进行头颅超声的筛查。在生后3天、1周、1个月时各查1次。

头颅超声检查可将IVH分为4级:①Ⅰ级:出血限于室管膜下,不伴脑室内出血;②Ⅱ级:不伴脑室扩张的IVH;③Ⅲ级:IVH($>50\%$脑室区域)伴脑室扩大;④Ⅳ级:脑室内出血合并脑实质出血或脑室周围出血性梗死。

(二)CT检查

CT是证实IVH部位和程度的有效手段,对硬膜下出血、后颅凹出血、蛛网膜下隙出血和某些脑实质的损害,CT的诊断价值优于超声。但CT不能床旁进行,还有使患儿暴露于放射线的缺点。

(三)脑脊液检查

IVH的脑脊液表现为出血早期脑脊液红细胞数量和蛋白含量增高,部分病例白细胞增高,然后脑脊液变为黄色,葡萄糖含量降低。但是,有些病例脑脊液不呈血性,因此不能将腰椎穿刺作为IVH的确诊手段。

【预后】

与出血的严重程度及部位有关,如出血仅限于生发基质或伴少量IVH者预后较好,很少发生脑室扩张。中度出血者,病死率略为增高,存活者中20%~30%发生脑积水。严重出血病例病死率20%~30%左右,存活者常发生脑积水。重度IVH伴脑室周围出血性梗死者,病死率和脑积水发生率均较高,分别为40%和70%。

IVH的远期预后取决于伴随的脑实质损害的程度,如伴有脑室周围白质软化,可发生四肢对称性痉挛性瘫痪,下肢重于上肢。如伴有脑室周围出血性梗死,常造成早产儿痉挛性偏瘫。

【预防】

(1)预防早产,预防宫内窘迫。

(2)出生时要正确进行复苏。

(3)避免使脑血流发生较大波动,避免快速过多补液,避免使用高渗液体。

(4)纠正凝血异常,可应用维生素K1等药物。

(5)曾有人提出对极低出生体重儿出生后常规使用苯巴比妥预防IVH,但经过多中心对照试验未被证实能降低 IVH 的发生率或严重性，目前尚未在早产儿推荐应用。

【治疗】

（一）维持正常脑灌注

大量 IVH 时，由于动脉压降低和颅内压增高，脑灌流减少，因此必须维持血压在足够的水平，同时避免血压的过度波动和脑血流速度的突然升高，没有必要的过分积极治疗反而会加重已经存在的脑损伤。

（二）支持疗法

维持正常通气，维持水、电解质和酸碱平衡，维持体温和代谢正常等。

（三）预防出血后脑积水

脑脊液中的血液和蛋白质可引起蛛网膜炎及粘连，导致出血后脑积水，可连续腰椎穿刺放出血性脑脊液，在病情稳定后，每天或隔天 1 次，每次放 2～3ml/kg，但连续腰椎穿刺对预防出血后脑积水的价值还有争议。用纤溶药物已被尝试预防出血后脑积水的发生，但需要进一步证实。

（四）出血后脑室扩张的处理

急性期过后，应随访颅脑超声，评估脑室大小，随访间隔时间根据病程而定，病情越重，间隔时间越短，一般 5～10 天随访 1 次。根据超声测定脑室扩张的进展速率和严重程度，进行相应处理。

对快速进展的脑室扩张（每周头围增长速率＞1.5～2cm），由于脑室扩张迅速，可在短期内发生明显的颅内压增高，应当积极治疗。可连续腰椎穿刺以防止脑室的迅速扩大，但往往效果不理想。如腰椎穿刺治疗无效，可考虑暂时直接脑室外部引流，少数患儿由于脑脊液吸收旁路重建而得以恢复。

对缓慢进展的脑室扩张（＜4 周），主要是严密观察，改变体位（床头抬高 30°）有助于颅内压的降低。因为有相当部分的患儿脑室扩张可自发停止，过早的干预不能改善其神经系统的远期预后。

对持续缓慢进展的脑室扩张，应该进行干预，治疗措施包括连续腰穿和应用药物减少脑脊液产生。可用碳酸酐酶抑制剂乙酰唑胺（diamox）或渗透性药物甘油，乙酰唑胺剂量每天100mg/kg 可使脑脊液产生减少 50%，与呋塞米（每天 1mg/kg）联合应用疗效更好，但碳酸酐酶抑制剂在神经胶质发育过程中可能有不良反应，不宜长期大剂量应用。

二、硬膜下出血

随着产科实践的改进，近年由产伤所致的硬膜下出血（subdural hemorrhage）的发生率明显下降，但因其临床后果严重，早期诊断和及时干预十分重要。

【病因与发病机制】

硬膜下出血主要由小脑幕或大脑镰撕裂所致。严重的小脑幕撕裂可以致死，特别是伴直窦或横窦撕裂时，血块可流到后颅凹迅速压迫脑干。多数为小脑幕轻度撕裂所致的幕上或幕下出血。出血也可发生在小脑幕的游离缘，特别是小脑幕和大脑镰的连接处，并向前进一步伸展到蛛网膜下隙或脑室系统。在某些臀位产的患儿，可因枕骨分离伴小脑幕和枕窦撕裂而引起后颅凹大量出血和小脑撕裂。单纯的大脑镰撕裂比小脑幕撕裂常见，出血来源于下矢状窦和胼胝体上方的大脑纵裂池,大脑表面的桥静脉破裂也可引起大脑表面的硬膜下血肿。产伤性颅内出血常同时伴有脑挫伤。

【临床表现】

(一)小脑幕撕裂伴后颅凹硬膜下出血

常见于难产性臀位牵引,临床表现可有 3 个阶段:①出生数小时内可无任何症状,此时血肿缓慢增大,通常<24 小时,也可长达 3~4 天;②随着颅内压增高,后颅凹脑脊液循环通路受阻,出现前囟饱满、激惹或嗜睡等症状;③随着病情进展,出现脑干受压的体征,包括呼吸节律异常、眼动异常、斜视、面瘫和惊厥。

(二)小脑幕撕裂伴大量幕下出血

出生时即可出现中脑及脑桥上部受压的症状,如木僵、斜视、瞳孔不等大和对光反射迟钝、颈项强直和角弓反张等。如血块增大,可在短期内(数分钟至数小时)出现脑干下部受压的体征,从木僵进入昏迷,瞳孔固定和散大、心动过缓和呼吸不规则,最终呼吸停止而死亡。

(三)小脑幕撕裂伴大量幕下出血

出生时即可出现双侧弥漫性脑损伤症状,如兴奋、激惹等,如血块伸展到小脑幕下时症状类似于小脑幕撕裂。

(四)大脑表面硬膜下出血

轻度出血可无明显的临床症状,或仅表现兴奋、激惹。局灶性脑定位体征常开始于生后第 2 或 3 天,表现为局灶性惊厥、偏瘫、眼向对侧偏斜。当发生小脑幕切迹疝时可有瞳孔散大、对光反应减弱或消失等第 3 对脑神经受压的表现。少数病例在新生儿期无任何硬膜下出血的症状、体征,但在数月后发生硬膜下积液。

【诊断】

硬膜下出血的诊断主要依靠临床症状的识别和影像学检查。CT 检查可确定硬膜下出血的部位和程度,但对后颅凹硬膜下出血和小脑出血的诊断价值不及 MRI。头颅超声只能检测到伴中线移位的大脑表面的硬膜下血肿,对幕上出血的诊断不及 CT,对幕下出血的诊断不及 MRI。枕骨分离和颅骨骨折可通过头颅 X 线片证实。腰椎穿刺对硬膜下出血诊断没有帮助,且有诱发脑疝可能。

【治疗】

(一)止血

可用维生素 K_1、酚磺乙胺、氨甲苯酸等。

(二)降低颅内压

如颅内压很高,发生脑疝,可适当使用 20% 甘露醇。

(三)抗惊厥出现

惊厥者应及时止惊,可用地西泮类药物。

(四)外科治疗手术

指征取决于出血病灶的大小、颅压增高的体征和是否存在脑疝。大脑表面硬膜下出血伴中线移位,特别是临床症状恶化伴小脑幕切迹疝时,均是急诊硬膜下穿刺或切开引流的指征。位于后颅凹的大量硬膜下出血也需外科手术。对于无明显症状的硬膜下出血患儿,外科手术并不能改善其远期预后,但需临床严密观察,若患儿病情稳定,无须手术。

轻度出血若能早期诊断和及时治疗,预后较好。严重小脑幕和大脑镰撕裂者病死率较高,存活者常发生脑积水和其他后遗症。

三、蛛网膜下隙出血

原发性蛛网膜下隙出血(primary subarachnoid hemorrhage)是新生儿常见的颅内出血类型,多见于早产儿,也可见于足月儿,前者主要与缺氧有关,后者则多由产伤所致。新生儿蛛网膜下隙出血起源于软脑膜丛的小静脉或蛛网膜下隙的桥静脉。

【临床表现】

轻度蛛网膜下隙出血可无症状或症状轻微。中度出血可引起惊厥,常开始于生后第 2 天,惊厥发作间期患儿情况良好。大量蛛网膜下隙出血可致患儿病情迅速恶化和死亡。蛛网膜下隙出血的诊断常因其他原因腰穿发现均匀一致的血性脑脊液而提示,确诊需通过 CT 检查,头颅超声对蛛网膜下隙出血不够敏感。

血性脑脊液是提示蛛网膜下隙或脑室内出血的一个线索,但需与腰椎穿刺损伤鉴别。非急性期颅内出血的脑脊液特征为脑脊液黄色、红细胞数量增多和蛋白含量增高,脑脊液糖常常降低(<30mg/dl),甚至可低达 10mg/dl,并可持续数周甚至数月。脑脊液中糖的降低可能系出血损伤葡萄糖向脑脊液转运的机制。当脑脊液糖降低,伴淋巴细胞增多和蛋白含量增高时,很难与细菌性脑膜炎鉴别。

【治疗】

新生儿原发性蛛网膜下隙出血预后较好,90%随访正常,治疗以对症为主,如有惊厥可用地西泮类药物抗惊厥。大量蛛网膜下隙出血的主要后遗症是出血后脑积水,但其发展过程比脑室内出血后脑积水缓慢,预后比脑室内出血好。蛛网膜下隙出血后脑积水的处理同脑室内出血。

四、小脑出血

原发性小脑出血在新生儿并不少见,在胎龄<32 周和体重<1500g 的早产儿中发生率为15%~25%,在足月儿也可发生。

【病因与发病机制】

小脑出血的发病机制是多因素的,常见病因有产伤、缺氧和早产。早产儿小脑出血发病机制与脑室内出血相似,在足月儿发病机制与产伤有关。在臀位产的患儿中,最严重的产伤类型就是枕骨分离伴后颅凹出血和小脑撕裂。早产儿颅骨较软,外部压力压迫枕部也可导致顶骨下枕骨向前移位,扭曲窦汇和枕窦,从而引起小脑出血,这种情况常发生在臀位牵引、产钳分娩和应用面罩加压通气时。

【临床表现】

小脑出血的患儿可表现为呼吸暂停、心动过缓和贫血,病情常急骤恶化。患儿通常有臀位难产史,临床症状大多开始于生后 2 天之内,以后很快出现脑干受压症状,如木僵、昏迷、脑神经异常、呼吸暂停、心动过缓或角弓反张等。小脑出血的诊断主要靠临床医师高度警惕,确诊可通过 CT 或 MRI,有时头颅超声也可证实小脑出血,但阴性结果不能排除本病。

【治疗】

早产儿严重小脑出血预后极差,即使存活也都有明显的运动和认知障碍。足月儿的预后比早产儿好,但1/2患儿可发生出血后脑积水。小脑出血的治疗取决于损害的大小和患儿的临床状态:若临床情况稳定,无颅压增高的体征,以保守治疗为主;如有快速的神经系统恶化则需急诊手术。

第五节　新生儿呼吸窘迫综合征

新生儿呼吸窘迫综合征(respiratory distress syndrome,RDS),也称为肺透明膜病(hyaline membrane disease,HMD)。主要发生在早产儿,尤其是胎龄小于32～33周。其基本特点为肺发育不成熟、肺表面活性物质缺乏而导致的肺泡不张、肺液转运障碍、肺毛细血管-肺泡间高通透性渗出性病变。以机械通气和肺表面活性物质替代疗法治疗为主的呼吸治疗和危重监护技术,已经能够使90%以上的RDS患儿存活。

【临床流行病学】

RDS主要发生在早产儿,其发生率和严重程度与胎龄及出生体重呈反比。2006年,Euro-NeoStat的数据显示RDS发病率在胎龄23～25周早产儿为91%,26～27周88%,28～29周74%,30～31周52%。RDS发病率占所有新生儿的1%,尤其多见于胎龄32周以下的早产儿。美国资料显示,在胎龄29周内出生的早产儿中RDS的发病率可以高达60%,但在胎龄40周时基本不发生。发生RDS的高危因素包括男性、双胎,前一胎有RDS病史、母亲患糖尿病、剖宫产且无产程发动等。低龄怀孕、孕期吸烟、吸毒、药物、妊娠高血压等也与RDS发生相关。羊膜早破(分娩前24～48小时)则会降低RDS发生的危险性,可能为胎儿处于应激下,肾上腺激素分泌,促进了肺成熟;但一般认为胎儿宫内窘迫与RDS的发生没有直接关系,但会影响到早产儿生后早期的呼吸适应,如呼吸费力和肺液清除延缓等,其发生可以达50%。肺表面活性物质可以降低RDS病死率。Curosurf(固尔苏)临床研究中对照组病死率为50%,治疗组为30%,使RDS净存活率提高20%。20世纪90年代初的临床研究表明,肺表面活性物质治疗使RDS的生存率提高到75%,在多剂量治疗时可以提高到80%～90%。美国在20世纪80年代末开始常规应用肺表面活性物质治疗RDS,在1989—1990年间1岁以下婴儿病死率由8.5%下降为6.3%,主要为RDS死亡率的下降。

【病因及发病机制】

(1)因肺发育不成熟,过低的表面活性物质使肺泡气液界面表面张力升高,肺泡萎陷,使功能余气量下降,肺顺应性曲线下移,顺应性下降,无效腔通气,呼吸做功显著增加,能量耗竭,导致全身脏器功能衰竭。

(2)不成熟肺的肺泡数量和通气面积太少,肺泡间隔宽,气体弥散和交换严重不足。

(3)呼气末肺泡萎陷,通气困难,出现低氧血症,使肺泡上皮细胞合成表面活性物质能力下降。

(4)持续低氧导致肺血管痉挛,出现肺动脉高压,肺血流减少,肺外右向左分流,肺内动静脉分流,使通气-灌流比例失调,影响气血交换。

(5)持续低氧和酸中毒可以造成心肌损害,心排血量下降,全身性低血压、低灌流,最后出现以呼吸衰竭为主的多脏器衰竭。

【病理组织学】

大体解剖时,肺多为实变,外观显暗红色,水中下沉。机械通气后的肺泡可以局部扩张,未经机械通气的 RDS 患儿肺主要表现为不张、充血和水肿。显微镜下肺泡萎陷,上皮细胞多立方状、少扁平状,肺泡间隔宽、充气少,细小支气管、肺泡导管和肺泡扩张,上皮细胞脱落坏死,有呈嗜伊红色膜内衬,为透明膜形成。已经通过气的肺则主要为小气道损伤,为肺泡不张的继发性改变。肺微血管和毛细血管中可以有血栓形成、出血。

【病理生理】

由于肺表面活性物质的分泌合成作用下降,肺表面活性物质再循环途径的阻断,或者因肺泡腔内液体过多(转运障碍、高渗出),均可以使肺表面活性物质不足。病理性渗出液含大量血浆蛋白,在肺泡腔内干扰和抑制肺表面活性物质功能。出生时吸入、肺炎、肺发育不良、肺出血以及窒息缺氧性损害等出生早期病况均可与上述病理生理相关。早产儿肺内肺表面活性物质的磷脂总量只有足月儿的 10%～30% 或更低,且缺乏 SP-A、B、C 等主要肺表面活性物质蛋白,因而在数量和质量上均劣于足月儿,是发生 RDS 的主要原因。应用外源性肺表面活性物质制剂可以迅速提高肺内的肺表面活性物质含量。将肺表面活性物质经气道滴入 RDS 患儿肺内后,肺表面活性物质磷脂会立即被肺泡上皮细胞摄取,并逐渐强化内源性肺表面活性物质的功能活性,特别是促使 SP-A、B、C 的合成分泌。这一过程与用药后的临床反应和转归密切相关。

【临床表现】

RDS 主要发生在早产儿,尤其在胎龄小于 32 周、出生体重低于 2000g 的早产儿。可以是刚一出生即出现症状或出生后 6 小时内发病,表现为呼吸困难症状,如呼吸频率加快(＞60次/分)或呼吸浅弱,鼻翼扇动,呼气呻吟,锁骨上、肋间和胸骨下吸气性凹陷("三凹征"),青紫。这类症状呈进行性加重,并可发生呼吸暂停。典型的 X 线胸片显示 RDS 早期的肺部网状细颗粒影和后期的毛玻璃状("白肺")征象以及相对增强的支气管充气征,伴早产儿胸廓和肺容积偏小特征。血气分析显示酸中毒、低氧血症和高碳酸血症。如果持续低氧血症和酸中毒不能纠正,患儿可以并发肺动脉高压、呼吸与心力衰竭,可在 48～72 小时内死亡。尤其多见于出生体重低于 1500g 的早产儿。经辅助或强制通气的患儿在 3～5 天后,随内源性肺表面活性物质增多,症状会好转,表现为自限性恢复的特点。

【实验室检查】

(一)卵磷脂/鞘磷脂比(L/S)

羊水中 L/S 比值<1。胎儿发生 RDS 危险性可达 100%;I/S>2,发生 RDS 的危险性<1%。同一胎龄小儿的 L/S 可以变化很大,因此单纯用 L/S 不能判断是否发生 RDS,但可以作为预防的指征。羊水中磷脂酰甘油(PG)和 SP-A 也可以作为判断肺成熟的辅助指标,两者在接近出生前偏低,提示肺不成熟。在肺不成熟的胎儿,如果 US、PG、SP-A 均很低,发生 RDS 的危险性非常高。测定气道吸出液或出生后早期胃液的以上指标,也可以辅助判断 RDS 治疗

效果及转归。也有研究应用显微镜微泡计数法,检测气道清洗液或胃液中微小气泡与大气泡比例,间接判断内源性肺表面活性物质含量与活性,可有助于床旁快速判断 RDS 疾病程度和治疗效果。

(二)血气分析

为最主要实验室检查。患儿呼吸治疗时必须测定动脉血氧分压(PaO_2)、二氧化碳分压($PaCO_2$)和 pH。发病早期,$PaO_2 < 6.6kPa(50mmHg)$,$PaCO_2 > 8kPa(60mmHg)$,$pH < 7.20$,$BE < -5.0mmol/L$,应考虑低氧血症、高碳酸血症、代谢性酸中毒,经吸氧或辅助通气治疗无改善,可转为气道插管和呼吸机治疗,避免发生严重呼吸衰竭。一般在开始机械通气后 1～3 小时以及随后 2～3 天的每 12～24 小时,需要检查动脉血气值,以判断病情转归和调节呼吸机参数,以保持合适的通气量和氧供。

【诊断与鉴别诊断】

根据上述临床表现及胸部 X 线的表现,诊断不难。需要鉴别诊断的疾病有:

(一)新生儿湿肺

又称暂时性呼吸困难或肺液转运障碍。多见于接近足月儿和足月儿,有剖宫产、羊水吸入、母亲产前应用大量镇静剂等病史。临床症状类似早产儿 RDS,一般主要表现为气促,60～100 次/分,可以出现吸气性凹陷征,肺内有湿啰音。X 线胸片特征为:肺门纹理增强,肺泡、叶间、间质积液,肺血管充血,肺气肿等。如果经吸氧临床症状没有改善或更加重时,宜采用持续气道正压通气(CPAP)或气道插管机械通气治疗,一般 24～72 小时 X 线检查见肺液快速吸收和呼吸急促症状的缓解。

(二)B 族溶血性链球菌(GBS)肺炎

可见于早产、近足月和足月新生儿,母亲妊娠后期有感染及羊膜早破史,临床发病特点同早产儿 RDS,可以有细菌培养阳性。胸部 X 线检查表现为肺叶或节段炎症特征及肺泡萎陷征,临床有感染征象,病程 1～2 周。治疗以出生后最初 3 天采用联合广谱抗生素,如氨苄西林加庆大霉素,随后应用 7～10 天氨苄西林或青霉素,剂量要求参考最小抑菌浓度,避免因剂量偏低导致失去作用。

(三)遗传性 SP-B 缺乏症

又称为"先天性肺表面活性物质蛋白缺乏症",于 1993 年在美国发现,目前全世界有 100 多例经分子生物学技术诊断明确的患儿。发病原因为调控 SP-B 合成的 DNA 序列碱基突变。临床上表现为足月出生的小儿出现进行性呼吸困难,经任何治疗干预无效。可以有家族发病倾向。肺病理表现类似早产儿 RDS,肺活检发现 SP-B 蛋白和 SP-B mRNA 缺乏,并可以伴前 SP-C 合成与表达的异常,其肺组织病理类似肺泡蛋白沉积症。外源性肺表面活性物质治疗仅能暂时缓解症状,患儿多依赖肺移植,否则多在 1 岁内死亡。

【预防】

预防 RDS 的主要手段包括预期产程并及时做好接生和早产儿复苏急救准备,还可以通过产前评估、产前母体糖皮质激素以及出生后肺表面活性物质的预防性给药,达到预防 RDS 发生的目的。肺表面活性物质在妊娠 22～24 周胎儿肺中出现,25 周左右已可在羊水中检测出,在 32～35 周大量合成。肺表面活性物质在足月出生的新生儿肺内非常丰富,且具有很高的表面活性,但在 32 周以下出生的早产儿,特别是 28 周以下出生、体重低于 1000g 的超低出生体重儿,60%～80%可以发生呼吸窘迫。

产前给予糖皮质激素治疗,一般产前使用激素的最佳时间为分娩前 24 小时～7 天,给予地塞米松每次 6mg,2～4 次,每次间隔 12～24 小时;或倍他米松,每次 12mg,每天 1 次,共 2 次,可以显著降低 24～34 周早产新生儿 RDS 发生率和新生儿死亡接近 50%,并可以减少新生儿脑室内出血。对于早产儿出生后立即预防性气道内给予肺表面活性物质可以减少 RDS 发生。临床研究亦显示产前给予糖皮质激素和出生后给予肺表面活性物质可以产生增强效果,更有利于预防 RDS。

【治疗】

(一)辅助呼吸治疗

1.氧疗

可以部分改善低氧血症,其作用原理为提高局部通气-灌流差的肺泡内氧分压,使局部痉挛血管舒张,减少右向左分流,提高动脉氧饱和度。持续高氧($FiO_2>0.5$)24 小时以上可以导致肺水肿和炎症,严重者出现支气管发育不良(BPD)和眼球后视神经血管损害。

2.经鼻持续气道正压通气(CPAP)

简易水封瓶 CPAP 装置,或带有湿化器的专用 CPAP 装置产品,比较简单,使用方便,但存在氧浓度无法控制和调节、压力不稳定、易诱发气胸等并发症的缺点。CPAP 装置供氧浓度连续可调(21%～100%),气流流量可变(0～12L/min),并具有供气压力上限报警和安全卸压(11cmH_2O)阀门装置,在治疗中可以保持供气压力稳定,显著提高使用的安全性和有效性,减少气胸等并发症,尤其适用于<1500g 体重的早产儿和极低出生体重儿。治疗中一般通过调节流量保持供气压力水平。治疗中供氧浓度在 25%～50%、流量 4～12U min 可以保持 PEEP 在 4～7cmH_2O,SpO_2 保持在 88%～93%之间。经 1～3 天治疗后,如果 PEEP 可以下调至 0～1cmH_2O 以下,供氧浓度在 25%以下,仍可维持 SpO_2 达到 88%～93%,可以转为短时间头罩吸氧至停止呼吸治疗。

3.气道插管和呼吸机治疗

应用指征一般考虑经头罩或 CPAP 治疗 6～12 小时以上病情无改善,且继续加重,可以考虑气道插管和机械通气。临床采用机械通气的一般原则为:$FiO_2>0.5$,呼吸机参数设定为吸气时间(Ti)最初在 0.3～0.4 秒,呼气末正压(PEEP)在 3～6cmH_2O,通气频率(f)为 50～60 次/分,气道峰压(PIP)在 20～30cmH_2O,以可见胸廓运动为适宜,潮气量(VT)通气 6～8ml/kg 体重,达到 PaO_2 在 50～70mmHg,$PaCO_2$ 在 45～55mmHg。如果出现呼吸对抗,可以考虑采用镇静剂和肌肉松弛剂,或调节同步触发通气。一般宜控制吸气时间参数上限为 Ti<0.5 秒,PIP<35cmH_2O,PEEP<10cmH_2O,f<70 次/分,同时保持每分通气量(VE)在 250～400ml/kg。严重呼吸衰竭时伴有肺动脉高压者,可以吸入一氧化氮(NO),高频振荡通气(HFOV)也可以治疗早产儿 RDS,在缺乏肺表面活性物质制剂或常频机械通气效果不良时选用 HFOV,可能迅速改善通气障碍,缩短呼吸机治疗时间,并降低 CLD 发生危险性。治疗时初调参数为:振荡频率 7～12Hz,平均气道压 1.0～1.8kPa(10～18cmH_2O),振幅达到 3～4kPa;待 SpO_2 上升到>85%、$PaO_2>7kPa$、$PaCO_2<7kPa$,可以将平均气道压和振幅下调到

能够维持上述参数在适当水平。参数调节原则上以动脉 $PaCO_2$ 不出现急剧变化为适宜,避免导致脑血流迅速下降,诱发继发性缺血缺氧性脑损伤。

(二)液体治疗

由于 RDS 早期有肺液转运障碍和肺血管高通透性水肿,出生后最初 3 天进液量可以控制在 $50\sim70ml/(k\cdot d)$,然后逐渐提高到 $80\sim100ml/(kg\cdot d)$。密切监测血电解质,酌情给予钠盐,避免因皮肤薄、非显性失水等原因导致高钠血症和脑损害。在用补液治疗高钠血症时,可能会导致高血糖,可以视情况经胃管输入液体。补充胶体液亦应谨慎,因由于高血管通透性会使输入蛋白沉着于肺间质,使间质胶体渗透压增加,加重间质肺液滞留。碳酸氢钠液可以稀释后缓慢静脉推注,不主张持续滴注。RDS 患儿会因低氧血症使细胞钠-钾 ATP 酶功能低下和肾功能不全,出现高钾血症,因此出生早期不必补钾。出生后会出现短时间甲状旁腺功能低下,可以适当补充钙剂。

(三)血压维持

早产儿外周血压低于 30mmHg 时,脑血流低灌注可以导致脑损伤。低血压可能与血容量过低有关。可以按 $10\sim20ml/kg$ 输入血浆等液体以提高血压,同时给予多巴胺和多巴酚丁胺 $5\sim15\mu g/(kg\cdot min)$。纠正低血压要避免剧烈血压波动,否则会诱发脑出血。在有肺动脉高压时,目前不主张用全身性扩张血管药物,因可造成全身血管舒张导致低血压。可以考虑应用关闭动脉导管药物和吸入 NO 等治疗方式。

(四)护理

对极低体重新生儿 RDS,可通过伺服控制方式,调节环境温度在 $36.5\sim37℃$,控制肛温在 $37℃$。在此条件下保持能量消耗在 $55kcal/(kg\cdot d)$,为出生早期进液量控制时所必需。环境相对湿度保持在 70% 以上。不主张反复气道吸引、改变体位等护理,以减少因过多刺激带来脑血流剧烈波动导致颅内出血。动脉留置导管主要在发病早期,待病儿稳定后应该及时拔掉,避免医源性损害。俯卧位可以应用于机械通气时,可以促进背部肺泡扩张,改善局部肺泡的通气灌流失调。

(五)营养

在 RDS 急性期不给予脂肪乳剂,因脂肪乳剂会对于低氧性肺血流下降产生不利影响。在 RDS 恢复阶段,可以考虑补充氨基酸、脂肪乳剂等。对于贫血者,可以输血和补充红细胞成分等,保持红细胞压积在 $40\%\sim50\%$。

(六)抗生素应用

如果考虑为 GBS 感染,在做血培养后,即可应用氨苄西林和庆大霉素预防性治疗。如果血培养阴性,外周白细胞计数为正常范围,可以停用抗生素。一般应用抗生素为 1 周。如果母亲在分娩前已经应用过抗生素,对血培养阴性者必须根据临床状况处理。对于呼吸机治疗过程中出现气道清洗液培养细菌阳性,可以根据是否为致病菌和药敏试验结果来决定抗生素是否应用。

(七)肺表面活性物质治疗

20 世纪 80～90 年代,国际儿科新生儿医学最突出成果是应用外源性肺表面活性物质(pulmonary surfactant)对 RDS 的研究在临床预防和治疗的成功。1959 年,美国 Mary Ellen

Avery 医师首次提出 HMD 的病因是肺表面活性物质缺乏。1980 年,日本藤原泽郎(Tetsuro-Fujiwara)医师首次报道了应用牛肺表面活性物质制剂治疗 10 例 HMD 成功。1990 年以来,发达国家和地区已普遍应用肺表面活性物质预防和治疗 RDS。

1.肺表面活性物质制剂

目前国外常规应用的肺表面活性物质制剂为牛和猪肺提取物,富含磷脂和一定量的 SP-B 和 C,不含 SP-A,其中以 Survanta(牛肺,美国)、Infasur(小牛肺、美国)、Curosurf(猪肺,意大利)为代表。或者为人工制备的磷脂-醇复合物,不含任何动物源蛋白,如 Exosurf(美国,目前已基本不生产)。肺表面活性物质制剂应用指征仅限于新生儿 RDS,但也有应用于新生儿和婴幼儿肺部炎症、吸入性损伤等的报道,有一定疗效。外源性肺表面活性物质的代谢主要为肺泡 Ⅱ 型上皮细胞的摄取和再利用。动物研究显示治疗剂量的肺表面活性物质磷脂的生物半衰期为 30～40 小时,肺内清除速率为每小时 2%～4%。应用稳定同位素的人体研究发现,新生儿肺通过摄取原料合成肺表面活性物质磷脂(磷脂酰胆碱)的速率为每天肺内总量的 2%～4%,或 4.2mg/(kg·d),但半衰期长达 5～6 天。

2.肺表面活性物质预防性治疗 RDS 的指征

出生体重 1000 克以下常规应用,一般在出生后 15～30 分钟气道插管后滴入 100mg/kg,以防止 RDS 的发生。临床试验的结论表明对于部分婴儿是有利的,但从经济上看,可能对相当一部分原本不发生 RDS 的婴儿做了不必要的治疗,因而不主张广泛使用,而局限于对小胎龄极低出生体重儿和珍贵儿有选择地使用。对于胎龄在 30～35 周、中度呼吸困难的 RDS 患儿,即使单纯呼吸机治疗,也可以在 3～4 天后恢复,而不需要依赖外源性表面活性物质治疗。

3.表面活性物质救治性(rescue)治疗

RDS 的指征对于已经出现 RDS 临床征象的早产儿,可以在机械通气下气道滴入 100～200mg/kg,并调节呼吸机参数,保持合适的通气压力,避免出现气漏等并发症。肺表面活性物质治疗的疗效首先为用药后短时期内氧合状况的改善。可以表现为血氧分压的迅速提高,一般给药后几分钟到 1～2 小时内可以使动脉氧分压提高 50% 以上,吸入氧浓度下调 10%～20% 以上。相应的可以将机械通气的吸气峰压减少 3～4cmH$_2$O。50% 以上的患儿经单剂量治疗可以在 12～24 小时显著改善临床状况。反应差者可以占 10%～20%,部分给予反复治疗 1～2 次,可以使临床症状进一步改善。治疗时机宜早,在出生后 1～12 小时内给药效果较出生后 12～24 小时以后给药的即刻疗效要显著。疗效不佳的原因,除了表面活性物质制剂本身外,主要与 RDS 肺内有肺表面活性物质耗竭,缺氧对肺泡组织细胞合成肺表面活性物质的抑制,肺泡毛细血管高通透性致大量血浆蛋白渗出,抑制内源性肺表面活性物质活性有关。

【临床并发症】

(一)支气管肺发育不良(bronchopulmonary dysplasia,BPD)

为继发性慢性肺部病变,早产儿特别是经较长时间氧疗和机械通气可诱发,表现为生后 2～3 周对机械通气和吸入氧的依赖,严重病例肺部有放射学上纤维化的表现。应用肺表面活性物质治疗 RDS 可以减少 BPD 的发生,主要在于肺表面活性物质可以显著减少患儿对机械通气和氧疗的依赖时间,并降低机械通气压力和吸入氧浓度。预防性给药针对极低体重儿和极小胎龄儿可能有预防作用。呋塞米,静脉 1mg/kg,一天 2 次,口服 2mg/(kg·d);氢氯噻嗪,2mg/kg,一天 2 次,与氯化钾同时服用;氨茶碱剂量控制以血浓度保持为 12~15mg/L 为安全有效。地塞米松治疗在出生后第 4 周开始,0.25mg/kg,一天 2 次,每 1~2 天剂量减半至 0.01~0.02mg/kg,一天 2 次,总疗程在 5~7 天,以尽量减少皮质激素的不良反应,如高血糖、消化道出血、肾上腺皮质功能抑制、败血症、生长迟缓等。如果皮质激素治疗 7 天无效,应放弃该疗法。治疗效果以小儿依赖呼吸机和高氧治疗的状况缓解、体重增加、没有感染等并发症来判断。

(二)气胸及纵隔气漏气胸和气漏(纵隔气肿、间质气肿)

是 RDS 的主要并发症,一般需要行胸腔插管闭式引流。主要预防手段为柔和的复苏手法和小潮气量机械通气,或采用新型 CPAP 装置,可以通过稳定通气压力降低其发生率。目前,经肺表面活性物质治疗后的发生率可以减到 10% 以下。

(三)肺出血

肺出血为严重临床并发症,一般止血药物往往难以奏效。约有 2%~7% 的经肺表面活性物质治疗的新生儿可以并发肺出血。有报道应用肺表面活性物质制剂治疗肺出血有效,但对于早产极低出生体重儿预后差。

(四)持续动脉导管开放

持续动脉导管开放(PDA)多见于经肺表面活性物质治疗后的 RDS 患儿。20 世纪 90 年代普遍应用后仍在 35%~60%。为使关闭动脉导管,可以在出生后第 3 天起,静脉给予吲哚美辛(indomethacin)或布洛芬(ibuprofen)治疗。如果无效,可以手术结扎使之关闭。

【足月儿 RDS】

(一)足月儿原发性 RDS

一般见于窒息后有肺水肿的足月儿。大部分没有胎粪污染羊水,而无早产儿发生 RDS 的情况,但可以有产前和产时窒息史,使肺泡上皮细胞的肺液清除功能下降。同时,可以有胸片肺野渗出似炎症、心影大、二尖瓣和三尖瓣关闭不全、低血压、肝脏增大、少尿等症状。彩超检查可以发现心脏收缩力和心排血量下降等。但一般在机械通气和纠正低氧、酸中毒后,会在 24 小时恢复。

(二)足月儿获得性 RDS

随着年龄的增加,发生 RDS 的比例逐渐降低,但是由于非医学适应证剖宫产比例的增高,即使达 37 周,发生 RDS 的比例仍可达 4% 左右。此类患儿与早产儿 RDS 在临床症状和放射学检查上相似,而不同于窒息后肺水肿,其没有窒息史及心功能低下。可能为表面活性物质相对缺乏,可以考虑用外源性表面活性物质治疗,如果效果不好,则可以用高频震荡通气(HFOV)等治疗手段。

(三)先天性肺泡蛋白沉积症和表面活性物质蛋白 B 缺乏

发病原因为调控 SP-B 合成的 DNA 序列碱基突变。临床上表现为足月出生小儿进行性呼吸困难,经任何治疗干预无效。可以有家族发病倾向。肺病理表现类似早产儿 RDS,肺活检发现 SP-B 蛋白和 SP-B mRNA 缺乏,而前 SP-C(proSP-C)基因表达提高。肺组织病理类似肺泡蛋白沉积症。外源性肺表面活性物质治疗仅能暂时缓解症状,不能治愈,患儿多在 1 岁内死亡,或者依赖肺移植。

第六节　胎粪吸入综合征

胎粪吸入综合征（meconium aspiration syndrome，MAS）也称为胎粪吸入性肺炎（meconium aspiration pneumonia），多见于足月儿和过期产儿。胎粪最早可见于 32 周早产儿，但一般在 38 周后出生的新生儿为明显；自出生后第一天排泄出，胎粪为墨绿色、无味、黏稠的肠道排泄物，由胎儿消化道和皮肤脱落细胞、分泌物、胎脂等组成，不含细菌。在胎儿接近成熟时，胎粪可以受肠道蠕动作用，在副交感神经和肠动素影响下，排出到羊水中。胎儿在宫内的呼吸运动，在促使肺液分泌时，也可以将胎粪污染的羊水吸入气道和肺内。在脐带受压、胎儿窘迫、低氧血症、分娩时窒息等病理条件下，胎儿出现肛门括约肌松弛及强烈呼吸运动，可以将胎粪污染的羊水大量吸入。

【临床流行病学】

胎粪污染羊水可见于 1/10～1/4 的活产足月和过期产新生婴儿，其中约 1/3 可以出现临床呼吸困难的症状。发生严重呼吸衰竭、依赖气道插管和机械通气者仅占小部分。中国香港资料显示胎粪污染羊水占 13% 的活产婴儿，其中 12% 诊断为 MAS，依赖气道插管和机械通气者占 MAS 的 15%，或者为胎粪污染羊水活产婴儿的 1.4%。发生 MAS 危险性随胎龄而增大，在胎龄 37 周为 2%，但到 42 周时可以高达 44%。

【病因和病理生理学】

大量羊水胎粪吸入可以在产程未发动时、产程启动和分娩阶段。一般认为 MAS 与胎儿宫内窘迫相关，但目前资料并不完全支持。胎儿心率变化、Apgar 评分、胎儿头皮血 pH 等指标与羊水胎粪污染并不相关。但根据 MAS 随胎龄危险性增高看，提示宫内胎粪排出与胎儿副交感神经发育成熟及对于脐带受压迫后的反射性调节有关，而且胎粪排出也反映了胎儿消化道的发育成熟带来的自然现象。在胎儿受到刺激时（受挤压、脐带纽结、窒息、酸中毒等），胎儿肛门括约肌松弛并排出胎粪入羊水中，同时反射性开始深呼吸，将污染的羊水及胎粪吸入气道和肺内。由于正常情况下，肺内分泌液保持肺液向羊膜囊流动，胎儿宫内呼吸运动的实际幅度非常小，即使出现少量胎粪进入羊水并不会被大量吸入肺内。但在妊娠后期随羊水减少、产程发动开始刺激胎儿等因素，可能表现为胎儿出现窘迫的征象。

进入气道的胎粪颗粒可以完全阻塞支气管，导致肺叶或肺段不张。当气道部分阻塞时，因气道压力高，使气体进入外周肺泡较容易，而排出气体压力较低，使气道部分阻塞成为完全阻塞，外周肺泡气体滞留导致肺气肿。肺组织过度膨胀时表现为肋间饱满、下压横膈等征象。在大小气道内的胎粪，可以刺激黏膜，产生炎症反应和化学性肺炎。出生后复苏抢救时，如果气道内的胎粪没有及时吸引清除，会逐渐向小气道及外周肺组织内移动，进入肺泡的胎粪则可以抑制肺表面活性物质，导致局部肺泡萎陷。肺部在以上原因的综合影响下，通气和换气功能出现障碍，表现为持续低氧血症、高二氧化碳血症和酸中毒等，严重时出现肺动脉高压。进入肺泡的胎粪颗粒可以立即被肺泡巨噬细胞吞噬和消化。

由于 MAS 往往伴有产前、产时和产后的缺氧，可能在生后早期肺部的病理损伤方面起更大的影响。气道和肺泡上皮细胞可以因缺氧而变性、坏死、脱落,肺泡内有大量渗出和透明膜形成。

【临床表现及诊断】

对 MAS 临床诊断主要有以下方面:

（一）宫内窘迫史

有宫内窘迫或产时窒息者,可以在出生后 1、5、10 分钟进行 Apgar 评分,低于 3 分,为严重窒息可能。但严重 MAS 者,Apgar 评分可能在 3～6 分,与临床呼吸窘迫程度不成比例相关。

（二）分娩时有胎粪污染羊水

此为发生呼吸窘迫的重要临床诊断依据。如果在分娩时有大量胎粪在婴儿皮肤、指甲、脐带污染,或从口腔、气道吸引出胎粪,则对于呼吸窘迫的病因基本可以确定。

（三）临床出现呼吸困难症状

一般表现为进行性呼吸困难,有肋间凹陷征。在出生后 12～24 小时,随胎粪进入外周肺而表现出呼吸困难加重,气道吸引出胎粪污染的液体。呼吸困难的原因可以是气道阻塞使肺泡扩张困难,但更由于窒息导致胎儿肺液不能排出和低氧性肺内血管痉挛。体格检查可以发现胸廓较饱满等,系肺气肿的缘故。

（四）放射学检查

有胎粪颗粒影、肺不张和肺气肿等征象。

（五）重症 MAS 血气检查

表现为低氧血症和高碳酸血症,可以有严重混合性酸中毒,必须依赖经气道插管和机械通气。

【并发症】

（一）气漏和气胸

由于胎粪阻塞小气道导致气陷,使肺泡破裂,变成肺大疱,如果胸膜脏层破裂,可以出现气胸。如果气体沿肺泡间质小血管鞘漏出,可以造成纵隔气肿和心包积气。治疗上可以采用胸腔闭式引流治疗气胸,同时使用肌松剂等抑制患儿过强烈的自主呼吸活动。

（二）持续肺动脉高压

一般采用吸入一氧化氮治疗,可参见本书有关章节。

【治疗】

（一）清除胎粪和气道吸引

分娩时遇到胎粪污染的新生儿应作如下抉择:如果出生患儿为有活力儿(即有自主呼吸,肌张力基本正常,心率达到 100 次/分),则只需要用冲洗球或大口径吸引管清理口腔和鼻腔分泌物以及胎粪。如果患儿为无活力儿(即无自主呼吸,肌张力低,心率小于 100 次/分),立即进行气管插管,吸出声门下气道内胎粪,每次吸引时间不要超过 5 秒钟。反复气道吸引可能降低 MAS 临床危重程度,但是经反复吸引的 MAS 发展为依赖呼吸机治疗的情况仍比较普遍。由于胎粪污染羊水可以被吞咽,因此在胎儿出生后趋稳定时,可以经胃管吸引,以防止胃内容物反流,再吸入肺内。

（二）氧疗

对于有呼吸困难者可以吸氧，并可以给予持续气道正压通气（CPAP），3~7cmH$_2$O，以保持扩张中小气道，改善通气和灌流。如果吸入 100% 氧时，动脉氧分压仍然低于 50mmHg，应给予气道插管和机械通气。

（三）常规机械通气

常规机械通气（CMV）应用原则为适当加快通气频率，降低 PEEP，保持分钟通气量足够，避免过大潮气量通气。因此，可以采用的参数为：通气模式采用定容或定压 A/C 或 SIMV，供气时间<0.5 秒，通气频率 40~60 次/分，PEEP 在 2~3cmH$_2$O，潮气量在 6ml/kg，分钟通气量为 240~360ml/kg，PIP 在 20~25cmH$_2$O。如果出现呼吸机对抗现象，可以先采用触发敏感度调节，获得相对合适的实际通气频率，如 50~60 次/分，尽量控制少用或不用镇静剂和肌松剂。对抗可能造成颅内血压和血流的剧烈波动，但抑制自主呼吸会降低气道内纤毛黏液系统借助咳嗽运动将气道内容物排出。如果自主呼吸比较强烈，有烦躁不安，也可以用 SIMV＋PSV 或 PSV 模式通气，可以降低平均气道压（MAP），可以减少肺泡压力差剧烈变化导致的气胸。呼气时间宜适当延长，以避免内源性 PEEP 形成带来肺泡破裂和气漏。

（四）高频通气高频通气（HFOV）

是目前治疗 MAS 普遍采用的通气方式，其优点为持续扩张气道，增加肺泡通气量，有助于改善通气—灌流比例。对于足月新生儿，HFOV 的参数一般采用 10Hz（600 次/分），振荡幅度一般在 30~40cmH$_2$O，达到肉眼可视小儿胸廓振动，通过调节 PEEP 使 MAP 较 CMV 时高 2~3cmH$_2$O，一般在 15~25cmH$_2$O。HFOV 进行 1~2 小时后，会使深部气道和肺泡内的吸入物逐渐排出，氧合状况会有所改善，二氧化碳排出效率提高。

（五）肺表面活性物质

由于胎粪可以抑制肺表面活性物质功能，同时窒息缺氧也导致肺泡Ⅱ型上皮细胞合成分泌表面活性物质障碍。因此，外源性表面活性物质治疗成为一种可以选择的方法。一般用表面活性物质治疗后 3 小时，氧和指数（OI＝FiO$_2$×MAP×100/PaO$_2$）由给药前的平均 36 下降到 24，给药后 12~24 小时，FiO$_2$ 由 1.0 下降到 0.73，提示肺表面活性物质治疗 MAS 后短期内可以显著提高气血交换及氧合水平，改善通气效率。临床研究采用多剂量表面活性物质可以显著改善低氧血症。Findlay 等应用牛肺肺表面活性物质制剂（Survanta）随机对照治疗 40 例 MAS 得到显著临床效果。在给药组 20 例中，作者采用气道插管侧孔连续注入技术，将每千克体重 150mg 肺表面活性物质制剂在 20 分钟内给入，同时保持机械通气不停。给药后使 a/A 比值由 0.09 升高到 0.30 以上，01 由 24 下降到 10 以下，多数患儿需在随后的 6~12 小时内再给予 1~2 剂（首剂的 1/2 量），方可使疗效稳定。此种治疗使得机械通气时间和住院天数减少，并对氧疗依赖程度较低。

（六）吸入一氧化氮

由于窒息导致的持续肺血管痉挛，可以发展成持续肺动脉高压症，表现为机械通气依赖＞60% 氧供，动脉导管和卵圆孔出现右向左分流、三尖瓣反流等，可以经床旁彩超测定出。应用带吸入一氧化氮（NO）供气装置的呼吸机（如西门子 30O 型），可将 NO 气体以低流量接入供气回路。如 NO 钢瓶供气浓度为 1×10^{-3}（1000ppm，1ppm＝1/1000000 体积），目标浓度为

10ppm,可以将 NO 供气流量调节到供气管道通气流量的 1‰获得。应用电化学或光化学技术的 NO/NO$_2$ 浓度测定仪,从三通接口连续抽样,测定出实际进入患儿肺部的 NO 浓度。常用的起始浓度为 10～20ppm,在有效时逐渐下调为 5～10ppm,治疗时间为 1～3 天。治疗有效者,可以在吸入 NO 后数分钟至数小时内,动脉氧分压提高 10mmHg,吸入氧气浓度下降 10%～20%,同时可以经彩超检查发现右向左分流转变为双向分流或左向右分流,提示肺动脉压开始下降。

(七)体外膜肺(extracorporeal membrane oxygenation,ECMO)

为生命支持技术中挽救肺功能丧失的主要手段。系采用颈外静脉引流出血液,经膜氧和器完成气血交换、加温、抗凝等步骤后,再将含氧血经颈总动脉输回体内,供应全身脏器。此时肺处于休息和修复状态。在数天至数周后,如果肺得到修复,可以恢复功能活动,则将体外循环关闭,使体内肺循环重新工作。MAS 是新生儿中进行 ECMO 治疗的主要对象,约占 40% ～50%。目前,由于 HFOV 和吸入 NO 治疗的开展,新生儿中依赖 ECMO 治疗的患者数显著下降到以往的 20%左右。由于存在结扎颈总动脉导致脑血供减少以及抗凝控制上的困难,产生微血栓,有脑栓塞的危险;加上人力和消耗品费用上的巨大开支,因此对此技术的应用存在局限性。中国尚未见新生儿常规开展此项技术。

第七节　新生儿肺炎

新生儿肺炎(neonatal pneumonia)一般指感染性肺炎,可发生于宫内、出生时或出生后。据统计,全世界每年有 100 万～200 万新生儿死于新生儿肺炎。

一、宫内与出生时感染性肺炎

【临床流行病学】

(一)发病率

宫内感染性肺炎占活产新生儿的 0.5%。

(二)病原学

在美国,以 B 族溶血性链球菌(GBS)为主要致病菌,孕妇阴道 GBS 的带菌率为 20%～50%。国内最近北京市妇产医院调查了 1037 名孕妇,其 GBS 带菌率为 11.07%,新生儿的 GBS 带菌率为 9.95%,然而,新生儿 GBS 带菌者的肺炎发生率(20%)与非 GBS 带菌者的肺炎发生率(14.92%)相比无统计学差异。国内可能仍以大肠杆菌为主要致病菌。另外,克雷白杆菌、李斯特菌也可引起新生儿宫内、出生时感染性肺炎。

巨细胞病毒、单纯疱疹病毒、风疹病毒等,以及原虫(如弓形虫)、衣原体、支原体(如解脲支原体)等也可引起新生儿感染性肺炎。

【病因机制和病理】

宫内感染的途径有:

(一)血行传播途径

母孕期受病毒、细菌、原虫、衣原体和支原体等感染,病原体经血行通过胎盘和羊膜侵袭胎儿。

(二)通过羊水感染

羊膜早破 24 小时以上或羊膜绒毛膜炎时,产道内细菌上行性感染,或胎儿在宫内、出生时吸入污染羊水而致病。

宫内、出生时感染性肺炎的病理改变广泛,肺泡渗出液中含多核细胞、单核细胞和少量红细胞。镜检可见到羊水沉渣,如角化上皮细胞、胎儿皮脂和病原体等。

【临床表现】

(一)宫内感染

多在娩出后 24 小时内发病,婴儿出生时多有窒息,复苏后可见呼吸快、呻吟、体温不稳定、反应差,逐渐出现啰音等表现。严重病例可出现呼吸衰竭。血行感染者常缺乏肺部体征,而以黄疸、肝脾大、脑膜炎等多系统受累为主。通过羊水感染者,常有明显的呼吸困难和肺部啰音。

(二)出生时感染

出生时获得的感染需经过数天至数周潜伏期后始发病,如细菌性肺炎常在出生后 3～5 小时发病,疱疹病毒感染多在分娩后 5～10 天出现症状,而衣原体感染潜伏期则长达 3～12 周。出生时感染的肺炎,患儿因病原不同而临床表现差别较大,且容易发生全身感染。

【实验室检查】

新生儿出生时周围血白细胞可正常,也可 $<5 \times 10^9/L$ 或 $>20 \times 10^9/L$。宫内感染者,X 线胸片常显示间质性肺炎改变;通过羊水感染者,X 线胸片多显示支气管肺炎改变。脐血 IgM $>200～300mg/L$,或特异性 IgM 增高对诊断有意义。生后立即进行胃液涂片查找白细胞与抗原;或取血样、气管分泌物等进行涂片、培养、对流免疫电泳等检测,有助于病原学诊断。

【治疗】

对羊膜早破的孕妇在分娩期可用抗生素预防胎儿感染。携带 GBS 的孕妇在分娩期可用青霉素或氨苄西林预防用药。新生儿出生后一旦发现呼吸增快即开始抗生素治疗:大肠埃希菌等肠道杆菌肺炎可用氨苄西林和阿米卡星,耐药者可选用第三代头孢菌素;GBS 肺炎可选用青霉素和氨苄西林治疗 3 天,以后用大剂量青霉素,疗程 10～14 天;李斯特菌肺炎可选用氨苄西林;衣原体肺炎首选红霉素;单纯疱疹病毒性肺炎可用阿昔洛韦静脉滴注。呼吸困难者给氧或采用机械呼吸,加强营养,维持水、电解质和酸碱平衡。

二、出生后感染性肺炎

【临床流行病学】

出生后感染性肺炎发生率较高,常见的病原体有:金黄色葡萄球菌、大肠埃希菌、克雷白杆菌、假单胞菌等细菌,呼吸道合胞病毒、腺病毒等病毒,以及卡氏肺囊虫、解脲支原体等。

【病因机制和病理】

出生后感染性肺炎的来源有:

(一)接触传播

接触新生儿者如患呼吸道感染,其病原体可经飞沫由上呼吸道向下传播至肺。

(二)血行传播

脐炎、皮肤感染引起败血症时,病原体经血行传播至肺而引起肺炎。

（三）医源性传播

由于医用器械(如吸痰器、雾化器、供氧面罩、气管插管等)消毒不严,暖箱湿度过高使水生菌易于繁殖,或使用呼吸机时间过长等引起肺炎;医护人员洗手不勤,将患儿的致病菌带给其他新生儿;广谱抗生素使用过久容易发生真菌性肺炎等。

出生后感染性肺炎的病理改变以支气管肺炎和间质性肺炎为主,病变分散,影响一叶或数叶,有时融合成大片病灶,肺不张和肺气肿较易发生。镜检各病灶存在不同阶段的炎性反应。病原学不同,病理变化也不同。

【临床表现】

起病前有时有上呼吸道感染的症状,患儿常出现呼吸急促、呻吟、鼻扇、口吐白沫、发绀、发热或体温不升等,吸气时胸廓有三凹征,肺部体征有细湿啰音等。金黄色葡萄球菌肺炎在新生儿室中常有发生,并可引起流行;患儿中毒症状重,易并发化脓性脑膜炎、脓胸、脓气胸、肺大疱等。大肠埃希菌肺炎时患儿有神萎、不吃、不哭、体温低、呼吸窘迫等,脓胸的液体黏稠,有臭味。呼吸道合胞病毒性肺炎可表现为喘憋、咳嗽,肺部闻及哮鸣音。

【实验室检查】

周围血白细胞可$<5\times10^9$/L 或$>20\times10^9$/L,也可在正常范围。X 线胸片有时表现为弥漫性、深浅不一的模糊影,也可表现为两肺广泛点状或大小不一的浸润影,常伴肺气肿、肺不张,偶见大叶实变伴脓胸、脓气胸或肺大疱。咽部分泌物等进行培养等检测,有助于病原学诊断。

【治疗】

（一）加强护理和监护

注意保暖,使患儿皮温达 36.5℃,环境湿度在 50% 以上。吸净口咽、鼻部分泌物,保持呼吸道通畅、定期翻身拍背有利于痰液排出。

（二）供氧

有低氧血症时可根据病情供氧,维持血氧在 6.65～10.7kPa(50～80mmHg),不超过 16.0kPa(120mmHg),以防氧中毒。重症并发呼吸衰竭者,可用持续正压呼吸或气管插管后机械通气。

（三）抗病原体治疗

细菌性肺炎以早期静脉给予抗生素为宜,原则上根据病原菌选用抗生素,如金黄色葡萄球菌可用耐酶青霉素、第一代头孢菌素或阿米卡星;G⁻阴性菌可用第三代头孢菌素。病毒性肺炎可用利巴韦林或干扰素治疗,单纯疱疹病毒可用阿昔洛韦静脉滴注。衣原体肺炎首选红霉素治疗。

（四）支持疗法

维持水、电解质平衡;输新鲜血或血浆:每次 10ml/kg。根据病情可少量多次应用;丙种球蛋白增加免疫功能对某些肺炎有一定疗效,500mg/(kg·d),可用 3～5 天。

第二章 儿科呼吸系统疾病

第一节 支气管疾病

一、急性支气管炎

（一）诊断

(1)多先有上呼吸道感染症状,咳嗽、咳痰。可有发热,有时伴有呕吐、腹泻、腹痛。

(2)肺部呼吸音粗糙,可闻及干啰音,或不固定的粗中湿啰音。

(3)胸片检查可正常,或肺纹理增多或肺门影增浓。

(4)白细胞总数增高表明为细胞感染,正常或偏低伴分类淋巴细胞增多一般为病毒感染,痰培养、痰涂片做免疫荧光检查,可协助确定病原。

（二）治疗

1.一般治疗

休息,发热期以流质或软食为主,经常变换体位、多饮水,使呼吸道分泌物易于咳出。

2.抗感染治疗

(1)抗生素治疗:由于病原体多为病毒,一般不采用抗生素。怀疑有细菌感染者则可用青霉素类或头孢菌素类,如系支原体感染,则应予以大环内酯类抗生素。若青霉素类过敏,可选择磷霉素、红霉素、复方磺胺甲噁唑分散片等。

(2)抗病毒治疗:利巴韦林、干扰素、阿昔洛韦、板蓝根等。

3.对症治疗

(1)发热:可予头部温热湿敷、温水浴;退热剂:布洛芬、百服宁、酚麻美敏等选其一种。

(2)化痰止咳:如复方甘草合剂、急支糖浆或氨溴索等,痰液黏稠者可用10%氯化铵、高渗盐水雾化吸入有助于排痰。

(3)止咳平喘:对喘憋严重者,可雾化吸入布地奈德悬液 2ml＋沙丁胺醇(0.03ml/kg),一般为每日 2 次,严重可 6～8h 吸入。喘息严重者可短期使用全身糖皮质激素,如琥珀酸氢化可的松(HCSS)5～10mg/kg,分 2 次静脉滴注。

4.抗过敏

使用抗过敏药物如富马酸酮替芬、氯雷他定糖浆等可改善咳嗽症状。

二、喘息性支气管炎

泛指一组有喘息表现的婴幼儿急性支气管感染。其特点为:①多见于 3 岁以下,常有湿疹或其他过敏史。②有类似哮喘的表现,如呼气性呼吸困难,肺部叩诊呈鼓音,听诊双肺满布哮鸣音及少量粗湿啰音。③部分病例复发,大多与感染有关。④近期预后大多良好,到了 3～4

岁发作次数减少,渐趋康复,但少数有过敏性体质儿童可发展成为支气管哮喘。目前有学者认为喘息性支气管炎实际是婴儿哮喘的一种表现,部分病例可发展为支气管哮喘。

(一)诊断

(1)多见于 3 岁以下,常继发于上呼吸道感染后,部分伴中低发热。

(2)有咳嗽、咳痰、喘息。

(3)呼气延长,肺部可闻及哮鸣音,或少许不固定粗、中湿啰音。

(4)有反复发作倾向。

(5)部分患儿有 IgE 升高、血过敏性检测阳性或皮肤点刺试验阳性。

(6)X 线检查:肺纹理增多,可见肺气肿。

(二)治疗

1.一般治疗

抗感染治疗同支气管炎。

2.平喘药

沙丁胺醇、氨茶碱、泼尼松,必要时琥珀酸氢化可的松静滴。

3.雾化吸入

可雾化吸入布地奈德悬液 2ml＋沙丁胺醇(0.03ml/kg),一般为每日两次,严重可每 6～8h 吸入一次。

4.喘憋严重适当应用镇静剂

血管活性药物酚妥拉明每次 0.3～0.5mg/kg,每 8h 一次或每 12h 一次,有心力衰竭表现时应用毛花苷 C 或地高辛。

三、气管肺炎

(一)诊断

1.临床表现

(1)一般病例:

1)发热、咳嗽、气促。

2)肺部呼吸音粗糙,可闻及固定中、细湿啰音,重者可有鼻翼扇动、点头样呼吸、口唇发绀、三凹征阳性。

(2)重症肺炎:重症肺炎由于严重的缺氧及毒血症,除呼吸系统改变外,可发生循环、神经和消化系统功能障碍。

1)肺炎合并心衰:①呼吸困难突然加重,呼吸＞60 次/分。②心率加快,婴儿＞180 次/分,幼儿＞160 次/分。③极度烦躁不安,面色苍白或发绀,经过镇静吸氧不能缓解。④肝脏迅速增大,短期内大于 2cm,质地充实。⑤心音低钝、奔马律、颈静脉怒张。⑥少尿或双下肢水肿。

2)肺炎合并中毒性脑病:①烦躁、嗜睡。②双眼凝视、惊厥、昏迷。③前囟隆起,脑膜刺激征阳性。④严重颅内高压出现呼吸不规则、脑疝。

肺炎伴中毒性肠麻痹、消化道出血:发生中毒性肠麻痹时表现为严重腹胀、膈肌升高,加重了呼吸困难,听诊肠鸣音消失,重症患儿还可呕吐咖啡样物,大便潜血阳性或柏油样便消化道出血表现。

发生 DIC 时,可表现为血压下降,四肢凉,脉速而弱,皮肤、黏膜及胃肠道出血抗利尿激素异常分泌综合征(syndrome of inappropriate-cretion of antidiuretichormone,SIA.DH):表现为全身凹陷性水肿,血钠≤130mmol/L,血浆渗透压<270mOsm/L,尿钠≥20mmol/L,尿渗透压高于血渗透压。血清抗利尿激素(ADH)分泌增加。若 ADH 不升高,可能为稀释性低钠血症。

2.并发症

早期合理治疗者并发症少见。若延误诊断或病原体致病力强者可引起并发症,如脓胸、脓气胸、肺大泡等。

(1)脓胸(empyema):常由金黄色葡萄球菌引起,革兰氏阴性杆菌次之。临床表现为:高热不退;呼吸困难加重;患侧呼吸运动受限;语颤减弱;叩诊呈浊音;听诊呼吸音减弱,其上方有时可听到管性呼吸音。当积脓较多时,患侧肋间隙饱满,纵隔和气管向健侧移位。胸部 X 线(立位)示患侧肋膈角变钝,或呈反抛物线阴影。胸腔穿刺可抽出脓汁。

(2)脓气胸(pyopneumothorax):肺脏边缘的脓肿破裂与肺泡或小支气管相通即造成脓气胸。表现为突然出现呼吸困难加剧,剧烈咳嗽,烦躁不安,面色发绀。胸部叩诊积液上方呈鼓音,听诊呼吸音减弱或消失。若支气管破裂处形成活瓣,气体只进不出,形成张力性气胸,可危及生命,必须积极抢救。立位 X 线检查可见液气面。

(3)肺大泡(pneumatocele):由于细支气管形成活瓣性部分阻塞,气体进得多、出得少或只进不出,肺泡扩大,破裂而形成肺大泡,可一个亦可多个。体积小者无症状,体积大者可引起呼吸困难。X 线可见薄壁空洞。

以上 3 种并发症多见于金黄色葡萄球菌肺炎和某些革兰氏阴性杆菌肺炎。

4.几种不同病原体肺炎诊断要点

(1)金黄色葡萄球菌肺炎(staphylococcal aureus pneumonia):①多有前驱化脓感染存在。②起病急,病情进展迅速,中毒症状重,多呈弛张高热,咳嗽、气促、呻吟。③可有荨麻疹、猩红热样皮疹。④易并发脓胸、脓气胸、肺大泡。X 线检查:胸部 X 线或胸部 CT 可有小片状影,病变发展迅速,甚至数小时内可出现小脓肿、肺大泡或胸腔积液,因此在短期内应重复摄片。

(2)腺病毒性肺炎:(adenovirus pneumonia)为腺病毒(ADV)感染所致,最常见的血清型为 3、7 型,其次为 11、21 型。ADV 肺炎曾是我国小儿患病率和死亡率最高的病毒性肺炎,占 20 世纪 70 年代前病毒性肺炎的第一位,死亡率最高曾达 33%,现被 RSV 肺炎取代为第一位。本病多见于 6 个月至 2 岁小儿,冬春季节多发。临床特点为起病急骤、高热持续时间长、中毒症状重、啰音出现较晚、X 线改变较肺部体征出现早,易合并心肌炎和多器官衰竭。症状表现为:①发热:可达 39℃以上,呈稽留高热或弛张热,热程长,可持续 2~3 周。②中毒症状重:面色苍白或发灰,精神不振,嗜睡与烦躁交替。③呼吸道症状:咳嗽频繁,呈阵发性喘憋,轻重不等的呼吸困难和发绀。④消化系统症状:腹泻、呕吐和消化道出血。⑤可因脑水肿而致嗜睡、昏迷或惊厥发作。体检发现:①肺部啰音出现较迟,多于高热 3~7d 后才出现,肺部病变融合时可出现实变体征。②肝脾增大,由于网状内皮系统反应较强所致。③麻疹样皮疹。④出现心率加速、心音低钝等心肌炎表现;亦可有脑膜刺激征等中枢神经系统体征。X 线特点:①肺部 X 线改变较肺部啰音出现早,故强调早期摄片。②大小不等的片状阴影或融合成大病灶,甚至一个大叶。③病灶吸收较慢,需数周或数月。

（3）毛细支气管炎：又称急性感染性细支气管炎，常见病毒为呼吸道合胞病毒、副流感病毒（Ⅰ、Ⅱ、Ⅲ）、流感病毒、鼻病毒、腺病毒、人类偏肺病毒或肺炎支原体感染所致，最常见为呼吸道合胞病毒性肺炎（respiratory syncytial virus pneumonia，RSV）简称合胞病毒性肺炎，RSV只有一个血清型，但有 A、B 两个亚型，我国以 A 亚型为主。本病多见于婴幼儿，尤多见于 6 周至 6 个月婴儿。轻症患者表现为发热、呼吸困难等症状；中、重症者呼吸困难较明显，出现喘憋、口唇发绀、鼻扇及三凹症，早产儿、先天性心脏病、营养不良儿易出现心力衰竭、感染中毒性脑病、呼吸衰竭。发热可为中、低度热或体温正常。肺部听诊早期多哮鸣音，恢复期可闻及中、细湿啰音。X 线表现为两肺可见小点片状、斑片状阴影，或不同程度的肺气肿。

（4）肺炎支原体肺炎（mycoplasma pneumonlae pneunonia，MPP）：是学龄期儿童及青年常见的一种肺炎，近年来发病有低龄化倾向，婴幼儿亦不少见。本病全年均可发生，占小儿肺炎的 10%～20%，流行年份可达 40%～60%，一般每 4～6 年出现一个流行峰。肺炎支原体是一种介于细菌和病毒之间的微生物，无细胞壁结构。①起病缓慢，潜伏期 2～3 周，病初有全身不适、乏力、头痛。2～3d 后出现发热，体温常达 39℃左右，可持续 1～3 周，可伴有咽痛和肌肉酸痛。②咳嗽为本病突出的症状，一般于病后 2～3d 开始，初为干咳，后转为顽固性痉挛性、刺激性剧咳，常有黏稠痰液，偶带血丝，少数病例可类似百日咳样阵咳，可持续 1～4 周。③肺部体征多不明显，甚至全无。少数可听到干、湿啰音，但很快消失，故肺部体征轻与剧咳及发热等临床重相互矛盾，肺部体征与胸部 X 线改变相互矛盾，临床发热咳嗽重与感染中毒症状轻相互矛盾，呈现三对矛盾现象，故既往称为非典型肺炎。婴幼儿起病急，病程长，病情较重，表现为呼吸困难、喘憋、喘鸣音较为突出，肺部啰音比年长儿多。④部分患儿可有溶血性贫血、脑膜炎、心肌炎、肾炎、吉兰-巴雷综合征等肺外表现。本病的重要诊断依据为肺部 X 线改变。其特点可呈支气管肺炎的改变，常为单侧性，以右肺中下肺野多见。也可为间质性肺炎的改变，两肺呈弥漫性网状结节样阴影。甚至为均匀一致的片状阴影与大叶性肺炎改变相似者。其他 X线发现可有肺门阴影增浓和胸腔积液。上述改变可相互转化，有时一处消散，而另一处又出现新的病变，即所谓游走性浸润；有时呈薄薄的云雾状浸润影。血 MP-IgM 抗体出现在病程 7～10d，可持续到 4 周，小于 5 岁儿童抗体滴度低，短期需复查。

（5）衣原体肺炎（chlamydial pneumonia）：是由衣原体引起的肺炎，衣原体有沙眼衣原体（CT）、肺炎衣原体（CP）、鹦鹉热衣原体及家畜衣原体。与人类关系密切的为 CT 和 CP，偶见鹦鹉热衣原体肺炎。

沙眼衣原体肺炎：①主要见于婴儿，多为 1～3 个月小儿。②起病缓慢，多不发热或仅有低热，一般状态良好。③开始可有鼻塞、流涕等上感症状，半数患儿有结膜炎。④呼吸系统主要表现为呼吸增快和具有特征性的明显的阵发性不连贯的咳嗽，一阵急促的咳嗽后继以一短促的吸气，但无百日咳样回声。阵咳可引起发绀和呕吐，亦可有呼吸暂停。⑤肺部偶闻及干、湿啰音，甚至捻发音和哮鸣音。⑥X 线可显示双侧间质性或小片状浸润，双肺过度充气。CT 肺炎也可急性发病，迅速加重，造成死亡，有报告 89 例 CT 肺炎中猝死 3 例。

肺炎衣原体肺炎：①多见于学龄儿童。②大部分为轻症，发病常隐匿。③无特异性临床表现，早期多为上感症状，咽痛、声音嘶哑。④呼吸系统最多见的症状是咳嗽，1～2 周后上感症状逐渐消退而咳嗽逐渐加重，并出现下呼吸道感染征象，如未经有效治疗，则咳嗽可持续 1～2

个月或更长。⑤肺部偶闻及干、湿啰音或哮鸣音。⑥X线可见到肺炎病灶,多为单侧下叶浸润,也可为广泛单侧或双侧性病灶。

5.X线检查

支气管肺炎表现为斑片状阴影,以中内带多见;金黄色葡萄球菌肺炎为浸润性融合病灶,其间有小脓肿,可出现多发性肺大泡;腺病毒性肺炎表现为局部片状实变影及病灶周围肺气肿;毛细支气管炎以小片阴影、支气管周围炎及不同程度肺气肿为特点;典型支原体肺炎表现为以肺门为中心、沿支气管走行的云雾状游走性阴影,以单侧多见;大叶性肺炎为大片状密度增高影,多沿肺叶分布。

6.实验室检查

(1)血常规:病毒性感染血白细胞总数正常,分类中淋巴细胞占优势;细菌性感染血白细胞总数及中性粒细胞升高。

(2)咽拭子培养、血培养。

(3)血清抗体测定:如 MP-Ab,ADV-Ab,RSV-Ab 等。

(4)有中毒性脑病表现时应做脑脊液检查。

(二)治疗

1.一般治疗

同支气管炎。

2.抗感染

病因不明可选择青霉素、氨苄西林、第四代头孢菌素中一种加利巴韦林、干扰素等;疑为金黄色葡萄球菌肺炎选择苯唑西林、万古霉素[30~40mg/(kg·d)];腺病毒性肺炎、毛细支气管炎可加用干扰素、利巴韦林;肺炎支原体肺炎可选红霉素 30~50mg/(kg·d),连用 7~10d,热退后改口服阿奇霉素或克拉霉素,疗程共计 2~3 周。

3.对症治疗

(1)缺氧:给氧,可用鼻塞、口罩、头罩或氧帐,有呼衰时,呼吸机给氧。

(2)退热、止咳、平喘:同支气管炎。

(3)肺炎合并心衰:

1)半卧位、吸氧、镇静、止咳。

2)强心药:毛花苷甲或毒毛花苷。

3)利尿剂:呋塞米每次 1mg/kg 静注、氢氯噻嗪等。

(4)肺炎合并中毒性脑病:

1)激素:地塞米松(每次 0.25mg/kg,每 6 小时一次)

2)呋塞米:每次 0.5~1mg/kg,每 8~12 小时一次。

3)甘露醇:每次 0.25~0.5g/kg,每 6 小时一次,心衰时慎用或加用毛花苷甲。

4)镇静止痉:地西泮(每次 0.2~0.3mg/kg,静注,一次不超过 10mg)或水合氯醛灌肠、苯巴比妥钠肌注。

(5)肺炎合并中毒性肠麻痹:

1)2%肥皂水灌肠。

2)新斯的明 0.03～0.04mg/kg 肌注或皮下注射。

3)酚妥拉明每次 0.5～1mg/kg,静脉滴注。

4)肛管排气。

5)低钾者补钾。

4.激素治疗

中毒症状严重、休克、超高热、喘憋严重、中毒性脑病时短期应用。

5.中医中药

辨证论治。

6.物理治疗

病程较长、啰音经久不消可体疗或理疗。

7.并发症处理

并发脓胸、脓气胸、自发性气胸者给穿刺排脓、排气或胸腔闭式引流。

8.液体治疗及支持治疗

70～90ml/(kg·d),心衰 60～80ml/(kg·d),1/4 张含钠液。酌情输血浆或丙种球蛋白。

第二节　肺脓肿

肺脓肿(lung abscess)是化脓性细菌感染所致的肺化脓症。可见于各年龄组小儿,以继发于肺炎者为多见,亦可由于呼吸道异物吸入或继发于败血症及邻近组织化脓病灶的直接蔓延所致(如肝阿米巴或膈下脓肿等),此外肺囊肿、肺部肿瘤或异物压迫也可继发肺化脓性感染。病原菌以金黄色葡萄球菌、厌氧菌常见,其他细菌包括肺炎链球菌、流感嗜血杆菌、大肠杆菌、克雷白杆菌、铜绿假单孢菌和厌氧菌等。肺吸虫、蛔虫、阿米巴、真菌感染也可引起肺脓肿。原发性或继发性免疫功能低下和免疫抑制剂应用均可促其发生。急性期如积极治疗多数可以治愈,超过 3 个月则脓腔周围纤维组织增生,洞壁增厚,称为慢性脓肿。

一、临床表现

1.症状

起病较急,多数有高热、畏寒,热型不一,以间歇热或弛张热最为常见,可伴寒战、常有咳嗽、呼吸急促、面色苍白、乏力盗汗、精神不振、食欲缺乏、体重下降等;年长儿可诉胸痛,病初可咳出少量痰液,随着病变的进展脓肿与支气管相通,咳嗽加重并咳出大量臭味脓痰,有时痰中带血甚至大量咯血。痰量多时收集起来静置后可分三层:上层为黏液或泡沫,中层为浆液,下层为脓块或坏死组织。病变发展快时可形成张力性脓气胸及支气管胸膜瘘。

2.体征

多有中毒症状或慢性消耗表现。脓肿早期可因病变范围小,位置较深,常无异常体征。脓肿形成后,其周围有大量炎性渗出,局部叩诊可呈浊音或实音,语颤增强,呼吸音减弱,脓痰咳出后如脓腔较大,已与支气管相通时,叩诊可呈空瓮音,听诊可闻管状呼吸音,严重者可出现呼吸困难、发绀、数周后可出现杵状指(趾)等。如有支气管胸膜瘘则可出现脓胸或脓气胸的相应体征。

3.实验室检查

急性期外周血白细胞数及中性粒细胞数有明显增高,可有核左移。慢性期白细胞数增高不明显,可有贫血、血沉增快。痰培养或涂片可获致病菌,脓痰下层部分镜下见弹力纤维。

4.X 线检查

早期胸部 X 线摄片显示片状致密阴影,边缘不清。脓腔形成后,若脓液经支气管略出,胸片可见空洞,内见液平面,周围为炎性浸润影。脓肿可单发或多发。慢性肺脓肿则以厚壁空腔为主要表现,周围为密度增高的纤维索条。异物吸入引起者,则以两下肺叶多见。

5.纤维支气管镜检查

对异物吸入所致的肺脓肿,可取出异物,也可以取脓液进行细菌培养或将抗生素注入脓腔治疗。

二、诊断要点

除根据上述病史、症状、体征和实验室检查资料外,主要依靠 X 线后前位及侧位胸片示片状致密阴影或空洞其内有液平面,同时可以测定脓肿的数目、大小及部位。空洞边缘较厚,其周围的组织有炎性浸润,脓肿的大小比较稳定,在短时间内改变不大。B 型超声、CT 检查可协助鉴别肺脓肿和脓胸。本病应与肺大泡、先天性肺囊肿、支气管扩张继发感染及包裹性脓胸、肺结核相鉴别。

三、治疗

1.抗生素治疗

在一般抗细菌感染用药的基础上,根据临床疗效及细菌培养和药物敏感试验,选用合适的抗生素,疗程 4～6 周,必要时适当延长。除全身用药外,又可用抗生素液雾化吸入。亦可自气管滴注抗生素,使在脓腔内达到较高的药物浓度。

2.痰液引流

痰液引流是重要的治疗手段。常用方法:①引流前先做雾化投入并口服祛痰剂,鼓励咳嗽,轻拍背部,使痰液易于排出。根据病变部位,进行体位引流,每日 3 次。②引流不畅或治疗效果不佳时,可作支气管镜检查吸出脓痰并注入抗生素,将纤维支气管镜插至病变部位的支气管开口处吸痰,常规送细菌培养、结核菌和细胞学检查。用消毒生理盐水局部反复冲洗,然后注入抗生素,每周 1～2 次,直至症状消失。局部用抗生素须根据药物敏感试验而定。③若脓腔较大又靠近胸壁,依据 X 线检查或超声波定位,在常规消毒下经肺直接穿刺脓腔,尽可能将脓液抽净,然后注入稀释的抗生素。但经肺穿刺有一定的危险性,易发生气胸和出血,应作好给氧及止血的准备。尽量避免反复穿刺,以免引起健康的肺组织和胸腔感染。④经皮穿刺放置引流管:经正侧位胸片或透视确定脓腔部位后,首先在局麻下用细长针试穿胸腔,一旦抽出脓液,立即停止抽吸,按原路径及深度插入导管穿刺针,置入内径 11.5mm 的细长尼龙管或硅胶管至脓腔内,退出导管。置管长度应使尼龙管在管腔内稍有卷曲,便于充分引流。皮肤缝线固定尼龙管。定时经管抽吸脓液,用生理盐水或抗生素液灌洗脓腔,管外端接低负压引流袋。等脓液引流干净,复查胸片,脓腔基本消失后夹管数天,无发热、咳脓痰等症状,拔管。此方法创伤小,置管不受脓腔部位限制,并可多个脓腔同时置管引流。

3.支持疗法

注意休息及营养,给予高热量、高蛋白、高维生素、易消化饮食,重症或体质虚弱者可少量多次输氨基酸、血浆或全血。

4.手术治疗

病程在 3～6 个月以上者,经内科保守治疗 2 个月以上无效,脓腔已包裹,脓腔壁上皮化和并发支气管扩张,且脓腔为单个而非多发,药物和引流治疗均有困难时,应考虑外科手术切除病灶。

第三节　急性喉炎

急性喉炎为喉部黏膜弥漫性炎症。常见于 1～3 岁婴幼儿,男性发病较多。一年四季均可发病,以冬季为多。

一、诊断要点

(一)病史

咽部有痒感,咽痛,声音嘶哑、犬吠样咳嗽,夜间加重,重症者继之出现呼吸困难。

(二)临床表现

当患儿出现吸气性呼吸困难,鼻翼扇动,出现三凹征.面色发绀,烦躁不安提示有喉梗阻。喉梗阻分度:

1.一度喉梗阻

患儿在安静时如正常人,只是在活动后才出现吸气性喉鸣及呼吸困难。胸部听诊,呼吸音清楚:如下呼吸道有炎症或分泌物,可闻干、湿啰音或捻发单心率无改变。

2.二度喉梗阻

患儿在安静时也出现吸气性喉鸣及呼吸困难。胸部听诊可闻喉传导音或管状呼吸音,支气管远端呼吸音降低。心音无改变,心率较快,120～140 次/分。

3.三度喉梗阻

除二度梗阻症状外,患儿因缺氧而出现阵发性烦躁不安,口唇及指、趾发绀,口周发青或苍白,恐惧、出汗。胸部听诊呼吸音明显降低或听不见,心音较钝,心率增快在 140～160 次/分以上。

4.四度喉梗阻

经过呼吸困难的挣扎后渐呈衰竭,半昏睡或昏睡状态,由于无力呼吸,表现暂时安静,三凹征也不明显,但面色苍白发灰。此时呼吸音几乎消失,仅有气管传导音。心音微弱极钝,心率或快或慢,不规律。

(三)辅助检查

直接喉镜检查:可见声带、声门下、会厌区黏膜红肿,声带表面可有分泌物。

二、治疗要点

(一)抗感染

尽早使用足量的青霉素或头孢二代、头孢三代抗生素控制感染。青霉素:5 万～20 万 U/

(kg·d),分 2 次肌内注射或静脉滴注;头孢呋辛钠:50～100mg/(kg·d),分 2 次静脉滴注;头孢曲松钠:50～100mg/(kg.d),每日 1 次静脉滴注。

(二)糖皮质激素

(1)凡有呼吸困难者均需应用糖皮质激素治疗。

(2)常用泼尼松,每次 1mg/kg,每 4～6 小时口服 1 次,一般服药 6～8 次后,喉鸣和呼吸困难多可缓解或消失。

(3)呼吸困难较重者,肌注地塞米松 2mg,或静脉点滴地塞米松,每次 0.3～0.5mg/kg,或琥珀酸氢化可的松,每次 5～10mg/kg,或静脉给予甲泼尼龙,每次 1～2mg/kg。

(三)镇静剂

必要时给镇静剂,如苯巴比妥、异丙嗪、水合氯醛。

(四)有缺氧症状时吸氧

(五)保持呼吸道通畅

(1)雾化吸入:布地奈德(普米克令舒),每次 2mg,20 分钟 1 次,连续 3 次。

(2)直接喉镜吸痰,去除机械性梗阻。

(3)气管切开术:四度喉梗阻患儿,应立即行气管切开术抢救。三度喉梗阻经治疗无效者,也应做气管切开。

第四节　肺炎

一、呼吸道合胞病毒性肺炎

(一)病史

主要由呼吸道合胞病毒引起,病变主要累及毛细支气管,临床以骤发喘憋和阻塞性肺气肿为特征的下呼吸道感染性疾病,多见于 2 岁以内,尤其多见于 6 个月以内小婴儿。

(二)临床表现

(1)全身症状轻,发热多不高,病程约 1 周左右。

(2)突然发生剧烈喘憋,以呼气困难为主,烦躁不安,严重者常有鼻翼扇动,三凹征及青紫。

(3)肺部听诊可闻及广泛的哮鸣音,喘憋时常听不到湿性啰音,趋于缓解时则可有弥漫性中小水泡音、捻发音。重症病例可并发呼吸衰竭、心力衰竭。

(三)辅助检查

(1)X 线检查:两肺有不同程度的肺气肿及支气管周围炎的影像。肺泡明显受累者,可见小点片状阴影。

(2)白细胞计数正常或偏低,中性粒细胞在 50％ 以下。

(3)病毒分离可阳性,双份血清抗体效价升高 4 倍以上。

(4)病情较重的小婴儿血气分析检查可见低氧血症、代谢性酸中毒或呼吸性酸中毒。

(四)治疗要点

1.保持呼吸道通畅,改善缺氧

(1)吸氧。

(2)雾化吸入:以布地奈德加沙丁胺醇溶液或特布他林混悬液,空气压缩泵雾化吸入,每日3次。

(3)喘憋严重者,可选用甲泼尼龙,每次 1～2mg/kg,每日 2～3 次,静脉滴注。可解除支气管痉挛状态。

(4)喘憋严重者,可选用氨茶碱,每次 5mg/kg,加入 10% 葡萄糖内,在 30min 内静脉注射。

(5)喘憋严重者,可选用硫酸镁,每次 0.2～0.4ml/kg,加入 10% 葡萄糖稀释成 1% 的浓度静脉注射。可缓解气道狭窄,改善换气功能,又因对中枢神经系统有轻度的抑制作用,可有效解除烦躁,缓解喘憋。

2.病原学治疗

(1)利巴韦林(利巴韦林)是一种广谱抗病毒制剂,全身应用有一定毒性,主张雾化吸入治疗,2 岁以下每次 10mg,2 岁以上每次 20～30mg,溶于蒸馏水 20ml 内,超声雾化吸入,每日 2次,连续 5～7 天。

(2)双黄连 具有抑制 RSV 的作用,以 60mg/kg 配制成 1.2% 浓度的溶液静脉注射,每日 1次,连用 1 周,有一定疗效。

(3)如并发细菌感染尽早选用抗生素治疗。首选头孢二代、头孢三代或大环内酯类抗生素。头孢呋辛钠 50/100g/(kg·d),分 2 次静脉滴注;头孢曲松钠每日 50～100mg/kg,每日 1 次静脉滴注;阿奇霉素 10mg/(kg·d),每日 1 次静脉滴注。

3.免疫治疗

静脉用免疫球蛋白(IVIG):每次 200～300mg/kg,静脉滴注。

4.并发症的治疗

注意呼吸衰竭、心力衰竭、水和电解质紊乱等。

二、腺病毒性肺炎

(一)病史

多发于 6 个月～2 岁小儿,多为 3 型和 7 型腺病毒感染。6 个月以下婴儿病情多较轻。

(二)临床表现

(1)骤然发热,高热不退。

(2)感染中毒症状严重,面色苍白发灰,发病后 3～4 天出现嗜睡、萎靡,随病情加重可有烦躁不安,重者抽风、昏迷,甚至出现脑膜刺激征。心音低钝,肝大,易合并心力衰竭。

(3)咳嗽重,表现为阵咳。发热第 3～5 天才出现湿啰音,肺部出现实变体征。

(三)辅助检查

(1)白细胞偏低,碱性磷酸酶积分不高。

(2)X 线检查初期肺纹理增粗,第 2～6 天可见小片状或大片状阴影,第 2 周可有胸腔积液。

（四）治疗要点

1.抗病毒药物治疗

（1）利巴韦林：多主张用吸入疗法，50mg/(kg·d)，分 2～3 次加蒸馏水 10ml 稀释后雾化吸入，每次 15～20min，94～5 天为 1 个疗程。宜早期应用。

（2）干扰素：可经静脉、皮下、肌内注射等全身给药，也可通过吸入、滴眼、滴鼻等方式局部给药。以 60000～300000U/kg 肌内注射，每日 1 次，连用 2～4 天。或干扰素气雾剂治疗，每日于口腔及两侧鼻孔各喷 2 次，每次各 4～6 揿（每揿含干扰素 900000～1300000U），连用 3～4 天。

2.并发细菌感染

尽早选用抗生素治疗，可选头孢二代、头孢三代或大环内酯类抗生素。头孢呋辛钠 50～100mg/(kg·d)，分 2 次静脉滴注；头孢曲松钠：50～100mg/(kg·d)，每日 1 次静脉滴注；阿奇霉素：10mg/(kg·d)，每日 1 次静脉滴注。

3.免疫治疗

静脉用免疫球蛋白（IVIG）：每次 200～300mg/kg，静脉滴注。

三、肺炎链球菌肺炎

（一）病史

大多数由肺炎双球菌引起，其中以 1 型、3 型毒力最强，是儿童时期最常见的肺炎，好发年龄在 3 岁以上。

（二）临床表现

（1）一般发热较高。新生儿和虚弱儿可不发热，表现拒食、呛奶、呕吐或呼吸困难。

（2）多数病情较轻，病程 5～7 天。

（3）咳嗽明显，肺部体征随病情逐渐加重，两肺均有中小水泡音。

（三）辅助检查

（1）X 线检查两肺纹理重，散在点片状阴影或融合片。

（2）血白细胞总数增高，中性粒细胞明显增高和出现中毒颗粒。

（3）C 反应蛋白多升高。

（4）细菌学检查：痰涂片可见革兰氏阳性球菌，呈链状

（四）治疗要点

1.对症治疗

退热、补液、镇静、氧疗、雾化。

2.抗生素治疗

（1）青霉素：常用剂量为 10 万～20 万 U/(kg·d)，分 2 次肌内注射或静脉滴注。

（2）头孢霉素：可选用二代或三代头孢霉素。头孢呋辛钠 50～100mg/(kg·d)，分 2 次静脉滴注；头孢曲松钠：50～100mg/(kg·d)，每日 1 次静脉滴注。

（3）万古霉素：20～40mg/(kg·d)，分 2 次静脉滴注。

3.防治并发症

四、金黄色葡萄球菌肺炎

(一)病史

由金黄色葡萄球菌引起,是一种严重的肺炎,发病以冬春季较多。起病急骤,常在上呼吸道感染或皮肤破损感染数天至 1 周后突然高热,病情进展迅速。多见于新生儿及婴儿。病变以肺组织迅速破坏与脓肿形成为特点。

(二)临床表现

(1)感染中毒症状重,多有高热,有时惊厥,吐、泻、腹胀甚至发生中毒性肠麻痹、心肌炎、休克及毒素性皮炎(猩红热样皮疹)。

(2)常并发肺大疱、肺脓肿、脓胸、脓气胸及身体其他部位的感染灶,如皮肤疖肿、骨髓炎、脑膜炎,甚至败血症。

(3)肺部体征出现较早,早期呼吸音减低,有散在中小水泡音;病变迅速进展,出现肺部叩诊浊音,呼吸音及语颤明显降低;胸腔内积液积气较多时,还可有纵隔移位。

(三)辅助检查

(1)X 线检查:短时间内可出现肺大疱或肺脓肿,易合并脓气胸,甚至并发纵隔积气、皮下气肿及支气管胸膜瘘。病灶阴影持续时间较长,可达 2 个月左右。

(2)白细胞总数明显增高,并有核左移。白细胞低常提示预后不良。

(3)胸腔积液、支气管培养物或血培养阳性有诊断意义。

(四)治疗要点

1.对症治疗

退热、补液、镇静、氧疗、雾化。

2.抗生素治疗

一般在体温正常后继续用药 10~14 天,疗程一般 4~6 周。

(1)氨苄西林-舒巴坦:75~150mg/(kg·d),分 2 次静脉滴注。

(2)万古霉素:30~50mg/(kg.d),分 2 次静脉注射。

(3)头孢霉素:可选三代头孢霉素。头孢哌酮钠:40~80mg/(kg·d),分 2 次静脉滴注。

3.脓胸及脓气胸治疗

一般推荐施行闭式引流术,如脓液量少,可采用反复胸腔穿刺抽脓治疗。

4.合并心力衰竭的治疗

主要为强心剂,或并用利尿剂和血管扩张剂。强心剂首选毛花苷 C,或用毒毛花苷 K 或地高辛,毛花苷 C 饱和量:2 岁以下 0.03~0.04mg/kg,2 岁以上为 0.02~0.03mg/kg,首剂用饱和量的 1/2,余量分 2 次,每 4~6 小时给药 1 次,依病情肌注或加入 10% 葡萄糖液 10~20ml 静滴。毒毛花苷 K 作用快,排泄亦快,适用于急性病例,剂量为 0.007~0.01mg/kg 缓慢静脉滴入。按病情需要 6~12 小时后可重复使用,一般不需用维持剂量,但伴有先天性心脏病者,常需以地高辛维持用药,应用洋地黄制剂时,不宜同时给钙剂,两药间隔时间不宜少于 4~6 小时。

五、革兰氏阴性杆菌肺炎

(一)病史

多见于 3 岁以下婴幼儿,病情较缓解,病程为亚急性,与一般急性肺炎相似。

（二）临床表现

（1）有发热、咳嗽、咳痰、呼吸困难、发绀等症状。

（2）痉挛性咳嗽，颇似百日咳，有时像毛细支气管炎。

（3）全身症状重，中毒症状明显。易并发脓胸、脑膜炎、败血症、心包炎等。

（三）辅助检查

（1）血白细胞增高明显，中性粒细胞增多，可出现核左移。

（2）X线胸片：呈支气管肺炎、大叶性肺炎或肺段实变改变。下叶肺部多受累，也可呈弥漫性支气管肺炎或毛细支气管炎改变。可呈粟粒状阴影，常于肺底部融合，约３０％发生脓胸。肺炎吸收后可形成肺大疱。

（3）痰液、胸腔积液或血培养阳性则更有意义。

（四）治疗要点

1.对症治疗

退热、补液、镇静、氧疗、雾化。

2.抗生素治疗

一般宜选用有协同作用的抗生素联合应用。

（1）氨苄西林-舒巴坦：75～150mg/（kg·d），分２次静脉滴注。

（2）三代头孢霉素：头孢哌酮钠40～80mg/（kg·d），分２次静脉滴注；头孢曲松钠：５０～100mg/（kg·d），每日１次静脉滴注。

六、支原体肺炎

（一）病史

病原体为肺炎支原体，可散发或有小的流行，全年均可发病。多见于5～15岁儿童，婴幼儿患病常表现为毛细支气管炎。预后良好。

（二）临床表现

（1）多数为亚急性起病，发热无定型，或体温正常，咳嗽较重，初期为刺激性干咳，常有咽痛，头痛等症状。

（2）可出现多系统多器官的损害，皮肤黏膜表现为麻疹样或猩红热样皮疹；偶见非特异性肌痛和游走性关节痛；也有表现心血管系统、神经系统损害、血尿及溶血性贫血等。

（3）全身症状比胸部体征明显。体检肺部体征不明显，偶有呼吸音稍低及少许干湿啰音者。

（三）辅助检查

（1）X线改变明显，多为单侧病变，也可见双侧病变，以下叶为多见，有时病灶呈游走性，少数呈大叶性阴影；病程2～3周不等，X线阴影完全消失比症状消退更延长2～3周之久，偶有延长至6周者。

（2）白细胞大多正常或下降，伴血沉增快。

（3）血清冷凝集反应阳性，滴度＞1：128有诊断意义，50％～60％患儿冷凝集试验阳性，滴度＞1：32可作辅助诊断。

（4）血清抗体检测阳性，滴度＞1：160有诊断意义。

(5)支原体培养阳性为诊断金标准,但实验要求高,一般实验室很难开展。

(四)治疗要点

1.对症治疗

退热、氧疗、雾化、补液、镇静。

2.抗生素治疗

首选大环内酯类,疗程一般不少于2~3周,停药过早易于复发。

(1)阿奇霉素:10mg/(kg·d),溶于5%葡萄糖液中静滴。

(2)红霉素:20~30mg/(kg·d),溶于5%葡萄糖液中静滴。

3.肺外并发症的治疗

七、衣原体肺炎

(一)病史

衣原体肺炎可散发,可流行,潜伏期6~14天。沙眼衣原体肺炎主要在新生儿及小婴儿发病,由感染的母亲直接传染;鹦鹉热衣原体肺炎为人通过接触受感染的鸟类或吸入受其分泌物及粪便污染的尘埃而发生肺部感染。肺炎衣原体通过呼吸道进入人体,在单核细胞内繁殖并释放毒素,经血流播散至肺及全身组织。

(二)临床表现

1.沙眼衣原体肺炎

症状多在生后2~12周出现,起病缓慢,多不发热或偶有低热,可有轻度呼吸道症状,然后出现咳嗽和气促,吸气时常有细湿啰音或捻发音,少数有呼气性喘鸣。约50%患儿同时患有结膜炎或有结膜炎病史。

2.鹦鹉热衣原体肺炎

潜伏期6~14天,发病呈感冒样症状,常有发热,咳嗽初期为干咳,以后有痰,呼吸困难或轻或重。有相对缓脉、肌痛、胸痛、食欲不振,偶有恶心、呕吐。如为全身感染,可有中枢神经系统感染症状或心肌炎表现,偶见黄疸,多见肝、脾大。

3.肺炎衣原体肺炎

临床表现无特异性,与支原体肺炎相似。起病慢,病程长,一般症状轻,常伴咽、喉炎及鼻窦炎为其特点。上呼吸道感染症状消退后,出现干湿啰音等支气管炎、肺炎表现。咳嗽症状可持续3周以上。

(三)辅助检查

1.X线胸片表现

(1)沙眼衣原体肺炎:双肺广泛间质和肺泡浸润,过度充气征比较常见,偶见大叶实变。

(2)鹦鹉热衣原体肺炎:从肺门'向周边,特别向下肺野可见毛玻璃样阴影中间有点状影。

(3)肺炎衣原体肺炎:无特异性,多为单侧下叶浸润,表现为节段性肺炎,严重者呈广泛双侧肺炎。

2.血白细胞总数

一般正常,嗜酸性粒细胞增多。

3.衣原体抗体诊断标准

为双份血清抗体滴度 4 倍以上升高。

（四）治疗要点

1.对症治疗

退热、氧疗、雾化、补液、镇静。

2.抗生素治疗

首选大环内酯类,疗程一般不少于 2～3 周,停药过早易于复发。

(1)阿奇霉素:10mg/(kg·d),溶于 5% 葡萄糖液中静点。

(2)红霉素:20～30mg/(kg·d),溶于 5% 葡萄糖液中静点。

第三章　儿科消化系统疾病

第一节　口腔炎

口腔炎指口腔黏膜的炎症，多见于婴幼儿，可单独发生，也可继发于全身疾病。

一、诊断要点

1.鹅口疮(白色念珠菌性口炎)

系口腔黏膜白色念珠菌感染。多见于新生儿、营养不良、腹泻以及长期应用广谱抗生素或糖皮质激素的患儿，大多通过不洁食具感染。口腔黏膜表面覆盖白色乳凝块样小点或小片状物，可逐渐融合成大片，不易擦去。擦去后黏膜粗糙、充血、不痛、不流涎。重者有低热、拒食、吞咽困难。取片状物显微镜下可见真菌菌丝和孢子体。

2.疱疹性口腔炎

由单纯疱疹病毒感染所致，冬春季多见，年龄愈小，全身及口腔症状越重。骤起发热、拒食、流涎、烦躁；舌、牙龈及口腔各部位均可散在有单个或成簇的小疱疹，周围有红晕，破后呈浅表溃疡，其表面覆盖假膜，常伴颌下淋巴结肿大，病程1～2周。

3.溃疡性口腔炎

由链球菌、金黄色葡萄球菌、肺炎链球菌、绿脓杆菌和大肠杆菌等致病菌感染引起的口腔炎症，常发生于急慢性感染和机体抵抗力降低时。病初黏膜充血、水肿、疱疹，后出现境界清楚的溃疡，创面覆盖较厚的纤维素性渗出物形成的灰白色或黄色假膜，剥离后呈现出血性糜烂面；患处疼痛、拒食、烦躁；发热、淋巴结肿大。血常规白细胞常增高。

4.坏疽性口腔炎(走马疳)

主要为梭状芽孢杆菌和奋森螺旋体混合感染引起，多发生于营养不良、抵抗力差的小儿或百日咳、麻疹患儿。起病急，发热，拒食，精神萎靡，多有明显中毒症状；溃疡始于牙龈，腐烂、坏死、易出血，蔓延至唇、颊发生大块腐败坏死可穿通面颊；口恶臭、流涎，常伴颌下淋巴结肿大。

二、治疗

(1)注意口腔清洁，淡盐水清洁口腔，溃疡性口腔炎、坏疽性口腔炎以1%～3%过氧化氢或1:2000高锰酸钾液清洗溃疡面，多饮水。

(2)局部涂西瓜霜、锡类散、珠黄散等，鹅口疮涂布1%甲紫溶液或1:10万单位制霉菌素甘油；疼痛严重者进食前局部涂布2%利多卡因。

(3)抗感染。疱疹性口腔炎可选用阿昔洛韦类药物抗病毒治疗；溃疡性口腔炎、坏疽性口腔炎选用针对病因的抗生素。

(4)发热者用退热剂。

（5）供给维生素,加强全身治疗。

第二节　胃食管反流病

胃食管反流(gastroesophageal reflux,gER)是指胃内容物包括从十二指肠流入胃的胆盐和胰酶反流入食管。分生理性和病理性两种。病理性反流伴临床症状称胃食管反流病。病理性胃食管反流是由于下食管括约肌(LES)的功能障碍、食管廓清能力降低、食管黏膜的屏障功能破坏及胃、十二指肠功能失常所引起。

一、诊断要点

1.临床表现

（1）食管内症状

1）呕吐:是小婴儿 GER 的主要临床表现。除一般性溢乳外,相当一部分为进行性喷射性呕吐。呕吐物多为乳汁和乳块,亦可为黄色或草绿色胃内容物,说明伴有十二指肠胃食管反流。部分呕吐物为血性或伴咖啡样物,反映并发食管炎所致出血。

2）反胃:是年长儿 GER 的主要症状。空腹时反胃为酸性胃液反流,称为"反酸"。但也可有胆汁、胰液溢出。发生于睡眠时的反胃,常不被患者察觉,醒来可见枕上遗有胃液或胆汁痕迹。

3）胃灼热:是年长儿的最常见症状,多为上腹部或胸骨后的一种温热感或烧灼感,典型情况下,多出现于饭后 1～2 小时。

4）胸痛:也见于年长儿,疼痛位于胸骨后、剑突下或上腹部,常放射到胸、背、肩、颈、下颌、耳和上肢,向左臂放射较多,少数患者有手和上肢的麻木感。

5）吞咽困难:因炎症刺激引起食管痉挛所致。无语言表达能力的婴儿则表现为喂食困难,患儿有较强的进食欲望及饥饿感,但吃一口后即表现出烦躁、拒食。

（2）食管外症状

1）呼吸系统的症状:反复呼吸道感染、慢性咳嗽、吸入性肺炎、哮喘、窒息、早产儿呼吸暂停、喉喘鸣等呼吸系统疾病。

2）咽喉部症状:咽部异物感、咽痛、咳嗽、发音困难、声音嘶哑、喉喘鸣、喉炎等症状。

3）口腔症状:反复口腔溃疡、龋齿、多涎,系反流物刺激损伤口腔黏膜所致。

4）全身症状:最多见为贫血、营养不良。少见症状有:①婴儿哭吵综合征:指婴儿病理性 GER 伴神经精神症状,表现为应激性增高,进食时哭吵,烦躁不安。②Sandifer 综合征:是指病理性 GER 患儿类似斜颈的一种特殊的"公鸡样"的姿态,同时伴有 GER、杵状指、蛋白丢失性肠病及贫血貌。

2.实验室和其他检查

（1）24 小时食管动态 pH 值监测:为首选诊断方法。不仅可以发现反流,还可以区分生理性还是病理性。食管 pH 下降到 4 以下持续 15 秒以上定义为一次反流。Biox-ocha 评分＞11.6 考虑为病理性胃食管反流。

（2）食管钡餐造影:X 线分级对判断 GER 产生程度有一定帮助。①0 级:无内容物反入食管下端;②Ⅰ级:少量胃内容物反流至食管下端;③Ⅱ级:反流至食管,相当于主动脉弓平面;④Ⅲ级:反流至颈部食管;⑤Ⅳ级:频繁反流至咽部,且伴有食管运动障碍;⑥Ⅴ级:反流合并吸入气管或肺。Ⅰ~Ⅲ级为轻度,Ⅳ、Ⅴ级为重度。5分钟内有3次反流即可确立有GER存在。

(3)食管动力功能检查:下食管括约肌压力低下、腹段括约肌或总长度短于正常儿者常伴有GER,但压力正常并不能除外GER。

(4)食管内镜检查及黏膜活检:通过内镜及活组织检查可确定是否有食管炎的病理改变,并能确定其程度,但不能反映反流的严重程度。

(5)胃-食管核素闪烁扫描:可诊断有无GER,并能观察食管功能。同时了解胃排空、食管清除等作用,当肺内出现标记的^{99m}Tc,即可证实呼吸道症状与GER有关。

以上各种方法均存在一定的假阳性、假阴性。目前推荐联合应用两种测定方法,保证诊断的准确性。以食管吞钡造影配合食管动力检查与24小时食道pH动态监测最为常用。

二、治疗

凡诊断为病理性胃食管反流的患儿,需及时进行治疗。

GER治疗目的:缓解症状,治愈食管炎症、溃疡,预防复发,防治并发症。主要通过增加抗反流机制及消除反流物的作用进行治疗。

1.一般治疗

包括体位治疗和饮食治疗。

(1)体位:新生儿、婴幼儿体位认为前倾俯卧30°最佳,但此体位可能增加婴儿猝死的危险,应慎重。年长儿右侧卧位抬高15~20cm,以利胃排空减少反流。

(2)饮食和喂养方式:新生儿宜少量多餐,以减少胃容量。婴儿以稠奶喂养(配方奶加米糊增厚)。年长儿少量多餐,以高蛋白低脂饮食为主。

2.药物治疗

根据GER的发病机制,药物治疗目的为增加LES压力,抑制胃酸分泌,促进食管蠕动及胃排空。

(1)促胃肠动力剂:多潘立酮,系多巴胺D_2受体拮抗剂,使胃肠道上部的蠕动和张力恢复正常,促进胃排空,增加胃窦和十二指肠运动,协调幽门收缩,增加食管蠕动和LES的张力。剂量:每次0.3mg/kg,每天3~4次。

西沙必利,系5-羟色胺受体(5-HT$_4$受体)激动剂。刺激肠肌间神经丛的乙酰胆碱释放,加强并协调全胃肠运动;增加LES压力,缩短食管酸暴露时间,减少GER参数。不良反应为短暂的腹痛,肠鸣,稀便,有报道可致心电图Q-T延长,应用时应注意心电图的监测。剂量:新生儿每次0.1mg/kg,婴幼儿每次0.15~0.2mg/kg,儿童每次0.3mg/kg,每天3~4次,最大剂量每次5mg。

(2)止酸药:抑制胃酸分泌的药物主要包括组胺H_2受体拮抗剂、质子泵抑制剂。可选用西咪替丁(clmetidine),每天10~15mg/kg,分4次;雷尼替丁(ranitidine),每天3~5mg/kg,每天2次;质子泵抑制剂:奥美拉唑(omeprazole,洛赛克),每天0.7mg/kg,一天1次。尤其适用于食管炎者。

3.手术治疗

绝大多数GER患儿经一般疗法和药物治疗后能痊愈,如有下列情况可考虑手术治疗:

（1）内科治疗 6～8 周和严格的药物治疗无效,有严重的并发症(消化道出血、营养不良、生长迟缓)。

（2）严重的食管炎或缩窄形成或发现有裂孔疝者。

（3）有呼吸道并发症如呼吸道梗阻、反复吸入性肺炎或窒息、伴支气管肺发育不良者。手术应严格掌握适应证。目前多采用 Nissen 胃底折叠术加胃固定术来完成抗反流作用。

第三节　消化性溃疡

消化性溃疡主要指胃、十二指肠黏膜及其深层组织被胃消化液所消化(自身消化)而造成的局限性组织丧失。主要指胃和十二指肠的溃疡。本病可发生于小儿任何年龄,以学龄儿童为主。消化性溃疡分二大类:原发性(特发性)溃疡和继发性(应激性)溃疡。根据部位分:胃溃疡,十二指肠溃疡,复合性溃疡(胃和十二指肠溃疡并存)。消化性溃疡的确切的发病机制未明。目前认为消化性溃疡的胃和十二指肠内侵袭因子与黏膜防御失去平衡的结果。消化性溃疡的发生与黏膜损害因素(胃酸、胃蛋白酶)增强,保护因素(胃黏膜屏障、黏液重碳酸盐屏障、血沉、前列腺素、细胞生长因子等)的减弱以及幽门螺杆菌(helicobacter pylori,hp)感染有关。十二指肠溃疡的发病以损害因素增强为主,而胃溃疡的发病则以保护因素减弱为主。

一、诊断要点

1.临床表现

（1）新生儿期:此期胃溃疡多于十二指肠溃疡,以急性应激性溃疡多见,通常见于早产儿,有窒息、缺氧史,低血糖,呼吸窘迫综合征,严重中枢神经系统疾病为患儿。以突然上消化道出血及穿孔为主要特征,大多在出生 24～48 小时发生,起病急骤,呕血、便血、腹胀、休克,易被误诊,往往在手术或尸解时才被确诊。少数患儿表现为哭吵、拒奶、呕吐等非特异症状。

（2）1 个月～3 岁:此年龄期仍以急性应激性溃疡为多,胃溃疡和十二指肠溃疡发病率相等。应激性溃疡临床表现危急,呕血、便血、穿孔可以是首发症状。原发性溃疡则多表现为食欲差,呕吐,进食后阵发性哭闹、腹胀不适,因呕吐和吃奶差引起生长发育迟缓,也可表现呕血和黑便。

（3）3 岁～6 岁:原发性溃疡渐增多,胃溃疡和十二指肠溃疡发病率相近。临床表现多有腹痛,不规则间歇性,常位于脐周,与进食无明显关系,有时也表现为"心窝部疼痛",进食后加重,部分病人有夜间痛,清晨腹痛。进食后呕吐是另一常见的临床表现。黑便、呕血可为主要症状。

（4）6 岁以上儿童:以原发性溃疡及十二指肠溃疡多见。临床症状渐渐与成人接近。腹痛为最常见的临床表现。大多呈间歇性,偶尔持续性或周期性间以数周或数月。部位多位于剑突下,也可在脐周。多为隐痛,也可为剧烈烧灼感。与进食无关。有时进食后缓解,但数小时后又再度发作。还可出现暖气、泛酸、便秘、消瘦。一些患儿无慢性腹痛,突然呕吐、黑便、昏厥甚至休克。也有表现为慢性贫血伴粪便隐血阳性。

并发症:消化道出血、溃疡穿孔、幽门梗阻,以出血为多见。

2.确诊需要依靠 X 线检查和内镜检查。

（1）胃镜检查:胃镜检查是诊断消化性溃疡最可靠的方法,具有确诊价值,不仅诊断率高,达95%,而且在确定溃疡的数目、形状、部位和分期情况下更为可靠。溃疡多呈圆形、椭圆形,少数呈线形、不规则形。十二指肠溃疡有时表现为一片充血黏膜上散在小白苔,形如霜斑,称"霜斑样溃疡"(salamiUlcer),在小儿不少见。根据部位分:胃溃疡,十二指肠溃疡,复合性溃疡(胃和十二指肠溃疡并存)。根据胃镜所见分三期:①活动期:溃疡基底部有白色或灰白色厚苔,边缘整齐,周围黏膜充血、水肿,有时易出血,黏膜向溃疡集中。霜斑样溃疡属活动期。②愈合期:溃疡变浅,周围黏膜充血水肿消退,基地出现薄苔。③瘢痕期:溃疡基底部白苔消失,遗下红色瘢痕,以后红色瘢痕转为白色瘢痕,其四周黏膜辐射状,表示溃疡完全愈合,可遗留轻微凹陷。

(2)X线检查:应用硫酸钡进行胃肠造影。壁龛或龛影是唯一确诊溃疡的X线直接征象。一些征象如局部压痛、胃大弯痉挛切迹、幽门梗阻、十二指肠球部激惹、痉挛、畸形,能提示溃疡的存在但不能作为确诊依据。X线诊断小儿消化性溃疡的准确性大约为60%。急性溃疡浅表,愈合快,更易误诊。

(3)Hp的检测:常规检测Hp,在胃窦距幽门5cm内取胃黏膜组织,作细菌、培养、组织切片染色、快呋塞米素酶试验等,或进行^{13}C-尿素呼吸试验。

二、治疗

消化性溃疡治疗应达到四个目的:缓解症状,促进愈合,预防复发,防止并发症。所有无严重并发症的患儿均应首先进行内科治疗,只有在内科治疗无效的顽固性溃疡病儿或发生大出血、穿孔、器质性幽门梗阻时,才考虑外科手术治疗。内科治疗包括药物治疗,消除有害的因素如避免应用NSAID等,减少精神刺激,休息。

1.一般治疗

饮食方面以容易消化,刺激性小的食物为主;饮食有节制,定时适当;少吃冷饮、糖果、油炸食品,避免含碳酸盐饮料、浓茶、咖啡,酸辣调味品等刺激性食物。培养良好生活习惯,有规律生活,保证充足睡眠,避免过分疲劳和精神紧张。继发性溃疡病者应积极治疗原发病。

2.药物治疗

消化性溃疡的药物治疗包括抑制胃酸分泌,强化黏膜防御能力,根治Hp感染。

(1)抑制胃酸治疗:抑制胃酸治疗是消除侵袭因素的主要途径。

1)组胺H_2受体拮抗剂:常用的H_2受体拮抗剂为雷尼替丁,每天3~5mg/kg,每日2次或睡前一次,疗程4~8周;西咪替丁,每日10~15mg/kg,每日2次,疗程4~8周;法莫替丁(farmotidine),0.9mg/kg,睡前一次,疗程2~4周6 一般来说,H_2受体拮抗剂为相当安全的药物,严重的不良反应发生率很低。最常见的有腹泻,头晕,嗜睡,疲劳,肌痛,便秘;其他少见的有泌乳,男性乳房发育(雷尼替丁几乎无此不良反应);中性粒细胞减少,贫血,血小板减少;血清肌酐升高;大剂量静脉注射的患儿可引起血清转氨酶升高,心动过缓,低血压,精神错乱。

2)质子泵抑制剂:奥美拉唑(omeprazole),每日0.6~0.8mg/kg,清晨顿服,疗程2~4周,溃疡绝大多数能愈合。

3)中和胃酸的药物:氢氧化铝凝胶、铝碳酸镁等。起缓解症状和促进溃疡愈合的作用。

4)胃泌素G受体阻止剂:丙谷胺,主要用于溃疡病后期,作为其他制酸药(尤其是质子泵抑制剂)停药后维持治疗时抗胃酸反跳,促进溃疡愈合质量,防止复发。抗胆碱能制剂很少应用。

（2）强化黏膜防御能力

1）硫糖铝：疗效相当于 H_2 受体拮抗剂，常用剂量每日 $10\sim25mg/kg$，分四次，疗程 $4\sim8$ 周。主要优点是安全，偶尔可引起便秘、恶心。该药分子中含铝，长期服用，尤其当肾衰竭时会导致铝中毒。

2）铋剂类：胶态次枸橼酸铋钾（CBS），果胶酸铋钾，复方铝酸铋。剂量每日 $6\sim8mg/kg$，分 3 次，疗程 $4\sim6$ 周。CBS 治疗消化性溃疡疗效与 H_2 受体拮抗剂相似，主要优点在于能减少溃疡的复发率。此可能与其对 Hp 有杀灭作用有关。CBS 可导致神经系统不可逆转损害、急性肾衰竭。尤其当长期、大剂量应用时，小儿应用时应谨慎，严格掌握剂量和用药时间。最好有血铋监测。

3）柱状细胞稳定剂：麦滋林-S（marzulene-S）、替普瑞酮（teprenone）、吉法酯（gefarnate）等。主要作为溃疡病的辅助用药。尤其与抗胃酸分泌类药物联合使用，有促进溃疡愈合作用，也用于溃疡疾病恢复期维持治疗，以促进溃疡愈合质量及胃黏膜功能恢复，防止复发。

4）其他：表皮生长因子、生长抑素等治疗溃疡并已在临床研究中。

（3）抗 Hp 治疗：临床常用的药物有：次枸橼酸铋钾（CBS）每日 $6\sim8mg/kg$，阿莫西林每日 $50mg/kg$，甲硝唑每日 $25\sim30mg/kg$，替硝唑每日 $10mg/kg$，呋喃唑酮每日 $5\sim10mg/kg$、克拉霉素每日 $10\sim15mg/kg$。一类是以铋剂 $4\sim6$ 周与两种抗生素（阿莫西林、甲硝唑、替硝唑、呋喃唑酮）2 周联合，一类为质子泵抑制剂（PPI）联合二种抗生素（克拉霉素、阿莫西林、甲硝唑或替硝唑）$1\sim2$ 周组成"三联"方案。

3.治疗实施

初期治疗：H_2 受体拮抗剂或奥美拉唑作为首选药物，硫糖铝也可作为第一线治疗药物。Hp 阳性患儿应同时进行抗 Hp 治疗。

维持治疗：抗酸药物停用后可用柱状细胞稳定剂、丙谷胺维持治疗。对多次复发、症状持久不缓解，伴有并发症，合并危险因素如胃酸高分泌，持续服 NSAID 或 Hp 感染等可予 H_2 受体拮抗剂或奥美拉唑维持治疗。

4.手术治疗

消化性溃疡手术是切除大部分胃液分泌的面积，切断迷走神经以防止胃酸产生。手术指证：①溃疡病合并大出血、急性穿孔和器质性幽门梗阻；②顽固性溃疡，经积极内科治疗不愈；③术后复发性溃疡；④怀疑为恶性溃疡。

第四节　腹泻病

在未明确病因前，粪便性状改变与粪便次数比平时增多，统称为腹泻病（dirrheal disease）。

根据病程腹泻病分为：急性腹泻病（acute diarrheal disease）：病程在 2 周以内；迁延性腹泻病（persistent diarrheal disease）：病程在 2 周～2 个月；慢性腹泻病（chronlc diarrheal disease）：病程在 2 个月以上。按病情分为：轻型，无脱水，无中毒症状；中型，轻度至中度脱水或有中毒症状；重型：重度脱水或有明显中毒症状（烦躁、精神萎靡、嗜睡、面色苍白、高热或体温不升、白细胞计数明显增高等)。根据病因分为:感染性,痢疾,霍乱,其他感染性腹泻等。非感染性,包括食饵性(饮食性)腹泻,症状性腹泻,过敏性腹泻,其他腹泻病如乳糖不耐症、糖原性腹泻等。从粪便性状分为水样便性和脓血便性腹泻病,本节主要介绍前者。

一、诊断要点

根据发病季节、年龄、粪便性状、排便次数做出初步诊断,对于脱水程度和性质.有无酸中毒以及钾、钠等电解质缺乏,进行判断。必要时进行细菌、病毒以及寄生虫等病原学检查,作为病因诊断。

1.临床表现

(1)消化道症状:腹泻时粪便次数增多,量增加,性质改变,粪便次数每日 3 次以上,甚至10～20 次/日,呈稀便、糊状便、水样便,少数患儿黏液脓血便。判断腹泻时粪便的硬度比次数更重要。如果便次增多而粪便成形,不是腹泻。人乳喂养儿每天排便 2～4 次呈糊状,也不是腹泻。恶心、呕吐是常见的伴发症状,严重者呕吐咖啡样物,其他有腹痛、腹胀、食欲不振,严重者拒食等。

(2)全身症状:病情严重者全身症状明显,大多数有发热,体温 38～40℃,少数高达 40℃以上,烦躁不安,精神萎靡、嗜睡、惊厥、甚至昏迷。随着全身症状加重,可引起神经系统、心、肝、肾功能失调。

(3)水、电解质及酸碱平衡紊乱:主要为脱水及代谢性酸中毒,有时还有低钾血症,低钙血症。

1)脱水:一般表现为体重减轻,口渴不安,皮肤苍白或苍灰、弹性差,前囟和眼眶凹陷,黏膜干燥,眼泪减少,尿量减少。严重者可导致循环障碍。按脱水程度分为轻度、中度、重度。脱水的评估见表 3-1。

表 3-1　脱水及液体丢失量的估计

症状和体征	轻度脱水	中度脱水	重度脱水
一般情况	口渴、不安、清醒	口渴、烦躁不安、昏睡、易激惹	嗜睡、萎靡不振、昏迷、发冷、四肢厥冷
桡动脉波动	正常	慢而弱	细数,有时触不到
收缩压	正常	正常～低	低于 10.7kPa 或听不到
呼吸	正常	深,可增快	深而快
皮肤弹性	正常	稍差	极差,捻起后展平＞2 秒
口唇	湿润	干	非常干
前囟	正常	凹陷	非常凹陷
眼眶	正常	凹陷	深凹陷
眼泪	有	无	无
尿量	正常	量少色深	数小时无尿
体重损失	5%	5%～10%	10%以上
液体丢失量(ml/kg)	50	50～100	100～120

2)代谢性酸中毒:脱水大多有不同程度的代谢性酸中毒。主要表现为精神萎靡、嗜睡、呼吸深长呈叹息状,口唇樱红,严重者意识不清、新生儿及小婴儿呼吸代偿功能差,呼吸节律改变不明显,主要表现为嗜睡、面色苍白、拒食、衰弱等,应注意早期发现。

3)低钾血症:病程在 1 周以上时低钾血症相继出现。营养不良者出现较早且较重。在脱水未纠正前,因血液浓缩、尿少,血钾浓度可维持正常,此时很少出现低钾血症。输入不含钾的液体后,随着血液被稀释,才逐渐出现。血清钾低于 3.5mmol/L 以下,表现为精神萎靡、肌张力减低,腹胀,肠蠕动减弱或消失,心音低钝。腱反射减弱或消失。严重者昏迷、肠麻痹、呼吸肌麻痹,心率减慢,心律不齐,心尖部收缩期杂音,可危及生命。心电图表现 ST 段下移,T 波压低、平坦、双相、倒置,出现 U 波,P-R 间期和 Q-T 间期延长。

4)低钙血症和低镁血症:在脱水与酸中毒纠正后可出现低钙血症。表现烦躁,手足搐搦或惊厥,原有营养不良、佝偻病更易出现,少数患儿可出现低镁血症,表现为手足震颤,舞蹈病样不随意运动,易受刺激,烦躁不安。严重者可发生惊厥。

(4)几种常见感染性腹泻的临床表现特点

1)轮状病毒性肠炎:好发于秋冬季,呈散发或小流行,病毒通过粪-口途径以及呼吸道传播。多见于 6～24 月的婴幼儿。潜伏期 1～3 天,常伴发热和上呼吸道感染症状。发病急,病初即有呕吐,然后腹泻,粪便呈水样或蛋汤样,带有少量黏液,无腥臭,每日数次至十余次。常伴脱水和酸中毒。本病为自限性疾病,病程 3～8 天,少数较长,粪便镜检偶见少量白细胞。病程 1～3 天内大量病毒从粪便排出,最长达 6 天。血清抗体一般 3 周后上升,病毒较难分离,免疫电镜、ELISA 或核酸电泳等均有助于病因诊断。

2)诺沃克病毒:多见于较大儿童及成年人,临床表现与轮状病毒肠炎相似。

3)大肠杆菌肠炎:常发生于 5,8 月份,病情轻重不一。致病性大肠杆菌肠炎粪便呈蛋汤样,腥臭,有较多的黏液,偶见血丝或黏冻便,常伴有呕吐,多无发热和全身症状。主要表现水、电解质紊乱。病程 1～2 周。产毒素性大肠杆菌肠炎,起病较急,主要症状为呕吐、腹泻,粪便呈水样,无白细胞,常发生明显的水、电解质和酸碱平衡紊乱,病程 5～10 天。侵袭性大肠杆菌肠炎,起病急,高热,腹泻频繁,粪便呈黏冻状,带脓血,常伴恶心、腹痛、里急后重等症状,有时可出现严重中毒症状,甚至休克。临床症状与细菌性痢疾较难区别,需作粪便培养鉴别。出血性大肠杆菌肠炎,粪便次数增多,开始为黄色水样便,后转为血水便,有特殊臭味,粪便镜检有大量红细胞,常无白细胞。伴腹痛。可伴发溶血尿毒综合征和血小板减少性紫癜。

4)空肠弯曲菌肠炎:全年均可发病,多见于夏季。可散发或暴发流行。以 6 个月～2 岁婴幼儿发病率最高,家畜、家禽是主要的感染源,经粪-口途径动物→人或人→人传播。潜伏期 2～11 天。起病急,症状与细菌性痢疾相似。发热、呕吐、腹痛、腹泻,粪便呈黏液或脓血便,有恶臭味。产毒菌株感染可引起水样便,粪便镜检有大量白细胞及数量不等的红细胞,可并发严重的小肠结肠炎、败血症、肺炎、脑膜炎、心内膜炎、心包炎等。

5)耶尔森菌小肠结肠炎:多发生于冬春季节,以婴幼儿多见。潜伏期 10 天左右。无明显前驱症状。临床症状多见且与年龄有关。5 岁以下患儿以腹泻为主要症状,粪便为水样、黏液样、脓样或带血。粪便镜检有大量白细胞,多半腹痛、发热、恶心和呕吐。5 岁以上及青少年以下腹痛、血白细胞增高、血沉加快为主要表现,酷似急性阑尾炎。本病可并发肠系膜淋巴结炎、结节性红斑、反应性关节炎、败血症、心肌炎、急性肝炎、肝脓肿、结膜炎、脑膜炎、尿道炎或急性肾炎等。病程1~3周。

6)鼠伤寒沙门菌肠炎:全年发病,以4~9月发病率最高。多数为2岁以下婴幼儿,易在儿科病房发生流行。经口传播,潜伏期8~24小时。主要临床表现为发热、恶心、呕吐、腹痛、腹胀、"喷射"样腹泻,粪便次数可达30次以上,呈黄色或墨绿色稀便,水样便,黏液便或脓血便。粪便镜检可见大量白细胞及不同数量的红细胞,严重者可出现脱水、酸中毒及全身中毒症状,甚至休克,也可引起败血症,脑脊髓膜炎。一般病程2~4周。带菌率高,部分患儿病后排菌2个月以上。

7)金黄色葡萄球菌肠炎:很少为原发性,多继发于应用大量广谱抗生素后或继发于慢性疾病基础上。起病急,中毒症状重。表现为发热、呕吐、频泻。不同程度脱水、电解质紊乱,严重者发生休克。病初粪便为黄绿色,3~4日后多转变为腥臭,海水样便,黏液多。粪便镜检有大量脓细胞及革兰氏阳性菌。培养有葡萄球菌生长,凝固酶阳性。

8)伪膜性肠炎:多见长期使用抗生素后,由于长期使用抗生素导致肠道菌群失调,使难辨梭状芽孢杆菌大量繁殖,产生坏死毒素所致。主要症状为腹泻,粪便呈黄稀、水样或黏液便,少数带血,有伪膜排出(肠管型),伴有发热、腹胀、腹痛。腹痛常先于腹泻或与腹泻同时出现。常伴显著的低蛋白血症,水、电解质紊乱,全身软弱呈慢性消耗状。轻型患儿一般于停药后5~8天腹泻停止,严重者发生脱水、休克至死亡:如果患儿腹泻发生于停药后或腹泻出现后持续用抗生素,则病程常迁延。

9)白色念珠菌肠炎:多发生于体弱、营养不良小儿,长期滥用广谱抗生素或糖皮质激素者。口腔内常伴有鹅口疮。粪便次数增多,色稀黄或发绿,泡沫较多,带黏液有时可见豆腐渣样细块(菌落),粪便在镜下可见真菌孢子和假菌丝,作粪便真菌培养有助于鉴别。

2.实验室和其他检查

(1)粪便常规检查:粪便显微镜检查,注意有无脓细胞、白细胞、红细胞与吞噬细胞,还应注意有无虫卵、寄生虫、真菌孢子和菌丝。有时需反复几次才有意义,有助于腹泻病的病因和病原学诊断。

(2)粪便培养:对确定腹泻病原有重要意义。一次粪便培养阳性率较低,需多做几次,新鲜标本立即培养可提高阳性检出率。

(3)粪便乳胶凝集试验:对某些病毒性肠炎有诊断价值,如轮状病毒、肠道腺病等。有较好敏感性和特异性。对空肠弯曲菌肠炎的诊断有帮助。

(4)酶联免疫吸附试验:对轮状病毒有高度敏感性、特异性。有助于轮状病毒炎和其他病毒性肠炎诊断。

(5)聚丙烯酰凝胶(PAGE)电泳试验:此法可检测出轮状病毒亚群及不同电型,有助于轮状病毒分类和研究。

(6)粪便还原糖检查:双糖消化吸收不良时,粪便还原糖呈阳性,pH值<6.0。原糖检查可用改良班氏试剂或Clinitest试纸比色。

(7)粪便电镜检查:对某些病毒性肠炎有诊断价值。如轮状病毒性肠炎,诺沃克病毒性肠炎等。

(8)血白细胞计数和分类:病毒性肠炎白细胞总数一般不增高。细菌性肠炎白细胞总数可增高或不增高,半数以上的患儿有杆状核增高,杆状核大于10%,有助于细菌感染的诊断。

(9)血培养:对细菌性痢疾、大肠杆菌和沙门菌等细菌性肠炎有诊断意义,血液细菌培养阳性者有助于诊断。

(10)血生化检查:对腹泻较重的患儿,应及时检查血 pH、二氧化碳结合力、碳酸氢根、血钠、血钾、血氯、二氧化碳结合力、血渗透压,对于诊断及治疗均有重要意义。

(11)血浆蛋白、白蛋白测定:对迁延性和慢性腹泻者。也可作纤维结肠镜检查。

(12)小肠黏膜活检:用于慢性腹泻患儿。经口作小肠黏膜活检并收集十二指肠液是了解慢性腹泻病理生理最好方法并可诊断疾病。

(13)消化吸收功能试验:对迁延性和慢性腹泻者,必要时作乳糖、蔗糖或葡萄糖耐量试验,呼气氢试验(一种定量非侵入性测定碳水化合物吸收不良的方法,有条件可以应用),甚至蛋白质、碳水化合物和脂肪的吸收功能检查等。

(14)其他检查:腹部透视、腹部摄片、胃肠造影、气钡对比双重造影、腹部 B 型超声检查,纤维结肠镜检查,免疫学检查等。

二、治疗

腹泻病的治疗原则为预防脱水,纠正脱水,继续饮食,合理用药。

1.急性腹泻的治疗

(1)脱水的防治

1)预防脱水:腹泻导致体内大量的水与电解质丢失。因此,患儿一开始腹泻,就应该给口服足够的液体并继续给小儿喂养,尤其是婴幼儿母乳喂养,以防脱水。选用以下方法:①ORS(世界卫生组织推荐的口服液):本液体为 2/3 张溶液,用于预防脱水时加等量或半量水稀释以降低张力。每次腹泻后,2 岁以下服 50～100ml,2～10 岁服 100～200ml,大于 10 岁的能喝多少就给多少。也可按 40～60ml/kg,腹泻开始即报用。②米汤加盐溶液:米汤 500ml＋细盐1.75g 或炒米粉 25g＋细盐 1.75g＋水 500ml 煮 2～3 分钟。用量为 20～40ml/kg,4 小时服完,以后随时口服能喝多少给多少。③糖盐水:白开水 500ml＋蔗糖 10g＋细盐 1.75g。用法用量同米汤加盐溶液。

2)纠正脱水:小儿腹泻发生的脱水,大多可通过口服补液疗法纠正。重度脱水需静脉补液。

a.口服补液:适用于轻度、中度脱水者。有严重腹胀、休克、心肾功能不全及其他较重的并发症以及新生儿,均不宜口服补液。分两个阶段,即纠正脱水阶段和维持治 50～80ml/kg,少量多次口服,以免呕吐影响疗效,所需液量在 4～6 小时内服完。脱水纠正后,ORS 以等量水稀释补充继续丢失量,随丢随补,也可按每次 10ml/kg 计算。生理需要量选用低盐液体,如开水、母乳或牛奶等,婴幼儿体表面积相对较大,代谢率高,应注意补充生理需要量。

b.静脉补液:重度脱水和新生儿腹泻患儿均宜静脉补液。

第一天补液:包括累积损失量、继续损失量和生理需要量。累积损失量根据脱水程度计算,轻度脱水 50ml/kg,中度脱水 50～100ml/kg,重度脱水 100～120ml/kg。溶液电解质和非电解质比例(即溶液种类)根据脱水性质而定,等渗性脱水用 1/2 张含钠液,低渗性脱水用 2/3张含钠液,高渗性脱水用 1/3 张含钠液。输液滴速宜稍快,一般在 8～12 小时补完,约每小时

8～10ml/kg。对重度脱水合并周围循环障碍者,以2:1等张含钠液20ml/kg,于30～60分钟内静脉推注或快速滴注以迅速增加血容量,改善循环和肾脏功能。在扩容后根据脱水性质选用前述不同溶液继续静滴,但需扣除扩容量。对中度脱水无明显周围循环障碍不需要扩容。继续丢失量和生理需要量能口服则口服,对于不能口服、呕吐频繁、腹胀者,给予静脉补液,生理需要量每日60～80ml/kg,用1/5张含钠液补充,继续损失量是按"失多少补多少",用1/3含钠溶液补充,两者合并,在余12～16小时补完,一般约每小时5ml/kg。

第二天补液:补充继续丢失量和生理需要量。能口服者原则同预防脱水。需静脉补液者,将生理需要量和继续丢失量二部分液体(计算方法同上所述)一并在24小时均匀补充。

3)纠正酸中毒:轻、中度酸中度无须另行纠正,因为在输入的溶液中已含有一部分碱性溶液,而且经过输液后循环和肾功能改善,酸中毒随即纠正。严重酸中毒经补液后仍表现有酸中毒症状者,则需要用碱性药物。常用的碱性药物有碳酸氢钠和乳酸钠。在无实验室检查条件时,可按5%碳酸氢钠5ml/kg或11.2%乳酸钠3ml/kg,可提高CO_2结合力5mmol/L。需要同时扩充血容量者可直接用1.4%碳酸氢钠20ml/kg代替2:1等张含钠液,兼扩容和加快酸中毒纠正的作用。已测知血气分析者,按以下公式计算:

需补碱性液(mmol)数=(40-CO_2结合力)×0.5×体重(kg)/2.24

或=BE×0.3×体重(kg)

5%碳酸氢钠(ml)=BE×体重(kg)/2

碱性药物先用半量。

4)钾的补充:低钾的纠正一般按氯化钾3～4mmol/(kg·d)或10%氯化钾3ml(k·d),浓度常为0.15%～0.3%。切勿超过0.3%,速度不宜过快。患儿如能口服,改用口服。一般情况下,静脉补钾,需肾功能良好,即见尿补钾。但在重度脱水患儿有较大量的钾丢失,补液后循环得到改善,血钾被稀释,酸中毒纠正,钾向细胞内转移,所以易造成低血钾。重度脱水特别是原有营养不良或病程长,多日不进食的患儿,及时补钾更必要。一般补钾4～6天,严重缺钾者适当延长补钾时间。

5)钙和镁的补充:一般患儿无须常规服用钙剂,对合并营养不良或佝偻病的患儿应早期给钙。在输液过程中如出现抽搐,可给予10%葡萄糖酸钙5～10ml,静脉缓注,必要时重复使用。个别抽搐患儿用钙剂无效,应考虑到低镁血症的可能,经血镁测定,证实后可给25%硫酸镁,每次给0.2ml/kg,每天2～3次,深部肌注,症状消失后停药。

(2)饮食治疗:强调腹泻患儿继续喂养,饮食需适应患儿的消化吸收功能,根据个体情况,分别对待,最好参考患儿食欲、腹泻等情况,结合平时饮食习惯,采取循序渐进的原则,并适当补充微量元素和维生素。母乳喂养者应继续母乳喂养,暂停辅食,缩短每次喂乳时间,少量多次喂哺。人工喂养者,暂停牛奶和其他辅食4～6小时后(或脱水纠正后),继续进食。6个月以下婴儿,以牛奶或稀释奶为首选食品。轻症腹泻者,配方牛奶(formula milk)喂养大多耐受良好。严重腹泻者,消化吸收功能障碍较重,双糖酶(尤其乳糖酶)活力受损,乳糖吸收不良,全乳喂养可加重腹泻症状,甚至可引起酸中毒,先以稀释奶、发酵奶、奶谷类混合物、去乳糖配方奶喂哺,每天喂6次,保证足够的热量,逐渐增至全奶。6个月以上者,可用已经习惯的平常饮食,选用稠粥、面条,并加些植物油、蔬菜、肉末或鱼末等,也可喂果汁或水果食品。密切观察,一旦小儿能耐受即应恢复正常饮食。遇脱水严重、呕吐频繁的患儿，宜暂禁食，先纠正水和电解质紊乱，病情好转后恢复喂养。必要时对重症腹泻伴营养不良者采用静脉营养。腹泻停止后，应提供富有热卡和营养价值高的饮食，并应超过平时需要量的 $10\% \sim 100\%$，一般 2 周内每日加餐一次，以较快地补偿生长发育，赶上正常生长。

（3）药物治疗

1）抗生素治疗：临床指证为：①血便；②有里急后重；③大便镜检白细胞满视野；④大便 pH7 以上。非侵袭性细菌性腹泻重症、新生儿、小婴儿和原有严重消耗性疾病者如肝硬化、糖尿病、血液病、肾衰竭等，使用抗生素指证放宽。

a. 喹诺酮类药：治疗腹泻抗菌药的首选药物。常用诺氟沙星（氟哌酸）和环丙沙星：由于动物试验发现此类药物可致胚胎关节软骨损伤，因此在儿童剂量不宜过大，疗程不宜过长（一般不超过 1 周）。常规剂量：诺氟沙星每日 $15 \sim 20mg/kg$，分 $2 \sim 3$ 次口服；环丙沙星每日 $10 \sim 15mg/kg$，分 2 次口服或静脉滴注。

b. 小檗碱：用于轻型细菌性肠炎，每日 $10mg/kg$，分 3 次口服。

c. 呋喃唑酮（痢特灵）：每日 $5 \sim 7mg/kg$，分 $3 \sim 4$ 口服。

d. 氨基糖苷类：本类药临床疗效仅次于第三代头孢菌素与环丙沙星，但对儿童不良反应大，主要为肾及耳神经损害。庆大霉素已很少应用。阿米卡星每日 $5 \sim 8mg/kg$，分次肌注或静脉滴注。妥布霉素 $3 \sim 5mg/kg$，分 2 次静脉滴注或肌注。奈替米星 $4 \sim 16mg/kg$，1 次或分 2 次静脉滴注。6 岁以下小儿慎用。

e. 第三代头孢菌素及氧头孢烯类：腹泻的病原菌普遍对本类药敏感，包括治疗最为困难的多重耐药鼠伤寒沙门菌及志贺菌。临床疗效好，副作用少，但价格贵，需注射给药，故不作为临床第一线用药，仅用于重症及难治性患者。常用有头孢噻肟、头孢唑肟、头孢曲松、拉氧头孢等。

f. 复方新诺明：每日 $20 \sim 50mg/kg$，分 $2 \sim 3$ 次口服。近年来，因其耐药率高，较少应用。<3 岁慎用，<1 岁不用。

g. 其他类抗生素：红霉素是治疗空肠弯曲菌肠炎的首选药，每日 $25 \sim 30mg/kg$，分 4 次口服或一次静脉滴注，疗程 7 天。隐孢子虫肠炎口服大蒜素片。真菌性采用制霉菌素，氟康唑或克霉唑。伪膜性肠炎停用原来抗生素，选用甲硝唑、万古霉素、利福平口服。

2）肠黏膜保护剂：蒙脱石，1 岁以下，每日 3.0（1 袋），$1 \sim 2$ 岁每日 $3.0 \sim 6.0$，$2 \sim 3$ 岁每日 $6.0 \sim 9.0$，93 岁以上每日 9.0，每天分 3 次。溶于 $30 \sim 50ml$ 液体（温水、牛奶或饮料）中口服。首剂量加倍。

3）微生态疗法：常用药：①乳酶生，为干燥乳酸杆菌片剂，每次 $0.3ml$，每日 3 次；②乐托尔（lacterol fort），为嗜酸乳酸杆菌及其代谢产物，每包含菌 100 亿，每次 $50 \sim 100$ 亿，每日 2 次；③回春生（丽珠肠乐），为双歧杆菌活菌制剂，每粒胶囊含双歧杆菌 0.5 亿，每次 1 粒，每日 $2 \sim 3$ 次；④妈咪爱（medilac-vita），为活菌制剂，每袋含粪链球菌 1.35 亿和枯草杆菌 0.15 亿，每次 1 袋，每日 $2 \sim 3$ 次；⑤培菲康，为双歧杆菌、乳酸杆菌和肠球菌三联活菌制剂，胶囊每次 $1 \sim 2$ 粒，散剂每次 $1/2 \sim 1$ 包，每日 $2 \sim 3$ 次。

2. 迁延性和慢性腹泻的治疗

（1）预防、治疗脱水，纠正水、电解质和酸碱平衡紊乱。

(2)营养治疗:此类病人多有营养障碍。小肠黏膜持续损害、营养不良继发免疫功能低下的恶性循环是主要的发病因素。营养治疗是重点,尽早供给适当的热量和蛋白质以纠正营养不良状态,维持营养平衡,可阻断这一恶性循环。般热量需要在每日 669.4 kJ/kg(160kcal/kg),蛋白质每日 2.29g/kg,才能维持营养平衡。饮食的选择,应考虑到患儿的消化功能及经济状况,母乳为合适饮食,或选用价格低廉,可口的乳类食品,具体参照"急性腹泻"饮食治疗。要素饮食是慢性腹泻患儿最理想食品,含已消化的简单的氨基酸、葡萄糖和脂肪,仅需少量肠腔内和肠黏膜消化,在严重小肠黏膜损害和伴胰消化酶缺乏的情况下仍可吸收和耐受。应用时浓度用量视临床状况而定。少量开始,2～3 天达到所要求的热卡和蛋白质需要量。每天 6～7 次,经口摄入或胃管重力间歇滴喂。当腹泻停止,体重增加,逐步恢复普通饮食。对仅表现乳糖不耐受者选用去乳糖配方奶,豆浆,酸奶等。对严重腹泻儿进行要素饮食营养治疗后腹泻仍持续、营养状况恶化,需静脉营养。

静脉营养(TPN)的成分是葡萄糖、脂肪、蛋白质、水溶性和脂溶性维生素、电解质、微量元素。中国腹泻病方案推荐配方为每日脂肪乳剂 2～3g/kg,复方结晶氨基酸 2～2.5g/kg,葡萄糖 12～15mg/kg,液体 120～150ml/kg,热卡 209.2～376.6 kJ/kg(70～90kal/kg)。24 小时均匀进入体内。

长期 TPN 会导致肠黏膜萎缩,肠腺分泌减少及胆汁黏稠,而且长期输注葡萄糖,会影响食欲。因此,一旦病情好转,即改经口喂养。也可采用部分经口喂,部分静脉供给营养素和液体。

(3)抗生素:要十分慎重,用于分离出特异病原的感染,并根据药敏试验结果指导临床用药。

(4)肠黏膜保护剂。

(5)微生态疗法。

(6)中医治疗:对慢性腹泻治疗有一定的疗效。

第四章　循环系统疾病

第一节　先天性心脏病

一、总论

先天性心脏病(congenitalheart disease,CHD)简称先心病,指胎儿时期心脏血管发育异常导致的畸形,是小儿最常见的心脏病。

心脏发育关键期——胚胎第2～8周。

胎儿超声心动图检查最佳时期——妊娠第16～28周。

卵圆孔-胎儿期正常通路,生后功能性闭合,6个月左右解剖闭合。6个月以内的单纯卵圆孔未闭引起少量左向右分流,心脏听诊胸骨左缘上部可有轻微收缩期杂音,般是生理性闭合过程,不属于先心病。如6个月以后仍有单纯卵圆孔未闭,应注意与继发孔型房间隔缺损鉴别。

小儿正常肺动脉压为15(舒张压)～30(收缩压)mmHg,平均压为10～20mmHg。

正常胎儿为右心负荷占优势,有肺动脉高压,生后逐渐过渡到左心占优势,肺动脉压力也逐渐下降。新生儿、小婴儿超声心动图可有生理性右房、右室大,肺动脉压偏高。

(一)诊断要点

1.分类

(1)左向右分流型(潜伏青紫型):如室间隔缺损(VSD)、继发孔型房间隔缺损(ASD)、动脉导管未闭(PDA)。

动力性肺动脉高压-左向右分流型先心病早期一由肺动脉痉挛所致(可逆)。

艾森门格综合征(Eisenmenger syndrome)——左向右分流型先心病晚期,肺动脉壁病理性增厚引起梗阻性肺动脉高压(不可逆),出现右向左分流和青紫。

(2)右向左分流型(青紫型):如法洛四联症,完全性大动脉转位。

(3)无分流型(无青紫型):如单纯肺动脉瓣狭窄。

2.病史

妊娠史、家族史等。

3.临床表现

(1)常见症状:青紫,应注意出现时间、部位、程度及其与活动的关系;可有生长发育迟缓、体重增长缓慢,喂养困难,活动耐力减退,呼吸急促,呼吸～困难,缺氧发作,蹲踞,反复呼吸道感染,充血性心力衰竭等表现。如增大的左心房或肺动脉压迫左侧喉返神经可引起声音嘶哑。

(2)体格检查

1)一般检查:注意有无生长发育迟缓、青紫、杵状指(趾)、充血性心力衰竭的表现,其他异常包括指(趾)畸形、唇腭裂、特殊面容、头颅外形、矮小、视力、听力、智力障碍等。

2)心脏检查:注意心前区隆起、心尖冲动动弥散、震颤、心脏杂音及肺动脉第 2 音。

先心病的杂音一般位于胸骨左缘第 2～4 肋间,为 2/6 级以上粗糙的收缩期杂音,持续时间较长,多为全收缩期,可向颈、心尖或背部传导,不受体位、呼吸及运动的影响而持续存在。P2 增强见于肺动脉高压,P2 减弱见于肺动脉狭窄,P2 固定分裂为房缺的特征。风湿性心脏病的杂音多位于心尖部,为 2/6 级以上收缩期吹风样杂者或舒张期隆隆样杂者,向腋下或背部传导,并有风湿性心脏病的其他表现。无害性杂音,又称功能性或生理性,多位于胸骨左缘或心尖部,为 2/6 级以下收缩早、中期弹弦样杂音,不粗糙,不传导,易受体位、呼吸及运动影响而变化。

3)周围血管征:脉压增大、枪击音、水冲脉及毛细血管搏动见于动脉导管未闭。

4.常规检查

包括胸片、心电图、超声心动图等。

(二)治疗要点

1.内科治疗

(1)建立合理的生活制度,避免剧烈活动,防治感染。

(2)预防感染性心内膜炎。

(3)青紫型患儿应预防脱水,以免血液过分黏稠而导致血栓形成。

(4)如发生充血性心力衰竭,可用利尿剂、血管紧张素转换酶抑制剂(ACEI)及洋地黄制剂,参见第八节"心力衰竭"。

2.心导管介入治疗

有些室缺、房缺、PDA 可选择介入治疗,创伤小。

3.手术治疗

择期手术,最适宜年龄为学龄前期,如病情需要可不受年龄限制。梗阻性肺动脉高压时不宜手术。

二、室间隔缺损

室间隔缺损(ventricdlar septal defect,VSD)为小儿最常见的先心病。缺损直径<0.5cm 为小型缺损,位置多较低,常见于肌部,称 Roger 病;0.5～1.0cm 为中型缺损;>1.0cm 为大型缺损,位置多较高,常见于膜部,较多见。

(一)诊断要点

1.临床表现

(1)症状:小型缺损多无症状。一中型和大型缺损可有反复呼吸道感染、乏力、生长发育迟缓,严重者婴儿期即有充血性心力衰竭的表现,当出现梗阻性肺动脉高压和右向左分流时出现青紫。

(2)体征:可有心前区隆起,心脏向左侧扩大,一,胸骨左缘第 3～4 肋间可触及收缩期震颤。听诊可闻及 3/6 级以上粗糙的全收缩期杂音,向心前区和背部传导;如左室增大明显,心尖都可闻及舒张中期隆隆样杂音;P2 增强。

2.常规检查

(1)胸片:小型缺损可正常,大型缺损心脏中度或中度以上增,以左、右室增大为主,左房也可增大。当出现梗阻性肺动脉高压和右向左分流时则以右室增大为主。肺动脉段突出,肺血增多。主动脉结较小。

(2)心电图:轻者心电图正常,重者左室肥大或左、右室肥大。

(3)超声心动图:左房、左室增大,右室亦可增大,主动脉缩小,室间隔活动正常,二维超声心动图常可显示缺损的存在。彩色多普勒超声血流显像还可以明确分流的方向和速度。

(二)治疗要点

手术适宜年龄为2~6岁,如病情需要可不受年龄限制。有些病例可选择心导管介入治疗。小型缺损在5岁以内有自行闭合的可能性,可定期复查超声心动图。但干下型不能自行闭合,需手术。

三、房间隔缺损(继发孔型)

房间隔缺损(atrial septal defeCt9ASD)较常见。

(一)诊断要点

1.临床表现

(1)症状:女多于男:为(2~3):1,出现症状较晚。小型缺损无任何症状,仅在查体时发现心脏杂音;缺损大者生长发育迟缓,反复呼吸道感染,在儿童很少发生充血性心力衰竭和梗阻性肺动脉高压。

(2)体征:胸骨左缘第2~3肋间闻及2/6级柔和的收缩期喷射性杂音,常无震颤。少数杂音粗糙、响亮(3/6级)。P2正常或稍增强,P2固定分裂,为重要特征 6 分流量大者在三尖瓣区听到较短的舒张中期杂音。

2.常规检查

(1)胸片:轻者完全正常。重者心脏外形中度以上增大,右房、右室增大,肺动脉段突出,肺血增多,主动脉结较小。

(2)心电图:电轴右偏,不完全或完全性右束支传导阻滞,右室、右房肥大。

(3)超声心动图:右房、右室增大。分流量很大,右室显著增大时室间隔与左室后壁呈同向运动。二维超声心动图可直接显示缺损的位置及大小。多普勒彩色血流显像可直接显示分流的大小及方向。

(二)治疗要点

手术适宜年龄为2~6岁。有些病例可选择心导管介入治疗。1岁以内的小型房缺有可能自行闭合,可定期复查超声心动图。

四、动脉导管未闭

动脉导管未闭(patent ductus arterlosus,PDA)较常见。出生后呼吸建立,动脉血氧升高及肺动脉压力下降,使通过动脉导管的血流量显著减少,生后10~15小时,导管在功能上关闭(生后 3 个月内绝大部分在解剖上关闭)。如此时导管继续开放,并出现左向右分流,即构成PDA,导管直径0.5~1.0cm,个别可达2~3cm,长0.7~1.0cm,形态呈管型、漏斗型、窗型或动脉瘤样。

(一)诊断要点

1.临床表现

(1)症状:女多于男,约3:1。症状的轻重与导管粗细有关,分流量大者可有反复呼吸道感染,生长发育迟缓,严重者婴儿期即有充血性心力衰竭的表现。

(2)体征:响亮的机器样连续性杂者为本病特点。杂音贯穿收缩期及舒张期,而收缩期更为响亮,在胸骨左缘第2肋间最明显,向左第1肋间及锁骨下传导。在杂音最响处可触及收缩期或连续性震颤。

若分流量超过肺循环量的50%以上,往往在心尖部可听到低频的舒张中期杂音。

脉压增大为本病的重要体征。当脉压很大时,可见枪击音、水冲脉及毛细血管搏动。

当出现梗阻性肺动脉高压和右向左分流时,可出现差异性青紫,青紫多限于左上肢和下半身。

2.常规检查

(1)胸片:分流量大时,心脏增大,以左室增大为主,左房也可增大,肺动脉段突出,肺血增多。升主动脉及主动脉结增大。当出现梗阻性肺动脉高压和右向左分流时则以右室增大为主。

(2)心电图:分流量较大的有左室肥大,电轴左偏。若呈双室肥大或右室肥大,说明有肺动脉高压。

(3)超声心动图:左房、左室有不同程度的增大,二维超声心动图可直接探查到未关闭的动脉导管。彩色多普勒可显示血流的方向及速度。

(二)治疗要点

手术适宜年龄为2~6岁,如病情需要可不受年龄限一,制。有些病例可选择心导管介入治疗。

五、法洛四联症

法洛四联症(tetralogy of Fallot,TOF)为存活婴儿中常见的青紫型复杂先心病。有四大特征:①肺动脉狭窄,多见右室漏斗部狭窄,其次是瓣膜合并漏斗部狭窄;②主动脉骑跨;③膜部室间隔缺损;④右心室肥厚。

(一)诊断要点

1.临床表现

(1)症状:动脉导管关闭前,症状不明显。新生儿期一般不发生青紫。动脉导管关闭后,一般在生后3~6个月出现全身性青紫,程度因肺动脉狭窄的程度和主动脉骑跨的程度而不同。

婴儿期可见缺氧发作,突然发生呼吸困难、青紫加重,重者可因脑供血不足而发生神志不清,甚至惊厥或晕厥。诱因多为晨起吃奶、剧烈哭闹、用力大便等。

幼儿、学龄前儿童、学龄儿童行走不远后自动采取蹲踞姿势或取胸膝位可缓解青紫和缺氧。由于肺血流量减少,呼吸道感染和充血性心力衰竭较少见。血常规示血红蛋白增加,红细胞增多。

(2)体征:体格发育迟缓。心前区可稍隆起,胸骨左缘第2~4肋间可听到粗糙的喷射性收缩期杂音,有时伴有收缩期震颤,P2减弱。一般1~2岁后出现杵状指(趾)。

2.常规检查

(1)胸片:心脏增大,典型的心脏外形呈"靴形"。肺动脉段凹陷,右室增大而使心尖圆钝上翘,右房正常或稍大,心底部主动脉影增大。有时可见右位主动脉弓,肺血流量减少。

(2)心电图:电轴右偏,右室肥大,亦可见右房肥大。

(3)超声心动图:主动脉根部位置前移,骑跨于室间隔上,并可提示骑跨的程度。主动脉根部扩大。彩色多普勒血流显像常可见室间隔缺损处呈双向分流,右室将血流直接注入骑跨的主动脉。

3.必要时心导管检查

右室压力增高,肺动脉压力降低,右房压力往往在正常范围内。若导管自右室直接插进主动脉,即能证明主动脉右移。如导管自右室插进左室,则显示室间隔缺损的存在。右室选择性造影可见造影剂自右室经室间隔缺损流向左室。

(二)治疗要点

1.内科治疗

平时除注意预防感染外,应摄入足够水分,如遇高热、呕吐、腹泻等情况,更需注意及时补液,防止血液浓缩而发生脑栓塞等并发症。

缺氧发作治疗:胸膝位;吸氧,必要时气管插管;镇静;纠正酸中毒;静脉注射 β 受体阻滞剂,可给普萘洛尔(即心得安)0.1mg/kg 加入葡萄糖 20ml 中静脉缓慢推注,反复发作者可口服普萘洛尔每日 1mg/kg。

2.手术治疗

根治手术适宜年龄为 2～6 岁。

六、完全性大动脉转位

完全性大动脉转位(complete transposition ofgreat arteries,TGA)占新生儿青紫型复杂先心病的首位,病死率高。主要病理改变为主动脉开口于右室,肺动脉开口于左室,形成体、肺循环互相分离,缺氧、青紫严重,患儿必须同时伴有补偿性分流通道存在,如房缺、室缺、PDA,才能维持生命。如室间隔完整,一般生后很快死亡。

(一)诊断要点

1.临床表现

(1)症状:男多于女,为(2～3):1。生后 1 周内出现青紫,进行性加重,呼吸急促、呼吸困难,进行性心脏增大,早期发生充血性心力衰竭和严重代谢性酸中毒。

(2)体征:青紫严重,早期出现杵状指(趾)。心脏杂音可有可无,如有杂音,其响度和部位取决于合并畸形的类型及体、肺循环间的压力差,P2 可正常或增强。

2.常规检查

(1)胸片:有 3 个特点非常重要:心脏大、肺血多、胸腺小。

(2)心电图:电轴右偏,右室、右房肥大,偶有左室肥大。

(3)超声心动图:大动脉位置异常,主动脉瓣在右前方,肺动脉瓣在左后方,主动脉瓣关闭早于肺动脉瓣关闭。

3.心导管检查

股动脉血氧含量降低,肺动脉血氧含量高于主动脉。导管插入右室后很快进入主动脉,右室压力与主动脉压力接近。选择性右室及左室造影可明确畸形性质。

(二)治疗要点

新生儿期行根治手术。超声心动图确诊后,应及时转到有条件行根治手术的医院。最好产前通过胎儿超声心动图明确诊断,在有条件行根治手术的医院出生后手术。

第二节 感染性心肌炎

感染性心肌炎包括病毒、细菌、立克次体、螺旋体、真菌及寄生虫感染,其中以病毒性心肌炎最多见。

一、诊断要点

(一)病史

患儿最近2~4周内有上呼吸道感染或腹泻等病毒感染病史。

(二)临床表现

可有心前区不适,如胸闷、乏力、气短、晕厥、恶心、呕吐、腹痛、呼吸困难、多汗、皮肤湿冷、烦躁不安、面色苍白或发绀。血压低,心界扩大、第一心音低钝、心律失常、心脏杂音。

(三)辅助检查

包括心肌酶、CK-MB质量法、肌钙蛋白、风湿三项、心电图、超声心动图、Holter、病毒PCR、胸片。

(四)病毒性心肌炎诊断标准

1.临床诊断依据

(1)心功能不全、心源性休克或心脑综合征。

(2)心脏扩大(X线、超声心动图检查具有表现之一)。

(3)心电图改变:以R波为主的2个或2个以上主要导联(Ⅰ、Ⅱ、aVF、V5)的ST-T改变持续4天以上伴动态变化,窦房传导阻滞、房室传导阻滞,完全性右或左束支阻滞,成联律、多形、多源、成对或并行性期前收缩,非房室结及房室折返引起的异位性心动过速,低电压(新生儿除外)及异常Q波。

(4)CK-MB升高或心肌肌钙蛋白(cTnl或cTnT)阳性。

2.病原学诊断依据

(1)确诊指标:自患儿心内膜、心肌、心包(活检、病理)或心包穿刺液检查,发现以下之一者可确诊心肌炎由病毒引起:①分离到病毒;②用病毒核酸探针查到病毒核酸;③特异性病毒抗体阳性。

(2)参考依据:有以下之一者结合临床表现可考虑心肌炎系病毒引起:①自粪便、咽拭子或血液中分离到病毒,且恢复期血清同型抗体滴度较第一份血清升高或降低4倍以上;②病程早期患儿血中特异性 IgM 抗体阳性；③用病毒核酸探针自患儿血中查到病毒核酸。

3.确诊依据

(1)具备临床诊断依据 2 项，可临床诊断为心肌炎，发病同时或发病前 1～3 周有病毒感染的证据者支持诊断。

(2)同时具备病原学确诊依据之一，可确诊为病毒性心肌炎，具备病原学参考依据之一，可临床诊断为病毒性心肌炎。

(3)凡不具备确诊依据，应给予必要的治疗或随诊，根据病情变化，确诊或除外心肌炎。

(4)应除外风湿性心肌炎、中毒性心肌炎、先天性心脏病、结缔组织病以及代谢性疾病的心肌损害、甲状腺功能亢进症、原发性心肌病、原发性心内膜弹力纤维增生症、先天性房室传导阻滞、心脏自主神经功能异常、l3 受体功能亢进及药物引起的心电图改变。

4.分期

(1)急性期：新发病，症状及检查阳性发现明显且多变一，一般病程在半年以内。

(2)迁延期：临床症状反复出现，客观检查指标迁延不愈，病程多在半年以上。

(3)慢性期：进行性心脏增大，反复心力衰竭或心律失常，病情时轻时重，病程在 1 年以上。

二、鉴别诊断

应与风湿性心肌炎、先天性心脏病、心内膜弹力纤维增生症、甲状腺功能亢进、β 受体功能亢进症进行鉴别。

三、治疗要点

无特殊治疗。应结合患儿病情采取有效的综合措施，可使大部患儿痊愈或好转。

(一)休息

急性期至少应卧床休息至热退 3～4 周，有心功能不全或心脏扩大者，更应强调绝对卧床休息，以减轻心脏负荷及减少心肌耗氧量。恢复期仍应限制活动、一般不少于 6 个月。心脏扩大及并发心力衰竭者卧床休息至少 3～6 个月，病情好转或心脏缩小后逐步开始活动。

(二)抗生素

为防止细菌感染，急性期可加用抗生素，如用青霉素 1～2 周。

(三)能量合剂治疗

辅酶 Aioou9ATP 20mg、维生素 C 100mg/kg，加 1 0％葡萄糖 100ml，每日一次静点。

(四)心肌代谢酶活性剂

1.辅酶 Q10

10～30mg/d，分 2～3 次口服。

2.1,6-二磷酸果糖(FDP)

剂量为 100～250mg/kg 静脉注射，最大量不超过 2.5ml/kg(75mg/ml)，或最大量 200ml/d，静注速度 10ml/min，每日 1～2 次，每 10～15 日为一疗程。

3.磷酸肌酸钠

＜3 岁者 1g，＞3 岁者 2g 加入 5％葡萄糖液 20～50ml 静注。

(五)免疫治疗

1.肾上腺皮质激素

适应证为:急性期并发心源性休克、完全性房室传导阻滞及心力衰竭经洋地黄等治疗未能控制者。

用法:甲泼尼龙 10mg/(kg·d),静脉滴注 3 天或地塞米松 0.25~0.5mg/(kg·d),氢化可的松 5~10mg/(kg·d)以后用泼尼松口服每日 1~1.5mg/kg,症状缓解后逐渐减量停药,疗程 4~8 周。

对反复发作或病情迁延者,可考虑较长期的激素治疗,疗程不少于半年。常用泼尼松,每日 1.5~2mg/kg,2~3 周症状缓解后逐渐减量,至 8 周左右减至每日 0.3mg/kg,维持至 16~20 周,再减量至 24 周停药。

2.丙种球蛋白

用于急性重症病人,单剂 2g/kg 在 24 小时中缓慢静脉滴注,心力衰竭患者慎用,并注意心力衰竭症状是否恶化,以及有无过敏反应。

3.其他

如干扰素、胸腺素。

(六)对症治疗

如并发心律失常、心源性休克、心力衰竭的治疗,参阅相关章节。

第三节　原发性心肌病

原发性心肌病是一种原因不明的心肌病,按病理生理特点分为四型:扩张性心肌病、肥厚性心肌病(分梗阻型及非梗阻型两种)、限制性心肌病,致心律失常性心肌病(右心室心肌病)。

一、诊断要点

具备下列各项中至少一项可考虑心肌病。

(1)心脏增大,尤其是 X 线心影呈球形增大,而无其他原因可寻者。

(2)充血性心力衰竭未能发现其他心脏病者。

(3)心电图示 ST 段和 T 波变化或有各种心律失常无其他原因可解释者。

(4)有昏厥发作同时伴心脏增大无其他原因解释者。

(5)体循环或肺循环动脉栓塞无其他原因可解释者。

(一)扩张型心肌病

是原发性心肌病中最多见的一种。

1.诊断要点

(1)多见于学龄前及学龄儿童,起病及进展多缓慢,症状轻重不一。

(2)体检:X 线及超声心动图显示有心脏扩大,左室或双室扩张。

(3)临床大多并发充血性心力衰竭及心律失常,表现为心悸、乏力、气急、水肿、胸闷、呼吸急促、呼吸困难和端坐呼吸等。第一心音减弱,出现第三、四心音和奔马律;心前区有收缩期反流性杂音,为心脏增大,二尖瓣关闭不全所致。

(4)常规心电图及 Holter 心电图 ST-T 改变,表现为 ST 水平降低,T 波倒置、低平或双向;异位搏动和异位心律,可出现频繁、多型、多源的室性早搏,并可发展成室性心动过速;传导障碍,表现为房室传导阻滞(Ⅰ～Ⅲ度),室内束支及分支阻滞;心室肥厚。

(5)胸片:心脏增大,心胸比例增加,以左室为主或普遍性增大呈球形。肺瘀血或肺水肿,胸腔积液。透视下心脏搏动明显减弱。

(6)超声心动图:各室腔明显增大,以左心室为主;室间隔和左心室后壁运动幅度减低,二尖瓣前后叶开放幅度小;射血分数和短轴缩短率下降;多巴酚丁胺负荷超声心动图,心脏 β 受体功能反应性低下。

(7)心导管和心肌活检:对扩张型心肌病超声心动图的诊断价值较大,般不常规进行心导管检查。但在临床怀疑有冠状动脉起源异常时,可选择主动脉根部造影或选择性冠状动脉造影。心导管检查和心血管造影可测定肺动脉压力、肺毛细血管楔压,显示二尖瓣、三尖瓣反流等。心肌活检显示不同程度心肌肥厚,纤维化,没有明显的淋巴细胞浸润。

应与病毒性心肌炎及原发性心内膜弹力纤维增生症鉴别。

2.治疗要点

治疗原则:①积极对症治疗,如抢救心源性休克、控制心力衰竭、纠正心律不齐等;②改善心肌营养代谢及能量供应。

(1)一般治疗

①卧床休息,减轻心脏负荷;②控制呼吸道感染,及时应用抗生素,酌情用丙种球蛋白、干扰素等提高机体免疫力;③切断自身免疫反应。

(2)控制心力衰竭

①正性肌力药物:由于心肌病对洋地黄敏感性增加,且疗效较差,应用剂量宜偏小。常采用地高辛维持量法,剂量为正常的 1/2～2/3,长期应用。其他正性肌力药物如多巴胺和多巴酚丁胺,以及具有正性肌力和扩张血管双重作用药物如氨力农和米力农等可根据临床需要选择使用。②利尿剂:间断使用,不宜长期使用,应注意电解质平衡和血容量改变。③扩血管药物:对重症和顽固性经一般治疗无效的患儿常可获得满意疗效。常用药物有硝普钠和硝酸甘油。硝普钠一般有效剂量为每分钟 $1～8\mu g/kg$,停药时,应逐渐减量;硝酸甘油剂量为每分钟 $0.5～5\mu g/kg$,静脉点滴,从小剂量开始,根据临床需要逐渐加量,随时调节用量,为避免耐药性的产生,一般每天静脉点滴时间不超过 6 小时。

(3)血管紧张素转换酶抑制剂:目前临床使用较多的是卡托普利和依那普利。卡托普利 $0.5～4mg/(kg \cdot d)$,分 3 次服用;依那普利 $0.08～0.1mg/(kg \cdot d)$,每日 1 次,疗程 4～12 周。

(4)β受体拮抗剂:从小剂量开始,严密观察下逐渐增加剂量。临床常用的有美托洛尔和阿替洛尔。美托洛尔口服剂量为 $0.5～1mg/kg$,每日 2～3 次;阿替洛尔口服 $0.5～1mg/kg$,每日 1～2 次。阿替洛尔,每次 $0.5～1mg/kg$,每日 2～3 次。

(5)钙通道阻滞剂:维拉帕米,每次 $2mg/kg$,每日 3～4 次。硫氮唑酮,每次 $0.5mg/kg$,每 8 小时 1 次,如无不适,2～4 周后可加倍。

(6)抗心律失常治疗:扩张型心肌病选择抗心律失常药物时,应注意两点:①大多数抗心律失常药具有负性肌力作用,②抗心律失常药物的致心律失常作用,尤其是在扩张性心肌病心肌电活动发生紊乱的情况下。目前首选第Ⅲ类抗心律失常药物胺碘酮,因其负性肌力作用弱;根据临床需要,亦可选择β受体拮抗治疗。

(7)免疫治疗:大剂量丙种球蛋白可改善机体免疫调节功能和增加心脏收缩功能,总量为1～2g/kg。干扰素和胸腺素有一定的疗效。对发现与免疫学异常有关的心肌炎性病变,或心力衰竭不易控制的危重病例,可考虑应用肾上腺皮质激素。

(8)抗凝药:严重心力衰竭特别是合并房颤时,为预防栓塞性并发症给予抗血小板凝集药。栓塞形成时,可用肝素或尿激酶治疗。

(9)心脏移植:对终末期、重症和治疗无效的扩张型心肌病可施行心脏移植手术。

(10)营养心肌及改善心肌代谢的药物

1)1,96-二磷酸果糖(FDP)1～2.5ml/(kg·d),75mg/ml,最大量200ml/d,每日1～2次,静脉注射,在5～20min内静脉滴注,7～10d为1疗程,可重复3～4个疗程。

2)辅酶Q1030-60mg/d,分次服,疗程1～3个月。

3)天门冬氨酸钾镁—20～40ml(20ml含钾离子103.3mg,镁离子33.7mg)加于5%葡萄糖液250～500ml中,静脉滴注,每日1次。

4)其他:如极化液,ATP,辅酶A,细胞色素C,肌苷,维生素C、B_1、B_6等。

(二)肥厚性心肌病

本病可见于婴儿及新生儿,约1/3有家族史。左心室肥厚,分布在流出道、室间隔中部或心尖部。常以左室肥厚与室间隔不对称肥厚为特点。心室收缩功能正常而舒张功能受损,使左室充盈困难;因而心排血量减少。

1.诊断要点

(1)症状:早期为运动后呼吸困难,逐渐有乏力、心悸、心绞痛、头晕、昏厥,也可发生猝死。心力衰竭不多见。

(2)体征:心界向左扩大,在心尖内侧可听见收缩期喷射性杂音,第二心音呈反向分裂(P2在前,A2在后)。

(3)常规心电图及Holter心电图:左室肥厚,可出现异常Q波,常见于Ⅱ、Ⅲ、aVF、V3、V5导联oST段下降及T波倒置、左房肥大。

(4)X线:有不同程度心脏扩大,但缺乏特异性。

(5)超声心动图:室间隔肥厚较左室壁明显,室间隔与左室壁厚度比值为≥1.5。

(6)心内膜心肌活检:室间隔组织学检查含有大量结构破坏的、肥大的、排列紊乱的心肌细胞。

2.治疗要点

限制激烈运动,减轻症状及防止猝死。可用普萘洛尔每日3～4mg/kg,可达120mg/d,根据症状及心率加减剂量;对普萘洛尔无效者可用钙通道阻滞剂改善症状,维拉帕米每次2mg/kg,每日3～4次。有室性心律失常可用胺碘酮;地高辛和利尿剂可加重左室流出道梗阻,应尽量不用,有严重充血性心力衰竭者可用小剂量地高辛及普萘洛尔。如内科治疗无效,压力阶差超过9.3kPa(70mmHg),可行室间隔肥厚肌肉切除术。

常见于儿童及青少年。病变主要为心内膜及心肌纤维化,使心室收缩与舒张均发生障碍,心室腔减小,心室充盈受限制,心室顺应性下降,回心血量有障碍,心排血量减少,但流出道无变化,心腔闭塞是晚期病例的特征。

3.诊断要点

(1)临床表现:表现为原因不明的心力衰竭。临床表现随受累心室及病变程度有所不同。右心病变为主者表现为肝大、腹水、下肢水肿、颈静脉怒张。左心病变为主者常有呼吸困难、咳嗽、咯血、胸痛,有时伴肺动脉高压表现。多数无杂音或有轻度收缩期杂音,可有栓塞表现。

(2)X线检查:心脏有中至重度增大,呈球形或烧瓶状。心搏减弱,肺野瘀血。

(3)心电图:常见心房肥大、房早、ST-T 改变,可有心室肥厚及束支传导阻滞,24 小时心电图可发现潜在致死性心律失常。

(4)超声心动图:示左、右心房明显扩大,左右心室腔变小,房室瓣、腱索、乳头肌及心尖部心内膜增厚,常有三尖瓣及二尖瓣关闭不全,心室早期充盈突然限制,快速充盈相明显缩短,左心室等容舒张时间明显减少。

4.鉴别诊断

除外其他的心脏病,如先天性心脏病、风湿性心脏病、继发性及地方性心肌病。有时应与缩窄性心包炎鉴别困难,必要时可做心血管造影和心内膜心肌活检。

5.治疗要点

无特殊治疗,以对症药物为主。有水肿、腹水者可用利尿剂,为防止栓塞可用抗凝药。钙通道阻滞剂可增加心室顺应性和心搏出量。外科治疗为手术切除心内膜下纤维组织。

第四节　原发性心内膜弹力纤维增生症

本病是以心内膜下弹力纤维和胶原纤维增生致心内膜增厚,心力衰竭为主要表现的小儿心肌疾病,分扩张型(较常见)和限制型(较少见)两种类型。多见于 1 岁以内婴儿。

一、诊断要点

(一)临床特点

(1)婴儿期(年长儿少见)充血性心力衰竭,多因呼吸道感染诱发,对洋地黄类药物虽敏感,但心力衰竭常较顽固,易反复加重。少数早期病例心功能差,但尚未出现心力衰竭。

(2)心脏杂音较轻或无,少数病例心尖区可出现Ⅲ级收缩期杂音,提示二尖瓣反流。

(3)心电图示左心室肥厚,V5 - V6 ST-T 低平或 T 波倒置。心律失常较少见。

(4)X线检查示心影普大,以左心为主,透视下可见心 搏减弱。

(5)超声心动图示左心室或伴左房腔增大,室壁运动减弱,或左心重量指数增高,若发现心内膜增厚更支持诊断。

(6)排除其他心血管疾病,必要时作心内膜心肌活检。

(二)分型

按症状的轻重缓急分三型。

1.暴发型

起病急骤,突然出现呼吸困难、口周发绀、烦躁不安等心力衰竭体征。少数出现心源性休克,多见于 6 个月内的婴儿,可致猝死。

2.急性型

起病也较快,但心力衰竭的发展不如暴发型急剧,常并发肺炎,多数死于心力衰竭,少数经治疗可缓解。

3.慢性型

发病稍慢,年龄多在 6 个月以上。症状如急性型,但进展缓慢,有些患儿生长发育受影响。经治疗可获缓解,也可因反复发作心力衰竭而死亡.

(三)鉴别诊断

应与病毒性心肌炎、左冠状动脉起源的肺动脉畸形、扩张性心肌病及心型糖原累积症相鉴别。

二、治疗要点

(一)控制心力衰竭

1.洋地黄

早期足量、长期应用,一般用地高辛,根据病情口服或静注。洋地黄化量为:口服 40～50μg/kg,静注 30～40μg/kg,以后以饱和量 1/4～1/5,作为维持量,每日分 2 次口服。一般疗程 3～4 年。停药指征为症状消失,X 线、心电图和超声心动图检查恢复正常 2 年以上,过早停药导致病情恶化。

2.卡托普利

每日 1mg/kg,对改善心功能和扩大的心脏恢复有一定效果。急性心力衰竭,视病情可并用血管扩张剂和利尿剂。危重病例加用多巴胺、多巴酚丁胺、呋塞米及皮质激素治疗(参见充血性心力衰竭)。

(二)免疫抑制剂治疗

肾上腺皮质激素对控制心力衰竭、预防瓣膜受累、降低病死率有明显效果,与地高辛合并应用。一般用泼尼松 1.5mg/(kg·d),口服,8～12 周后逐渐减量,每 2 周减 1.25～2.5mg,至每日 2.5～5mg 时维持,至心电图、胸片检查接近正常时逐渐停药,疗程 1～1.5 年。

(三)控制和预防肺部感染

并发呼吸道感染可诱发心力衰竭或使之加重,应选用青霉素、头孢菌素等及时控制感染。

(四)外科治疗

合并二尖瓣关闭不全者可作二尖瓣置换术以改善心功能。

第五节 心律失常

心脏传导系统包括窦房结、结间束、房室结、房室束(即希氏束)、左右束支及浦肯野纤维。心律失常(arrhythmia)系指心脏激动来自窦房结以外的起搏点,或激动传导不按正常顺序进行,或传导时间较正常延长或缩短。严重心律失常可导致心力衰竭、心源性休克、阿一斯综合征甚至猝死。

小儿心律失常不论从病因、临床表现、治疗等各方面都与成人差异较大。

一、窦性心律失常

心脏激动虽起源于窦房结,但其频率或节律有变化的心律。

(一)窦性心动过速

简称窦速,指窦性心律频率超过正常范围上限。

1.心电图特点

(1)P波呈性(指Ⅰ、V6导联P波直立,aVR导联倒置,Ⅱ、aVF、V5导联大多直立,同一导联P波形态相同)。JP-P间距缩短,P-R间期不小于正常低限(≥0.10秒,婴儿≥0.08秒)。

(2)心率大于下列范围:<1岁者>140次/分,1~6岁者>120次/分,>6岁者>100次/分。

(3)心率过快时,P波与T波可重叠,P-R段及ST段可下降,T波平坦甚至倒置。

2.临床意义

(1)可见于运动、兴奋、紧张、疼痛、哭闹或直立调节障碍时。

(2)可见于应用药物(交感神经兴奋药、副交感神经抑制药)或摄入刺激性食物(酒、咖啡等)时。

(3)可见于发热、感染、出血、贫血、休克等全身疾病影响时。

(4)可见于器质性心脏病(如先天性心脏病、心力衰竭、感染性心肌炎、各种心肌病、心内膜弹力纤维增生症、二尖瓣脱垂、川崎病及缺血性心脏病、风湿热及风湿性心脏病、结缔组织病、先天性或获得性长Q-T综合征、心导管检查及心脏手术、心脏肿瘤等)、β受体功能亢进、心脏神经官能症、甲状腺功能亢进症等。

3.治疗

病因治疗。

(二)窦性心动过缓

简称窦缓,指窦性心律频率低于正常范围下限。窦性心动过缓可伴有窦性心律不齐、窦房传导阻滞、窦性静止、交界性或室性逸搏等。

1.心电图特点

(1)P波呈窦性,P-P间距延长。

(2)心率小于下列范围:<1岁者<100次/分,1~6岁者<80次/分,>6岁者<60次/分。

(3)P-R间期不小于正常低限。

2.临床意义

(1)迷走神经张力增高,如睡眠、屏气、呕吐、晕厥、胃显著扩张、颅内压增高、高血压、压舌板检查咽部、压迫颈动脉窦、眼球等可使心率变缓。

(2)新生儿吞咽、吸吮、呃逆、咳嗽等动作可兴奋迷走神经使心率减慢。

(3)药物(副交感神经兴奋药、交感神经抑制药、洋地黄等)可使心率减慢。

（4）急性感染恢复期、电解质紊乱、器质性心脏病、病态窦房结综合征、甲状腺功能低下、结缔组织病、心脏手术停搏前或临终前可引起心率变缓。

（5）新生儿窒息可引起窦房结功能不良。

3.治疗

针对病因治疗。

（三）窦性心律不齐

简称窦不齐，指窦房结发出的激动不匀齐，使节律快慢不等。心脏听诊应注意与期前收缩鉴别。窦性心律不齐如伴窦缓，临床意义同窦缓。

1.心电图特点

（1）P波呈窦性。

（2）P-P间距相差＞0.16秒。

（3）窦性心律不齐可伴随窦缓。

2.临床意义

多为呼吸性窦性心律不齐，即吸气时心率增快，呼气时心率减慢。与呼吸无关的窦性心律不齐，较少见，可能为自主神经系统张力不平衡所致。亦可见于迷走神经张力增高、应用药物（副交感神经兴奋药、交感神经抑制药、洋地黄等）、器质性心脏病。

3.治疗

针对病因治疗。

（四）游走性心律

指起搏点游走于窦房结内或窦房结至房室结之间，发出不规则激动。

1.心电图特点

（1）窦房结内游走性心律：P波呈窦性，但同一导联中P波形态略有不同，P-P间距不等（与呼吸无关）；P-R间期不等，＞0.10秒。

（2）窦房结至房室结间游走性心律：P波呈窦性，但同一导联中P波形态有明显周期性变化，可从直立转为平坦继而倒置（与呼吸无关）；P-R间期不等，≤0.10秒。

2.临床意义同窦不齐。

3.治疗

针对病因治疗。

（五）窦房传导阻滞

窦房结至心房的传导时间逐渐延长（一度窦房传导阻滞，由于窦房结除极在心电图上无标志，故无法诊断），最后窦性激动完全不能传入心房（为三度窦房传导阻滞，与窦性静止无法鉴别）。心电图只能诊断二度窦房传导阻滞，分为Ⅰ型和Ⅱ型，Ⅰ型很常见。

1.心电图特点

（1）Ⅰ型：P-P间距有"长、短、更长"的特点，即P-P间距逐渐缩短，最短P-P间距后突然P-P间距延长，最长P-P间距小于任何两个P-P间距之和。

（2）Ⅱ型：长间歇中无P波和QRS波，长P-P间距为短P-P间距的简单倍数，多为二倍或三倍。

2.临床意义

见于迷走神经张力增高、洋地黄中毒、病态窦房结综合征、新生儿窦房结功能不良。

3.治疗

针对病因治疗。

（六）窦性静止

又称窦性停搏,指窦房结在较长时间内不发出激动,窦性静止 3 秒以上。

1.心电图特点

(1)在窦性心律中出现一个较长间歇,其间无 P- QRS-T 波。

(2)长 P-P 间距与正常 P-P 间距不成倍数关系。

(3)在窦性静止期间,可出现交界性或室性逸搏、逸搏心律等。

2.临床意义

见于迷走神经张力增高、洋地黄中毒、电解质紊乱、病态窦房结综合征、新生儿窦房结功能不良。

3.治疗

针对病因治疗。

（七）病态窦房结综合征(sick sinus syndrome,SSS)

是指由于窦房结及其周围组织器质性病变引起窦房结自律性和(或)传导功能发生障碍所引起的一组临床综合征。可见于感染性心肌炎、各种心肌病、先天性心脏病、心脏手术等,也有原因不明者。

1.临床特点

主要是心、脑、肾、胃肠道等各器官供血不足的症状。心肌供血不足症状为苍白、乏力、心悸、胸痛、手足发凉等;脑缺血症状为记忆力减退、头晕、晕厥等,严重者有阿-斯综合征发作,可致猝死;肾缺血引起少尿;胃肠道缺血引起食欲不振和消化不良。体格检查为心动过缓或过缓与过速交替出现,心脏扩大,可有心力衰竭或心源性休克。

2.心电图特点

(1)显著而持久的窦性心动过缓,睡眠时<40~50 次/分。应除外药物、迷走神经张力增高及中枢神经系统疾病等因素。

(2)窦性停搏、窦房传导阻滞,多伴交界性逸搏或交界性心律,部分病例有房室或束支传导阻滞。

(3)心动过缓-过速综合征(即慢快综合征),24 小时动态心电图显示严重窦性心动过缓呈持久性,伴有窦房传导阻滞、窦性静止、交界性逸搏,在缓慢心律基础上常有阵发性室上性心动过速、房扑、房颤等快速心律失常,心动过缓与快速心律失常交替出现。

3.辅助检查

(1)心电图运动试验:常用活动平板运动、踏车运动或二阶梯运动试验,如无条件也可作蹲立运动。运动后患儿心率不增加,或增加不超过原有心率的 25%,或仍<180 次/分,或诱发上述心电图改变则支持本病。

(2)食管电生理检查:用食管电极进行心房调搏是无创性电生理检查方法,安全可靠。测定窦房结恢复时间（SNRT），校正窦房结恢复时间（CSNRT）及窦房传导时间（SACT），以判断窦房结功能。国内检测正常值为：小于 3 岁，SNRT 123～623ms，CSNRT 69～255ms，SACT 65～69ms，3 岁以上 SNRT 630～1045ms，CSNRT 170～282ms，SACT 72～115ms。超过此范围为异常，应考虑窦房结功能不良。成人 SNRT＞1200ms 有诊断意义。

4.治疗要点

(1)病因治疗。

(2)心率过缓不伴快速心律失常者可用阿托品、异丙肾上腺素等提高心率（用法见房室传导阻滞）。慢快综合征者应慎用，以免诱发快速心律失常。

(3)如严重心动过缓伴反复阿-斯综合征发作、难于控制的心力衰竭或慢快综合征，药物治疗无效者，应安装人工心脏起搏器。

二、过早搏动

简称早搏，又称期前收缩，系指心脏某一起搏点比窦性心律提前发出激动，引起心脏提早除极。根据异位起搏点部位不同，过早搏动分为室上性早搏和室性早搏；室上性早搏又分为房性早搏和交界性早搏。

(一)心电图特点

1.房性早搏（房早）

(1)提前出现的房性异位 P′波，形态与窦性 P 波不同。

(2)P′-R 间期在正常范围，＞0.10 秒（婴儿＞0.08 秒）。

(3)异位 P′波后的 QRS 波形态可与窦性 QRS 波相同；如伴室内差异性传导，QRS 波增宽，时间＞0.10 秒（婴儿＞0.08 秒）；如无 QRS 波者为房早未下传。

(4)代偿间期多为不完全性，偶尔为完全性。

(5)多源性房早：同一导联中有 2 个或 2 个以上不同形态的房性异位 P′波，P′-R 间期亦不等，为多源性房早。

2.交界性早搏

(1)提前出现的 QRS 波，其前无 P 波，形态与窦,性 QRS 波相同；如伴室内差异性传导，QRS 波增宽，时间＞0.10 秒（婴儿＞0.08 秒。

(2)提前出现的 QRS 波，其前有逆行 P 波，与窦性 P 波不同（Ⅱ、Ⅲ、aVF 导联倒置，aVR 导联直立）。如 P′波出现在 QRS 波前，P′-R 间期≤0.10 秒；如 P′波埋在 QRS 波中，看不见 P′波；如 P′波出现在 QRS 波后，R-P′间期＜0.20 秒。

(3)代偿间期多为完全性。

3.室性早搏（室早）

(1)提前出现的 QRS 波，其前无异位 P′波。

(2)QRS 波宽大畸形，时间＞0.10 秒（婴儿＞0.08 秒），T 波与 QRS 波的主波方向相反。

(3)代偿间期多为完全性。

(4)插入性室早：指在 2 个正常窦性心律之间，插入 1 个室早，其后无代偿间期。

(5)多形性室早：同一导联中有不同形态的室早，其联律间期固定，为多形性室早，表示异位激动是由 1 个异位起搏点发出，但激动途径不同。

（6）多源性室早：同一导联中有 2 个或 2 个以上不同形态的室早，其联律间期不固定，为多源性室早。

（7）连发性室早：连续发生 2 个室早为成对室早，由于异位起搏点不同或发生室内差异性传导，第 2 个室早与第 1 个可不同。连续发生 3 个或 3 个以上室早为短阵性室性心动过速。

（8）联律性室早：每间隔 1 个窦性搏动出现 1 个室早为二联律，每间隔 2 个窦性搏动出现 1 个室早为三联律，依此类推四、五联律。

（9）室性并行心律：室早形态相同而联律间期不固定（相差＞0.06 秒）；室早相互间的间距是固定的，或成倍数关系，或有 1 个最大公约数；常出现室性融合波，为室性并行心律。

（10）R 重 T（R on T）现象：室早可落在窦性搏动的 T 波顶点附近，为 R 重 T 现象，此时恰为心室的易损期，可发生阵发性室性心动过速或心室颤动。

（二）临床意义

健康小儿可因情绪紧张、激动、劳累、刺激性食物（茶、酒、咖啡、烟等）引起早搏。胎儿、新生儿、小婴儿心脏传导系统发育不成熟亦可出现早搏。有房室旁路（体表心电图正常或有预激综合征）或房室结双径路的小儿可因过早搏动诱发室上速。应寻找早搏的病因，如感染、器质性心脏病、左室假腱索、窒息、缺氧、酸中毒、电解质紊乱、严重贫血、甲状腺功能亢进症、结缔组织病、药物作用（如洋地黄、一交感神经兴奋剂、麻醉剂等）。

（三）鉴别要点

1.功能性早搏

①经各种检查找不到明确病因，无器质性心脏病，无自觉症状，一多在体格检查时偶然发现。②心电图早搏为单发、偶发（＜6 次/分），联律间期固定。③早搏在夜间或休息时增多、活动后心率增快时减少。心电图运动试验后早搏消失或减少。④不合并其他心电图异常。

2.病理性早搏

①有心脏病史，体格检查、胸片、超声心动图及其他检查发现器质性心脏病证据。②有全身其他疾病。③早搏多为频发（≥6 次/分）、成联律、多形性或多源性、成对或 3 个以上早搏连续出现。④运动后心率增快时早搏增多，休息或夜间睡眠时早搏减少。运动试验后早搏增多。⑤合并"RonT"等其他心电图异常。

（四）治疗要点

（1）应针对病因治疗，避免劳累和感染。

（2）功能性早搏不需治疗，需密切随访，每年复查 24 小时动态心电图和超声心动图。在感冒、发热、腹泻等感染时应检查心电图。

（3）改善心肌细胞代谢。

（4）抗心律失常药物：病理性早搏、频发、影响心排血量、患儿自觉症状明显，首选普罗帕酮，安全，副作用小。

三、室上性快速心律失常

室上性快速心律失常包括阵发性室上性心动过速、紊乱性房性心动过速、心房扑动及颤动。

(一)阵发性室上性心动过速

简称室上速,指异位激动起源于希氏束分叉以上的心动过速。

1.心电图特点

(1)3个或3个以上连续的室上性(房性或交界性)早搏,频率多为140～300次/分,R-R间距较规则。

(2)QRS波形态与窦性QRS波相同,时间≤0.10秒(婴儿≤0.08秒)。如伴室内差异性传导,QRS波增宽,时间>0.10秒(婴儿>0.08秒)。

(3)继发性ST-T波改变,ST段下降,T波可倒置。

2.临床意义

多数无器质性心脏病,有房室旁路(体表心电图正常或有预激综合征)或房室结双径路的健康小儿可因过早搏动诱发室上速。胎儿、新生儿、小婴儿心脏传导系统发育不成熟亦可出现室上速。少数见于感染、器质性心脏病、窒息、缺氧、酸中毒、电解质紊乱、药物作用(如洋地黄、交感神经兴奋剂、麻醉剂等)、甲状腺功能亢进症。年龄愈小,心率愈快,发作时间愈长,愈容易发心衰竭。

3.鉴别要点

室上速与窦速鉴别,室上速伴室内差异性传导,应与阵发性室性心动过速(室速)鉴别。

4.治疗要点

(1)采用刺激迷走神经的方法可终止发作,如深吸气后屏住呼吸、压舌板刺激咽部、潜水反射。

潜水反射方法:用装4～5℃的冰水袋,或以冰水浸湿的毛巾敷整个面部,每次10～15秒,1次无效,隔3～5分钟可再用,般≤3次。

(2)抗心律失常药物 首选普罗帕酮,也可用胺碘酮等抗心律失常药物;如发作时间长,有心力衰竭,首选地高辛(参见心力衰竭)。药物与潜水反射可交替应用。

(3)经食管心房起搏超速抑制的方法终止发作。

(4)电击复律。

(5)针对病因治疗 房室旁路或房室结双径路如室上速发作频繁,应行射频消融治疗。

(二)紊乱性房性心动过速

简称紊乱性房速,为心房内有3个或3个以上的异位起搏点引起的房速,又称多源性房速或紊乱性房性心律。

1.心电图特点

(1)不规则房性心律,房率一般为140～2 50次/分。

(2)同一导联有3种或3种以上不同一形态的异位P'波,与窦性不同。

(3)P'-P'波间有等电位线,P'-P'、P'-R、R-R间隔不等。

(4)常有房室传导阻滞,室率较房率慢。

(5)可有室内差异性传导。

2.临床意义

同室上速。

3.治疗要点

药物治疗同室上速。也可用电击复律,应针对病因治疗。

（三）心房扑动

由于激动在心房内快速环行运动所产生的一种自动性快速而规则的心律失常。

1.心电图特点

（1）P波消失,代之以连续、快速、规则、大小相同的锯齿状的扑动波（F波）,各波间无等电位线,频率多为260～400次/分,少数可达４５０次/分,平均３００次/分。

（2）QRS波形态与窦性QRS波相同或增宽（伴有室内差异性传导）。

（3）心室律规则（房室传导比例固定,多为2∶1,或3∶1、4∶1、5∶1,或呈完全性房室传导阻滞）,亦可不规则（房室传导比例不固定）。

2.临床意义

胎儿、新生儿、小婴儿心脏传导系统发育不成熟可出现房扑。房扑亦可见于预激综合征的小儿。1岁以上的小儿房扑可见于器质性心脏病、电解质紊乱、洋地黄中毒、甲状腺功能亢进症。心室率愈快,发作时间愈长,愈容易发生心力衰竭。

3.治疗要点

（1）药物:应用地高辛、普罗帕酮、胺碘酮等抗心律失常药物。预激综合征如发生房扑,则禁用洋地黄。

（2）经食管心房起搏超速抑制的方法终止发作。

（3）电击复律。

（4）针对病因治疗。

（四）心房颤动

房颤是一种自动性心房内多个微折返或环行运动所致的极快速的房性心律失常。

1.心电图特点

（1）P波消失,代之以纤细、零乱、快速和形态不同的颤动波,各波间无等电位线,频率为400～700次/分。

（2）QRS波形态与窦性QRS波相同或增宽（伴有室内差异性传导）。

（3）心室律不规则。

2.临床意义

房颤见于器质性心脏病、洋地黄中毒、电解质紊乱、预激综合征、甲状腺功能亢进症。

3.治疗要点

般首选地高辛治疗,也可用普罗帕酮、胺碘酮等抗心律失常药物。预激综合征如发生房颤,则禁用洋地黄,亦可用电击复律。应针对病因治疗。

四、阵发性室性心动过速

简称室速,指异位激动起源于希氏束分叉以下的心动过速。室速应与室上速伴室内差异性传导鉴别。

（一）心电图特点

（1）3个或3个以上连续的室性早搏,频率多为１４０～２００次/分,亦可＜140次/分或＞

200 次/分。

(2)QRS 波增宽,时间>0.10 秒(婴儿>0.08 秒)。

(3)T 波与 QRS 波的主波方向相反。兼有下列之一者方可诊断:

1)房室脱节:即心房和心室无关,心房由窦房结或室上性异位起搏点控制,心室由室性异位起搏点控制,心房率<心室率。

2)在发作前后的窦性心律中,有与室速发作时同一形态的室早。

3)有心室夺获或室性融合波。

(二)临床意义

多数见于器质性心脏病、窒息、缺氧、酸中毒、电解质紊乱、药物作用(如洋地黄、交感神经兴奋剂、麻醉剂等),如伴有严重血流动力学障碍,预后不好,易引起死亡。少数无器质性心脏病,如特发性室速,可行射频消融治疗。

(三)治疗要点

(1)药物:伴血流动力学障碍,首选利多卡因,如无效,再选用普罗帕酮、胺碘酮等。特发性室速首选维拉帕米,β 受体阻滞剂亦有效,而利多卡因无效。洋地黄中毒首选苯妥英钠。

(2)电击复律。

(3)如药物和电击复律治疗无效,可床旁置入临时起搏器,经股静脉插管至右室起搏,用超速抑制的方法终止发作。

(4)应针对病因治疗 如缺氧、电解质紊乱、酸中毒等,特发性室速可用射频消融治疗。

(5)植入式心内复律除颤器(ICD),但价格昂贵。

五、心室扑动和心室颤动

是最严重的快速异位性心律失常,心室完全丧失舒缩排血功能呈蠕动状态,血流动力学实为心脏停搏,多发生在临终前,属濒死心电图。

室扑是室速与室颤之间的过渡型,单纯室扑很少见,并且与心室率极快的室速难以鉴别。室颤是由于心室各部分异位兴奋灶的不应期不均衡,引起心室除极混乱。室颤的最后阶段频率变慢,波幅变小,直到电波消失呈一条直线。

(一)心电图特点

1.室扑

连续出现快速、匀齐而波幅较大的扑动波,频率 180～250 次/分,平均 2 00 次/分,QRS 波与 T 波相连无法辨认。

2.室颤

QRS 波与 T 波完全消失,代之以一系列快速而不规则的大小不等、波形不同的颤动波,频率 150～500 次/分。

(二)临床意义

室扑和室颤多为临终征象,见于器质性心脏病、窒息、缺氧、酸中毒、电解质紊乱、药物作用(如洋地黄、交感神经兴奋剂、麻醉剂等)、体外循环、人工低温。

(三)治疗要点

室扑和室颤患儿应立刻施行电击复律。亦可用利多卡因、普罗帕酮、胺碘酮等药物配合治疗。应针对病因治疗。

六、房室传导阻滞

系指由于房室传导系统不应期异常延长,使激动自心房向心室传导异常延缓或部分甚至全部不能下传的现象。

按阻滞程度不同分为三度,一度和二度房室传导阻滞又称为不完全性房室传导阻滞,三度房室传导阻滞又称为完全性房室传导阻滞。一度房室传导阻滞为房室传导时间延长,但每个心房激动都能下传至心室。二度房室传导阻滞为部分心房激动传导受阻,不能下传至心室,分为莫氏Ⅰ型(又称为文氏型)和莫氏Ⅱ型。三度房室传导阻滞为所有心房激动传导受阻,都不能下传至心室,心室由阻滞部位以下的异位起搏点控制。

(一)心电图特点

1.一度房室传导阻滞

(1)P-R间期>各年龄组正常范围上限。各年龄组P-R间期正常范围上,限为:新生儿0.13秒,婴幼儿0.14秒,学龄前儿童0.16秒,学龄儿童0.18秒。

(2)P-R间期虽在正常范围,但P-R间期较原来延长>0.04秒。

2.二度房室传导阻滞

(1)莫氏Ⅰ型:夜间常见。

1)P-R间期逐渐延长,同时R-R间距逐渐缩短,直至P波之后无QRS波(发生心室脱落)。

2)发生心室脱落的R-R间距<2个P-P间距。

(2)莫氏Ⅱ型:少见。

1)P-R间期固定.(正常或延长)。

2)P波按规律出现,部分P波之后无QRS波,房室传导比例固定,如2:1、3:2、3:1等。

(3)高二度房室传导阻滞:少见。指房室传导比例为3:1或更高程度的二度房室传导阻滞,如4:1、5:1、6:1等,仅少数P波能下传至心室,发生心室夺获,心室率很慢,常出现交界性或室性逸搏或逸搏心律。

3.三度房室传导阻滞

少见。

(1)P波与QRS波无关,P-P间距和R-R间距各有其固定规律。

(2)心房率>心室率,心房节律多为窦性心律,亦可为房扑或房颤,心室节律为交界性逸搏心律(>40次/分)或室性逸搏心律(≤40次/分)。

(3)QRS波形态:阻滞部位在希氏束以上者,QRS波与窦性QRS波相同;阻滞部位在希氏束以下者,QRS波增宽,时间>0.10秒(婴儿>0.08秒)。异位起搏点来自左束支者,QRS波呈右束支传导阻滞型;异位起搏点来自右束支者,QRS波呈左束支传导阻滞型。

(二)临床意义

一度和二度Ⅰ型房室传导阻滞可见于迷走神经张力增高、房室结双径路,亦可见于电解质紊乱、洋地黄中毒、器质性心脏病、SLE等结缔组织病。

二度Ⅱ型和高二度房室传导阻滞见于电解质紊乱、洋地黄中毒、器质性心脏病、SLE等结缔组织病。

三度房室传导阻滞见于先天性房室传导阻滞、器质性心脏病、洋地黄中毒、SLE 等结缔组织病。

（三）治疗要点

应针对病因治疗。二度、三度房室传导阻滞应密切监护。暴发性心肌炎引起三度房室传导阻滞如发生惊厥、晕厥或阿斯综合征者应静脉给予阿托品或异丙基肾上腺素，同时在床边置入心脏临时起搏器。先天性房室传导阻滞或心脏手术后三度房室传导阻滞应安装心脏起搏器。

七、室内传导阻滞

一室内传导阻滞又称束支传导阻滞，系指发生在房室束分支以下部位的传导阻滞。根据房室束分支的解剖特点和阻滞部位不同，分为右束支传导阻滞、左束支传导阻滞及左束支分支传导阻滞，左束支分支传导阻滞又分为左前分支传导阻滞和左后分支传导阻滞。左、右束支传导阻滞根据 QRS 波时间是否增宽（即是否≥0.10 秒），分为完全性传导阻滞或不完全性传导阻滞。

右束支可看作是房室束的延伸。右束支传导阻滞，使激动沿左束支下传，室间隔和左室后壁的除极基本正常，由左向右进行。由于右束支较细长，易发生右束支传导阻滞。

左束支传导阻滞，使激动沿右束支下传，室间隔的除极与正常相反，自右向左进行。由于左束支主干较粗大，不易发生左束支传导阻滞。左束支起始后不久，即分出两大分支，即左前分支和左后分支。左前分支细长，易发生左前分支传导阻滞；左后分支粗短，不易发生左后分支传导阻滞。

双束支传导阻滞（bifascicular block）指同时有两个分支发生阻滞。三束支传导阻滞（trifascicular block）指同时有三个分支发生阻滞。由于阻滞的部位和程度不同，双束支或三束支传导阻滞的心电图可表现为多种类型。完全性三束支传导阻滞形成三度房室传导阻滞，不完全性三束支传导阻滞常是三度房室传导阻滞的先兆。

（一）心电图特点

1.完全性右束支传导阻滞

(1)QRS 波时间≥0.10 秒。

(2)QRS 波形态：V1 导联呈 rsR′型，或 R 波宽钝、错折，V5 导联 S 波宽钝、错折而不深。Ⅰ 导联 S 波和 aVR 导联 R 波宽钝、错折。

(3)ST-T 波方向与 QRS 波主波方向相反。

(4)电轴右偏多见。

2.完全性左束支传导阻滞

(1)QRS 波时间≥0.10 秒。

(2)QRS 波形态：V5 导联呈 R 型.R 波宽钝而错折，一般无 q 波和 S 波：V1 导联呈 QS 型或 rS 型,r 波极小,S 波宽钝而错折。

(3)ST-T 波方向与 QRS 波主波方向相反。

(4)电轴可轻度左偏：电轴多≤30°。

3.左前分支传导阻滞

(1)电轴左偏:电轴-3 0°～９０°。

(2)QRS 波形态:Ⅰ、aVL 导联呈 qR 型,RaVL＞R1,Ⅱ、Ⅲ、aVF 导联呈 rS 型,SⅢ＞SⅡ。

(3)QRS 波时间正常或略增宽,一般≤0.10 秒。

4.左后分支传导阻滞

(1)电轴右偏:一般电轴＞＋1200°

(2)QRS 波形态:Ⅰ、aVL 导联呈 rS 型,Ⅱ、Ⅲ、aVF 导联呈 qR 型。

(3)QRS 波时间正常或略增宽,一般≤0.10 秒。

(4)应检查超声心动图,以除外右室肥大等引起电轴右偏因素。

5.双束支传导阻滞

(1)完全性右束支传导阻滞＋左前分支传导阻滞:常见心前区导联为完全性右束支传导阻滞,同时肢体导联为左前分支传导阻滞,且电轴左偏为-6 0°左右。

(2)完全性右束支传导阻滞＋左后分支传导阻滞:心-前导联为完全性右束支传导阻滞,同时肢体导联为左后分支传导阻滞,且电轴右偏为＋120°左右。应检查超声心动图,以除外右室肥大等引起电轴右偏因素。

(3)左前分支传导阻滞＋左后分支传导阻滞:左前分支传导阻滞与左后分支传导阻滞的表现间歇或交替出现。

6.三束支传导阻滞

(1)完全性右束支传导阻滞＋左前分支传导阻滞＋度房室传导阻滞。

(2)完全性右束支传导阻滞＋左前分支传导阻滞＋二度Ⅱ型房室传导阻滞。

(3)完全性右束支传导阻滞＋左后分支传导阻滞＋一度房室传导阻滞。

(4)完全性右束支传导阻滞＋左后分支传导阻滞＋二度Ⅱ型房室传导阻滞。

(5)完全性右束支传导阻滞合并间歇或交替出现左前分支传导阻滞与左后分支传导阻滞。

(6)完全性左束支传导阻滞＋一度房室传导阻滞或二度Ⅱ型房室传导阻滞。

(二)临床意义

右束支传导阻滞、左前分支传导阻滞较多见。

小儿正常心电图 V1 导联可呈 M 型。首都儿科研究所曾统计右心前区导联呈 M 型者占 5％～11％,易随体位和呼吸变化而改变,QRS 波时间多正常。

不完全性右束支传导阻滞亦可为病理性,见于器质性心脏病、洋地黄中毒、电解质紊乱。北京儿童医院曾总结分析小儿不完全性右束支传导阻滞心电图,约有 1/3 考虑可能有病理意义,判断标准可参考以下几点:①V1 导联 R′波电压＞0.8mV,R′＞r,R′波时间＞0.04 秒。②Ⅰ、V5 导联 S 波时间＞0.04 秒。③电轴右偏或左偏。④结合临床情况全面考虑。

完全性右束支传导阻滞、左束支传导阻滞、左前分支传导阻滞、左后分支传导阻滞、双束支传导阻滞见于器质性心脏病、洋地黄中毒、电解质紊乱。

三束支传导阻滞临床意义同三度房室传导阻滞。

(三)治疗要点

应针对病因治疗:三束支传导阻滞治疗同三度房室传导阻滞。

八、预激综合征

又称 Wolff-Parkinson-White(W- P-W)综合征,是一种心电图诊断,系指房室之间有附加传导旁路,室上性激动可通过此旁路使部分心室较正常房室传导系统更快地预先除极,由于心室预先激动引起的心电图改变。

目前组织学已证实的附加传导旁路有三种:①房室旁路(即 Kent 束),位于房室沟的左侧或右蜓,连接心旁和心室,引起典型预激综合征。②房束旁路(即 James 束),连接窦房结和房室结远端,引起短 P-R 综合征。③束室旁路(即 Mahaim 束),连接房室结(或房室束)和室间隔顶部,引起异型预激综合征。

(一)心电图特点

1.典型预激综合征

(1)PR 间期缩短,≤0.10 秒(婴儿≤0.08 秒)。

(2)QRS 波时间增宽,时间>0.10 秒(婴儿>0.08 秒)。

(3)QRS 波起始部分粗钝、错折,形成预激波(即 δ 波)。

(4)P-J 时间正常,≤0.24 秒(婴儿≤0.20 秒)。

(5)继发性 ST-T 波改变,ST 段下降,T 波通常与预激波方向相反。

根据心前区导联心电图,将典型预激综合征分为 A、B、C 三型。

1)A 型:预激波在 V1~V6 导联 是正向的,QRS 波主波都向上(呈 R 或 Rs 型)、QRS 波形态与右束支传导阻滞相似。反映左侧旁路,较多见。

2)B 型:预激波 V1~V3 导联为负向,QRS 波主波向下(呈 QS 或 rS 型);预激波在 V4~V6 导联为正向,QRS 波主波向上(呈 R 或 Rs 型),QRS 波形态与左束支传导阻滞相似。反映右侧旁路,较多见。

3)C 型:预激波在 V1~V3 导联为正向,QRS 波主波向上(呈 R 或 Rs 型);预激波在 V4~V6 导联为负向,QRS 波主波向下(呈 QS 或 rS 型)。此型罕见。

2.短 P-R 综合征

(1)PR 间期缩短,≤0.10 秒(婴儿≤0.08 秒)。

(2)QRS 波时间正常,无预激波。

3.异型预激综合征

(1)P-R 间期在正常范围。

(2)QRS 波时间增宽,时间>0.10 秒(婴儿>0.08 秒)。

(3)QRS 波起始部分粗钝、错折,形成预激波。

(二)临床意义

小儿预激综合征中有 2/3 无器质性心脏病,见于有房室旁路的健康小儿,可因早搏诱发室上速、房扑;1/3 见于器质性心脏病。

(三)治疗要点

无器质性心脏病,也无室上速发作,不需治疗。无器质性心脏病,室上速发作频繁.应到有条件的医院行射频消融治疗。室上速发作,应首选普罗帕酮,也可用地高辛、ATP 或腺苷、胺碘酮等药物。如发生房扑、房颤,则禁用洋地黄。

有器质性心脏病,应针对病因治疗。

九、Q-T间期延长

Q-Tc(即校正的Q-T间期)>0.44秒为Q-T间期延长。Q-TC=测量的Q-T间期/R-R间期的平方根。

1.获得性长Q-T间期综合征

见于低血钙症、低血钾症、低血镁症等电解质紊乱,用普罗帕酮、胺碘酮等抗心律失常药物。

2.先天性长Q-T间期综合征

少见,为基因突变所致的离子通道病。以心电图Q-Tc间期显著延长,发作性恶性室性心律失常(室速、室颤、心室停搏)一引起反复晕厥、惊厥,甚至心源性猝死为特征。如不查心电图,易误诊为癫痫。

(1)诊断要点

1)一般为幼儿、学龄儿童、青少年发病。

2)心电图Q-Tc间期显著延长,伴T波振幅、形态改变。

3)反复晕厥、惊厥,甚至心源性猝死。诱因为运动(跑步、游泳)、情绪激动、大的噪音(闹钟、门铃、电话铃、雷鸣、枪击)。

4)发作性恶性室性心律失常(室速、室颤、心室停搏),室速常为尖端扭转型(TdP)。

5)可有Q-Tc间期延长或心源性猝死的家族史。

6)可有先天性耳聋。

(2)治疗要点

治疗主要是纠正电解质紊乱,停用抗心律失常药物等。

1)非选择性β受体阻滞剂 口服普萘洛尔每日2~4mg/kg。

2)安装心脏起搏器。

3)左侧颈、胸交感神经节切断术。

4)植入式心脏复律除颤器(ICD),价格昂贵。

十、几种特殊类型的心律失常

(一)冠状窦心律和左房心律

1.心电图特点

(1)冠状窦心律:Ⅱ、Ⅲ、aVF导联QRS波前有P波倒置,P'-R间期>0.10秒;Ⅰ、V5、V6导联P波直立;QRS波时间正常。

(2)左房心律:Ⅰ、V6导联P波倒置;aVR导联P波直立;Ⅱ、Ⅲ、aVF、V5导联P波可以倒置。

2.临床意义

都属于交界性心律,可见于健康小儿,坐位、立位心电图或心电图平板运动试验可转为窦性心律。也可见于先天性心脏病、风湿性心脏病、洋地黄中毒等。

(二)加速性交界性心动过速

1.心电图特点

交界性心律,P波为逆行型,频率为70~130次/分,常与窦性心律交替出现,可见房性融合波。

2.临床意义

可见于健康小儿,坐位、立位心电图或心电图平板运动试验可转为窦性心律。也可见于器质性心脏病、洋地黄中毒等。

(三)加速性室性自搏心律

1.心电图特点

室性心律,频率≤120次/分,常与窦性心律交替出现。

2.临床意义

可见于健康小儿,也可见于器质性心脏病、洋地黄中毒等。

十一、小儿心律失常的电击复律治疗

小儿心律失常的非药物治疗包括电击复律、电起搏、射频消融术及外科治疗。

电击复律是利用短暂的电击,使心脏所有起搏点同时 除极,从而消除异位起搏点并终断各折返途径,可有效地 终止各种快速心律失常,使窦房结重新控制心律。

1.适应证

(1)室颤。

(2)室速。

(3)室上速伴严重心力衰竭或药物治疗无效者。

(4)心电图无法分辨的快速异位心律,病情危重者。

(5)房扑伴心力衰竭,药物治疗无效者。

(6)房颤伴心力衰竭,药物治疗无效者。

2.禁忌证

洋地黄或电解质紊乱引起的快速心律失常。

3.方法

一般采用体外同步直流电击术。除颤器于心电图 R 波(在 R 波顶峰后 20ms 内)触发放电,P′避免电刺激落在心室易损期而促发室速或室颤。

(1)应做好复苏准备,检查机器同步性能。

(2)除颤器电极上涂以适量的导电糊,便于导电及预防烧伤。将一个电极置于胸骨右缘第 2 肋间,另一个于左腋中线第 4 肋间。电极直径成人 8cm,小儿 4.5cm。

(3)应用最小而有效的能量进行复律,首次 2J/kg,如无效,可增至 4J/kg,最大量 6J/kg。一般婴儿用 20~40J,儿童 70J,少年 100J,成人 150J。一次治疗中,重复电击不宜超过 2~3 次。

4.并发症及处理

电击复律可引起心律失常,转复后常立即出现房早、窦缓、交界性心律或室早,约 1~2 分钟自行消失。少数出现室速或心颤,多由于机器同步装置失灵、用电量过大所致,调整机器和用电量后,可再次电击复律;或由于洋地黄中毒、电解质紊乱引起者。应用抗心律失常药物治疗。偶有发生心脏停搏,多为原有窦房结功能 碍者,应采用电起 治疗。

电击复律还可引起一过性心肌损伤及局部皮肤充血、刺痛等并发症。

复律后应密切观察 1~2 小时,并用抗心律失常药物维持治疗数月,以防复发。

第五章　儿科泌尿系统疾病

第一节　急性肾小球肾炎

急性肾小球肾炎(简称急性肾炎)是小儿时期最常见的肾小球疾病。临床上是以急性起病、血尿、高血压、水肿及肾小球滤过率可有所降低为特点的一个综合征;小儿时期以链球菌感染后发生者多见。临床上常区分为链球菌感染后或非链球菌感染者两大类。

由 A 族 β 溶血性链球菌感染引起者常为免疫复合物性肾炎。病理为弥漫性毛细血管内增生性肾炎。电镜下还可见本症特征性的"驼峰"病变。免疫荧光见有 IgG 和 C3 于肾小球沉积。

一、临床表现

1.学龄儿多见

发病前 1～3 周常有呼吸道或皮肤的链球菌感染史,自前驱感染至临床发病有一无症状间歇期。

急性起病。多以晨睑肿为主诉,重者偶延及全身。血尿为另一常见主诉。可为洗肉水样,也可为深茶色尿。此外可有乏力、头痛、头晕、恶心、腹痛、腰部钝痛等症状。查体除非可凹水肿外,常有血压增高。

2.严重病例

有以下几种表现:

(1)严重的循环充血或心力衰竭:烦躁、气急、端坐呼吸、肺底湿性啰音、心率增快,甚至奔马律、肝大等。

(2)高血压脑病:表现有头痛、呕吐、一过性视力障碍、甚至惊厥、昏迷。

(3)急性肾衰竭:持续尿少、严重氮质血症、电解质紊乱(高钾、低钠、高磷血症)、代谢性酸中毒等。

3.不典型病例

(1)亚临床病例:有链球菌感染史或密切接触史,但无明显临床表现;但血补体测定常呈规律性降低继之恢复的动态变化。

(2)肾外症状性肾炎:患儿无明显尿液改变,但临床有水肿、高血压、甚至呈急性循环充血、高血压脑病。如行反复尿化验及血补体水平的动态观察多可发现其异常。

(3)蛋白尿表现显著者可达肾病综合征水平,甚至有相应的血生化改变。

4.实验室和其他检查

(1)尿液检查:以血尿为主要所见。尿沉渣还可见红细胞管型、颗粒管型及白细胞。尿蛋白一般为＋～＋＋。

(2)可见轻度贫血。血沉常增快。

(3)有关链球菌感染的检查:例如咽或皮肤病灶细菌培养(阳性率一般仅 20%~30%),血中抗链球菌溶血素 O(ASO)滴度增高(阳性率 70%~80%),但皮肤感染引起者 ASO 常不增高。

(4)血中补体测定:总补体及 C3 急期明显下降,6~8 周恢复。

(5)肾功能检查:暂时性血尿素氮(BUN)及肌酐(Cr)升高,肌酐清除率(Ccr)下降。

二、诊断要点

(1)急性起病以血尿、高血压、水肿为主要表现。

(2)发病前常有感染史,链球菌感染引起者于感染至发病间有一无症状间歇期(1~3 周)。

(3)化验检查:尿液以血尿为主。血中 ASO 常增高,血补体于起病 6~8 周内降低。肾功能检测可有暂时性 BUN、Cr 升高。

(4)典型病例一般于 2~4 周内利尿消肿、肉眼血尿消失、血压恢复正常。尿化验逐步恢复。一般病程不超过 6 个月。

三、治疗

1.一般治疗

起病 1~2 周内宜卧床休息,待血压恢复、肉眼血尿消失可逐步恢复活动。3 个月内应避免重体力活动。水肿、血压高及少尿者应少盐或无盐饮食。氮质血症者用低蛋白饮食。为彻底清除链球菌感染灶,应用青霉素 7~10 天,对青霉素过敏者可用红霉素或其他大环内酯类抗生素。

2.对症治疗

(1)利尿剂:经控制水盐入量,仍有水肿、高血压、少尿者给予利尿剂。口服可用氢氯噻嗪,每日 1~2mg/kg,分 2~3 次服。明显水肿可用呋塞米,口服或注射每次 1~2mg/kg,每日 1~2 次。

(2)降压药:凡经休息、限盐、利尿而血压仍高者应予降压药。可选用硝苯地平,每次 0.25~0.5mg/kg,口服或舌下含服。或利舍平(利血平),首剂 0.07mg/kg(最大量不超过 2.0mg)肌注或口服,继以每日 0.02~0.03mg/kg 分 2~3 次口服。

3.严重症状的治疗

(1)高血压脑病:应用速效、高效降压药。可用二氮嗪(diazoxide),每次 3~5mg/kg,于 1/2~1 分钟内静脉注入。也可应用硝普钠 5~10mg,溶于 10%葡萄糖液 100ml 中静脉滴注,自每分钟 1μg/kg 开始,视血压而调整速度,但最高每分钟不超过 8μg/kg。本药应新鲜配制,输液瓶以黑纸或铝箔覆盖以避光。有惊厥者应止惊,止惊同时注意呼吸道通畅、给氧及预防脑水肿。

(2)严重循环充血和心力衰竭:给予强力利尿剂。心力衰竭者见有关专章。特别注意强心剂的剂量宜小。药物治疗无效者可予透析治疗。

(3)急性肾(功能)衰竭:见本章急性肾衰竭节。

第二节　慢性肾炎

慢性肾炎是指病程超过 1 年、伴不同程度的肾功能不全和(或)持续性高血压的肾小球疾患而言,可有多种病因及病理类型,故实为一临床综合征。一般呈缓慢进展的病程,部分病例最终进入肾功能衰竭。

一、临床表现

1.病程

已超过 1 年,有轻重不一的水肿、高血压,常有夜尿增多。视肾功能不全程度患儿可有生长发育停滞、疲乏、无力、厌食、恶心、消瘦、贫血、皮肤干燥、瘙痒。最终则呈现尿毒症时各系统器官受累症状(详见慢性肾功能衰竭节)。部分病儿症状不明显未引起家长注意,但于感染等诱因时症状可急剧加重。

2.实验室和其他检查

(1)尿液检查:视原患的肾脏病而异。一般而言,除程度不一的蛋白尿、血尿、尿沉渣异常外,尿比重常固定于 1.010 左右。

(2)血常规:不同程度的正细胞性贫血。

(3)肾功能:因肾小球滤过功能受损,故肌酐清除率下降,当低于正常 50％以下时,血中尿素氮(BUN)及肌酐(Cr)增高。病儿多同时有一定程度的肾浓缩功能减退。

(4)血生化呈肾功能不全时的电解质及酸碱失衡表现,如血磷增高、血钙下降、当后期尿量少时血钾增高,血钠一般偏低,常有酸中毒改变。

(5)影像学检查:B 型超声检查于早期肾脏大小尚正常,后期可缩小。X 线骨骼检查可见骨质稀疏。

(6)肾脏病理改变于病程后期常呈非特异的硬化改变,且肾脏多缩小,肾穿刺常较困难且易发生出血等并发症,故一般不行活检。但在肾尚未缩小,又需明确原发病及病变程度,以便给予相应治疗措施者,可谨慎地行肾活检。

二、诊断要点

根据 1 年以上肾小球疾病史,有不同程度的肾功能不全和(或)高血压即可做出临床诊断。但应尽可能明确致成慢性改变的原肾小球疾病类型以及促使其慢性化的因素(如持续的高血压),以便给予相应治疗。儿科患者应注意与下列疾患鉴别。

(1)有无遗传性肾炎、先天肾发育不全或畸形。

(2)慢性肾盂肾炎。

(3)慢性肾炎病程中在某些诱因时的急性发作应与急性肾炎区别。

三、治疗

(1)一般治疗

(1)病情轻者不必过多限制活动,但宜避免过劳,注意预防和及时治疗各种感染、清除感染灶,并避免应用肾毒性药物。

(2)膳食管理:伴水肿、高血压者适度限盐。蛋白摄入视肾功能不全程度而异,成人一般每日30~40g。当肌酐清除率<正常15%时,每日蛋白应<0.5g/kg。并注意给予优质蛋白,供足够热量。补充多种维生素。

(2)如果原发的肾脏疾病仍呈活动性改变,则给予相应治疗。

(3)控制高血压,对伴有水钠潴留者应给予利尿剂。并注意其相应的不良反应。

(4)肾衰竭的治疗,参见慢性肾衰竭节。

第三节　小儿血尿

一、诊断

1.血尿的诊断标准

取新鲜清洁中段尿送检,离心尿中RBC>3个/HP;不离心尿中RBC≥1个/HP为病理性血尿。

2.诊断步骤

(1)真性血尿的确定:

1)排除假性血尿:①污染血尿,邻近器官出血混入尿液中,如阴道、包皮、肛门、直肠息肉等。②血红蛋白尿和肌红蛋白尿。③红色尿。

2)排除生理性血尿:①新生儿血尿。②直立性血尿。③运动性血尿。

(2)确定出血部位:

1)根据外观判断:①肾小球性血尿外观均匀一致,呈暗棕色或烟灰色。②下泌尿道出血为鲜红色或有血凝块。③尿道出血多为尿道口滴血。

2)尿三杯试验:①初血尿,来自尿道。②终末血尿,来自膀胱三角区,膀胱颈或后尿道。③全血尿:来自肾小球。

3)尿常规检查:①需新鲜尿。②应按多次检查结果进行分析。③由尿分析仪检查确定真性血尿后必须镜检观察红细胞数、有无管型。

4)12h尿沉渣计数(艾迪计数):尿红细胞>50万为异常。

5)尿红细胞形态检查:主要区别血尿系肾小球性抑或非肾小球性。

(3)其他实验室检查和特殊检查的选择:根据病史、临床表现及尿红细胞形态、尿常规等进行初步分析以缩小诊断范围。如:

1)年龄方面:2岁以下多考虑先天性尿路畸形、肾血管疾病。

2)血尿伴高血压、水肿多为各种类型的肾小球肾炎。

3)上感诱发血尿或使血尿加重,无其他症状,潜伏期短,多为IgA肾病、薄基底膜病。

4)家族史:家族中有结石者,患儿有高钙尿症可能;有耳聋、血尿、肾衰者多考虑遗传性疾患。

5)突发肉眼血尿时应注意食物或药物过敏史。

确定为肾小球性血尿者应做以下检查:

1）血沉、抗"O"、肝肾功能、乙肝六项、补体 C3、免疫球蛋白。

2）血尿伴较多蛋白尿者应查 24h 尿蛋白定量、血脂全套、尿系列蛋白，必要时做血清蛋白电泳。

3）伴有贫血者查血常规、血小板计数，注意血液系统疾病。

4）疑患结缔组织病者查血清抗核抗体，支原体感染者查支原体抗体。

5）肾脏 B 超观察肾脏大小、肾实质情况。

6）持续镜下血尿或发作性肉眼血尿＞6 个月时可考虑做肾活检。

7）遗传性肾炎者，患儿及其家属做电听力检测或脑干诱发电位检查。确定为非肾小球血尿者做以下检查：

1）常规做双肾、输尿管、膀胱 B 超，腹部平片，必要时做静脉肾盂造影。

2）尿路感染者应做清洁中段尿培养连续 2 次，同时做菌落计数及药敏，必要时做排尿性膀胱尿道造影。

3）疑高钙尿症做尿钙/尿肌酐比值（随机或空腹），比值＞0.21 再做 24h 尿钙测定，如尿钙＞4mg/kg 再进一步做钙负荷试验。

4）疑胡桃夹现象致血尿者需做 B 超观察有无左肾静脉受压，必要时做血管造影或肾 CT。

5）其他，肾图、膀胱镜在小儿使用较少。

二、治疗

（1）视病因而进行治疗，如病因不明而血尿重者应多休息少活动。

（2）IgA 肾病患者以预防感染为主，避免剧烈活动，若血尿及蛋白尿较重者可考虑用糖皮质激素。

（3）特发性高钙尿症常用：

1）氢氯噻嗪 1～2mg/(kg·d)分 2 次口服，疗程 4～6 周。

2）多喝水，适当限制钠盐，避免进食含草酸过多的果汁、巧克力等。

3）吸收性高钙尿症者应限制乳类及含钙高的食品。

（4）中药：视病因辨证应用活血化瘀，清热止血药。

第四节　肾病综合征

肾病综合征是由于肾小球滤过膜对血浆蛋白通透性增高，大量血浆蛋白质自尿中丢失，导致一系列病理生理改变的一个临床综合征。表现有大量蛋白尿、低白蛋白血症、高脂血症、水肿。可由多种病因和病理改变引起。

依是否有明确病因可区分为原发和继发二种。又视有否血尿、高血压、氮质血症、血中补体低下否而进一步区分为肾炎型或单纯型。病理可呈多种改变，小儿时期以微小病变多见。

一、临床表现

1.水肿

常为主诉，为可凹性水肿。始自颜面，可及全身、甚至体腔积液，即伴胸腔积液、腹水、心包积液。肾炎型者可有血压增高。

2.实验室和其他检查

(1)尿液检查:尿蛋白定性≥+++,定量 24 时≥50mg/(kg·d)。尿沉渣镜检常见透明或颗粒管型。还可见红细胞、肾上皮细胞。

(2)血液生化检查:人血白蛋白下降(<30g/L)。血脂增高,总胆固醇增高显著,此外甘油三酯、极低密度脂蛋白(VLDL)和低密度脂蛋白(LDL)也常增高。血电解质一般正常。血钙有偏低倾向。

(3)肾功能:单纯型者多属正常。

二、诊断要点

1.临床诊断

肾病综合征虽多表现前述四大临床特点,确诊则以大量蛋白尿[定性≥+++,定量以≥50mg/(kg·d)为准]和低白蛋白血症(<30g/L)为必具条件。在诊为肾病综合征后应区分为原发或继发。对原发者需进一步区别为单纯型及肾炎型。只具以上特点者为单纯型;凡具以下表现之一项或多项者即诊为肾炎型。即:①尿中红细胞>10/HPF(两周内 3 次离心尿检查)。②反复出现或持续性高血压,学龄儿童>17.3/12.0kPa(即 130/90mmHg)、学龄前儿童>16.0/10.7kPa(即 120/80mmHg),并排除因应用糖皮质激素所致者。③氮质血症:血尿素氮>10.7mmol/L(30mg/dl),并排除血容量不足所致者。④血总补体活性或 C3 反复降低者。

根据泼尼松每日 1.5~2.0mg/kg 治疗 8 周时的效应而区分为:①激素敏感型(完全效应),指尿蛋白阴转者。②激素耐药(无效应),尿蛋白仍≥+++。③激素依赖型,用药后虽可缓解,但减量或停药 2 周内复发,恢复用药或再次用药仍有效,并重复 3 次以上者。

2.病理诊断

典型表现的肾病综合征一般不需肾活检,一经临床诊断即应开始治疗。仅下述情况可考虑肾活检以获病理诊断:①激素耐药;②不典型病例如伴持续肉眼血尿或高血压者;③病程中肾功能急剧恶化,或呈缓渐的肾功能减退者;④疑有间质性肾炎或有新月体形成者。

3.并发症的诊断

本征病程长、病理生理改变显著,又常采用糖皮质激素、免疫抑制剂等治疗,故易发生各种并发症。而后者一旦发生则病情进一步复杂.影响预后,严重者甚至死亡。常见者如下:

(1)感染:常见有呼吸道、尿路感染及皮肤感染。多种病原体如细菌、病毒、真菌均可致病。还需注意在长期应用糖皮质激素者体内结核病灶的活动或播散。

(2)高凝状态及血栓栓塞并发症:由周缘血管栓塞而引发的症状比较明显:肾静脉血栓形成如急性发生且累及双侧时则有腹痛、血尿、腹部偶可触及肿大肾脏,肾功能减退;如缓慢发生时仅呈持续不缓解的蛋白尿。

肺部血管受累时,轻者可无症状,重则咯血、呼吸急促、X 线有浸润或梗死影,血气示低氧血症。

(3)电解质紊乱:常见低钠血症及低钾血症,并引起相应症状。此外多有低钙血症。

(4)低血容量休克:表现为体位性低血压,四肢末梢发凉、皮肤发花、脉细数、心音低钝、血压下降。在出现此类情况时,除考虑血容量减少的各种病因外,还需考虑有无肾上腺皮质的功能不足。

(5)急性肾(功能)衰竭:此可由于:①持续的低血容量/肾灌注减少,终至肾小管缺血坏死;②肾间质水肿,大量管型阻塞肾小管致肾小囊静水压增高,肾小球有效滤过减少;③伴发了双侧肾静脉血栓;④伴发间质性肾炎;⑤病理类型于某些诱因(如感染)影响下的恶化。表现为少尿、氮质血症,水电解质紊乱及酸中毒。

(6)急性间质性肾炎:常系由药物致之过敏性间质性肾炎。表现有发热、皮疹、血中嗜酸细胞及 IgE 升高;尿中出现嗜酸性粒细胞。肾功能减退。

(7)肾小管功能异常:病程久者可见一定程度的肾小管功能紊乱,尤其是近端小管功能改变,表现为糖尿、氨基酸尿、肾小管性蛋白尿、尿中失磷、失钾、肾小管酸中毒等。少数有浓缩功能障碍。

三、治疗

1.一般治疗

除高度水肿、并发感染或其他严重并发症者一般不需卧床。需卧床时应注意变换体位、肢体活动,以免发生肺部感染或血管栓塞并发症。水肿及高血压时限盐或短期忌盐。尿少者限水入量。膳食中供应同龄儿正常所需之热量及蛋白质。补充足量维生素和钙剂。

2.对症治疗

水肿明显者应予利尿。一般可用氢氧噻嗪,每日 1～2mg/kg,口服,久用时加服螺内酯。无效者则用强有力的袢利尿剂呋塞米,每次 1～2mg/kg,口服,肌注或静脉给药。对顽固水肿,一般利尿剂无效,且血容量不高者可应用低分子右旋糖酐(10～15ml/kg,一般总量 100～200ml),内加多巴胺 10mg 及酚妥拉明 10mg 控制滴速为多巴胺 2～3μg/(kg·min)。滴毕静脉给呋塞米 1～1.5mg/kg。对伴严重低白蛋白血症且通常利尿措施无效者,可输注白蛋白 0.5～1g/kg,2～3 小时内静脉滴注,继之给以一剂呋塞米。

3.糖皮质激素治疗

为小儿肾病综合征药物治疗首选药。口服常应用泼尼松或泼尼松龙。剂量 1.5～2.0mg/(kg·d)(每日总量不超过 60mg)。分 3 次口服,用药一般 4～8 周(不短于 4 周,或尿蛋白阴转后 2 周)。然后改为 2～3mg/kg 隔日晨顿服。逐渐减量。总疗程国内分别有短程(共 3 个月)或中长疗程(6～9 个月)者,初治者一般 3～6 个月。对激素依赖者,尤当伴一定肾功能损伤时,还可给甲泼尼龙静脉冲击治疗,即每次 15～30mg/kg(总量不＞1000mg),加入葡萄糖液 100～200ml 静脉滴入,每日或隔日一次,3 次为一疗程。冲击后 48 小时再继用泼尼松,隔日服。冲击过程中注意并发感染、高血压、消化性溃疡、高凝等并发症或不良反应。

4.其他免疫抑制剂

加用或换用此类药之指征:激素耐药、依赖或频复发的肾病或(和)糖皮质激素不良反应严重或有糖皮质激素禁忌证者。

(1)环磷酰胺:口服每日 2～2.5mg/kg,疗程 8～12 周。其近期不良反应有白细胞减少、脱发、肝功能受损、出血性膀胱炎;远期不良反应主要为性腺损伤,导致不育。近年也有主张静脉冲击治疗,但具体方法各家不一,有每次 8～12mg/kg 静脉滴注,连用 2 日,间隔 2 周,再重复,也有每月一次者,总量一般不超过 150mg/kg,此药应用时注意当日足够液量摄入,以防止出血性膀胱炎。每 1～2 周查血常规,白细胞<4×10⁹/L 应暂停用。

(2)苯丁酸氮芥:口服 0.2mg/kg,分 2～3 次服用,疗程 8 周。总量宜<10mg/kg。不良反应与环磷酰胺相似。

(3)环孢素 A:每日 5mg/kg,分三次口服,疗程 3～6 月。最好以药物血浓度监测以调整剂量。毒副作用有肾前性氮质血症(用药初期)、肾小管间质损伤(长期用药时)、多毛、牙龈增生、低血镁、血碱磷酶增高。

(4)雷公藤总甙:每日 1mg/kg,最大每日 30mg,分 3 次口服,疗程一般 3 月。不良反应有白细胞减少、胃肠反应、肝功能损伤。

5.辅助治疗

(1)左旋咪唑:2.5mg/kg 隔日口服 6 个月。尤对经常伴发感染者适用。

(2)高凝状态时可用肝素,最好以凝血酶原时间监测。也可用蝮蛇抗栓酶或口服抗血小板聚集药如双嘧达莫。也可应用中药丹参等治疗。

(3)降低尿蛋白:近年认为血管紧张素转换酶抑制剂,有改变肾小球局部血流动力学、降低蛋白尿、防止肾小球硬化之功,对经糖皮质激素诱导尿蛋白不缓解且肾功能正常者可给予此类药物。

(4)中药:多针对糖皮质激素不良反应,可给予滋阴降火药。在糖皮质激素减量过程中可给予益气补肾药。

(5)有感染或各种并发症时应及时治疗。

第五节　过敏性紫癜肾炎

过敏性紫癜肾炎是继发于过敏性紫癜的肾小球疾病。肾炎多数发生于过敏性紫癜病程 6 个月以内。临床表现除有或有过典型皮内出血性皮疹外,尚有血尿、蛋白尿、水肿、高血压和肾功能损害等肾炎症状。

一、临床表现

1.过敏性紫癜症状

有阵发性腹痛,呕吐、便血,由于肠管有水肿、出血、增厚,有时左右下腹可触及肿块,但绝大多数患儿有出血性皮疹、关节肿痛,部分病例有肾脏病变。该病由于肠蠕动功能紊乱和肠壁血肿,也可并发肠套叠。

2.肾脏症状

轻重不一的肾炎症状如水肿、血尿、蛋白尿、高血压和不同程度肾功能不全等,按临床表现可分为以下六型。

(1)孤立性血尿或孤立性蛋白尿。

(2)血尿和蛋白尿。

(3)急性肾炎型。

(4)肾病综合征型。

(5)急进性肾炎型。

（6）慢性肾炎型。

二、诊断要点

1.症状

有或6个月内有过敏性紫癜症状和体征,同时伴有上述肾炎临床表现。

2.尿液检查

轻重不一的血尿、蛋白尿、管型尿等。

3.血液生化检查

表现为肾病综合征者可有低蛋白血症和高脂血症等。

4.肾功能检查

可以正常、轻度损害直至肾衰竭,按临床类型而异。

5.肾穿刺活检

按病理表现可分为六级。

Ⅰ级:肾小球轻微异常。

Ⅱ级:单纯系膜增生。分为:a.局灶/节段;b.弥漫性。

Ⅲ级:系膜增生,伴有<50%肾小球新月体形成/节段性病变(硬化、粘连、血栓、坏死),其系膜增生可为:a.局灶/节段;b.弥漫性。

Ⅳ级:病变同Ⅲ级,50%~75%的肾小球伴有上述病变。分为:a.局灶/节段;b.弥漫性。

Ⅴ级:病变同Ⅲ级,>75%的肾小球伴有上述病变。分为:a.局灶/节段;b.弥漫性。

Ⅵ级:膜增生性肾小球肾炎。

三、治疗

本病病情轻重不一,一般治疗同过敏性紫癜,临床可按分型区别治疗,若有条件也应结合病理分级予以治疗。

1.孤立性血尿或病理Ⅰ级

给予双嘧达莫和(或)清热活血中药。

2.血尿和蛋白尿或病理Ⅱa级

雷公藤总甙1mg/(kg·d)(每日最大量<45mg),疗程3个月,必要时可稍延长。

3.急性肾炎型(尿蛋白>1.0g/d)或病理Ⅱb、Ⅲa级

雷公藤总甙,疗程3~5月。

4.肾病综合征型或病理Ⅲb、Ⅳ级

泼尼松+雷公藤总甙,或泼尼松+环磷酰胺冲击治疗。泼尼松不宜大量、长期应用,一般于4周后改为隔日顿服。

5.急进性肾炎型或病理Ⅳ、Ⅴ级

甲泼尼龙冲击+环磷酰胺+肝素+双嘧达莫四联疗法(方法同原发性肾小球疾病),必要时透析或血浆置换。

第六节　急性肾衰竭

急性肾衰竭(acute renal failure)是指肾脏在各种致病因子作用下短期内肾功能急剧降低,甚至完全丧失,临床表现为水电解质紊乱、酸中毒和氮质血症等。尿量显著减少或无尿是急性肾衰竭突出的临床表现,但部分患儿尿量可以不少,被称为非少尿性急性肾衰竭。

急性肾衰竭就其病因和病理生理可分为肾前性、肾实质性和肾后性三型。

一、临床表现

急性肾衰竭临床经过可分为三期,临床表现如下。

1.少尿期

少尿或无尿,伴氮质血症,水过多(体重增加、水肿、高血压、肺水肿、脑水肿),电解质紊乱(如高钾血症、低钠血症、高磷血症、低钙血症,少数呈现低钾血症),代谢性酸中毒,并可出现循环系统、神经系统、呼吸系统和血液系统等多系统受累的表现。

2.利尿期

尿量逐渐或阶段性或急剧增多(每天超过 $250ml/m^2$),浮肿有所减轻,但氮质血症未消失,甚至可能继续轻度升高,可伴有水电解质紊乱等表现。

3.恢复期

氮质血症基本恢复,贫血改善,而肾小管的浓缩功能恢复缓慢,约需数月之久。

二、诊断要点

1.诊断依据:

(1)尿量显著减少:出现少尿(每天尿量$<250ml/m^2$)或无尿(每天尿量$<50ml/m^2$)。若无尿量减少者,则诊断为非少尿性急性肾衰竭。

(2)氮质血症:血清肌酐(Scr)$>176\mu mol/L$、血尿素氮(BUN)$>15mol/L$,或每日 Scr 增加$>44\sim88\mu mol/L$ 或 BUN$>3.57\sim7.5mmol/L$,有条件时测肾小球滤过率(如内生性肌酐清除率 Ccr)常$<30ml/(1.73m^2 \cdot min)$。

(3)常有酸中毒、水电解质紊乱等表现。

2.新生儿急性肾衰竭诊断依据

(1)出生后 48 小时无排尿或出生后少尿(每小时$<1ml/kg$)或无尿(每小时$<0.5ml/kg$)。

(2)氮质血症,Scr$>88\sim142\mu mol/L$,BUN$>7.5\sim11mmol/L$,或 Scr 每日增加$>44\mu mol/L$,BUN 增加$>3.75mmol/L$。

(3)常伴有酸中毒,水电解质紊乱、心力衰竭、惊厥、拒奶、吐奶等表现。

3.肾前性和肾实质性肾衰竭鉴别

参数见表 5-1,5-2。

表 5-1　儿童肾前性、肾性肾功能衰竭的实验室鉴别要点

项　目	肾前性	肾性
尿常规	正常	早期可正常
尿比重[1]	>1.020	<1.010
尿渗透压(mmol/L)	>500	<350
尿/血渗透压	>1.5	<1.0
尿素氮/血肌酐(mg/mg)	>20	10～15(同步升高)
尿/血肌酐(mg/mg)	>40	<10
尿/血尿素氮(mg/mg)	>30	<10
尿钠(mmol/L)	<10	>50
FENa(%)[2]	<1	>2
RFI[3]	<1	>2
补液试验[4]	有效	无效
利尿试输[4]有效	无效	

注:(1)肾小球疾病患儿尿比重可不降低

$(2)FENa=\dfrac{尿钠}{血钠}\div\dfrac{尿肌酐}{血肌酐}\times100\%$

$(3)RFI=尿钠\times\dfrac{血肌酐}{尿肌酐}$

(4)补液试验、利尿试验:予生理或 2∶1 液(2 份生理盐水∶1 份 1.4%碳酸氢钠)15ml/kg,30 分钟滴完,2 小时尿量升至 6～10ml/kg 为有效,即可考虑为肾前性肾衰,无效者不宜再补液。在纠正或排除血容量不足、循环充血或心力衰竭后,可用 20%甘露醇(0.2g/kg),无反应者给予呋塞米(1～2mg/kg),如 2 小时尿量达 6～10ml/kg,即为有效,也考虑为肾前性肾衰。

表 5-2　新生儿肾前性和肾性肾衰竭实验室鉴别要点

项　目	肾前性	肾性
尿常规	正常	异常
尿透压(mmol/L)	>350	<300
尿/血渗透压	>1.2	1.0 左右
尿素氮/血肌酐(mg/mg)	>10	同步升高
尿/血肌酐(mg/mg)	>20	<10
尿/血尿素氮(mg/mg)	>20	<10
尿钠(mmol/L)	<20	>25
FENa(%)	<2.5	>3.0

三、治疗

1.肾前性肾衰竭

补充液体、纠正血容量、改善肾血流。

2.肾实质性肾衰竭

(1)少尿期

1)利尿剂和扩血管药:早期可试用呋塞米、酚妥拉明和小剂量多巴胺静脉滴注促进利尿。

2)限制入液量:非透析患儿按下式控制液量:

$$每日入液量＝不显性失水-内生水＋显性失水＋尿量$$

临床上通常以每日入液量＝$400ml/m^2$＋显性失水＋尿量计算。显性失水指呕吐,外科引流、大量出汗等。

3)水过多:限制入液量、试用利尿剂和透析。

4)电解质紊乱:①高钾血症:治疗原则为限制含钾食物、药物摄入;降低血钾可用葡萄糖胰岛素静脉滴注;紧急处理可用碳酸氢钠静脉滴注或葡萄糖酸钙静脉缓慢注射。若经处理高钾血症持续或反复应予透析治疗。②低钠血症:治疗原则包括限制入液量;当血清钠＜120mmol/L有低钠血症临床表现才用较高张3％氯化钠溶液;持续或严重低钠血症应予透析。③高磷血症和低钙血症:治疗原则为用口服磷结合剂如氢氧化铝或碳酸钙降低血磷,低钙血症若无临床症状可不必静脉注射钙剂。

5)酸中毒:中、重度酸中毒可予静脉补碱剂。

6)氮质血症:可予包醛氧淀粉、必需氨基酸(如肾安)和α酮酸或羟酸(如肾灵)。严重、持续氮质血症应予透析。

7)营养与饮食:予低蛋白、低盐、低钾和低磷饮食,蛋白选用高生理效价的优质蛋白。短期内供热量可按基础代谢给予。

8)其他:高血压、抽搐、出血和贫血等应予对症处理,输血要谨慎,一般血红蛋白低于60g/L才予少量和反复输洗涤压积红细胞或新鲜血液。适当隔离患儿预防感染。

9)药物应用:避免应用肾毒性药,对需经肾排出药物要参照肾小球滤过率予减量。

10)透析指征:①严重水潴留;②持续或难以纠正的高钾血症和(或)低钠血症;③持续难以纠正的酸中毒;④严重氮质血;⑤药物或毒物中毒而该物质又能被透析清除。

(2)多尿期:早期治疗原则同少尿期,然后注意水电解质平衡,预防感染和逐渐增加营养。

(3)恢复期:预防感染,增加营养,逐渐增加日常活动。

3.肾后性衰竭

内科治疗同肾实质性肾衰竭;积极寻找泌尿系阻塞原因并尽可能予以排除。

第七节 慢性肾衰竭

慢性肾衰竭是由多种肾脏病、持续逐步进展致之肾功能逐步减退,致使体内氮质潴留、水电解质及酸碱失衡而引起的一系列病理生理改变及相应症状的一个综合征。原发病因与年龄有关:婴幼儿中多由泌尿系先天畸形、尿路梗阻而致;年长儿与成人者相似,主要由慢性肾炎、肾盂肾炎所致。

一、临床表现

1.一般起病缓慢

早期常有多尿、夜尿史。全身一般症状有乏力、食欲缺乏、苍白、皮肤干痒等症状。消化系统症状(易引起家长重视)有恶心、呕吐、呃逆、腹痛、腹泻。心血管系统方面患儿多有高血压,尿毒症期可伴发心包炎、心功能不全。造血系统方面有贫血、出血倾向。水、电解质紊乱方面：常有水肿、低钠血症、低钙血症、高磷血症，至终末期血钾也可升高。由于代谢性酸中毒可致呼吸深长。神经系统方面表现为不安、集中力减弱、神经肌肉应激性增加、痉挛、抽搐、昏迷。周围神经病变有感觉异常、烧灼感、疼痛、麻木等。小儿常有生长停滞、青春期发育延缓。

2.实验室和其他检查

(1)尿液检查：其特点是渗透压和尿比重降低且固定于1‰左右。此外，依原发病的不同患儿尿中可有蛋白、红白细胞及管型。

(2)血液检查：出现正色素正细胞性贫血，出凝血时间可能延长。

(3)血生化检查：血尿素氮、血肌酐增高，碳酸氢盐降低，血钠、血钙下降，血磷增高，后期血钾多增高。

(4)肾功能检查：尿浓缩功能下降，内生肌酐清除率明显下降。

(5)X线检查：X线胸片心影扩大，可有心包炎。骨骼方面有脱钙、佝偻病样改变，骨龄可落后。

二、诊断要点

(1)根据长期慢性肾脏病史，临床表现又生长发育停滞、乏力、食欲缺乏、恶心、呕吐、多尿、夜尿、高血压、贫血、出血倾向。化验尿比重低，固定于1‰，尿常规可有轻度异常。

(2)肾功能检查肾小球滤过率降至50％以下则体内代谢物即开始蓄积，降至30％以下即出现上述尿毒症症状，血生化检查示代谢性酸中毒。

根据上述1、2，可做出临床诊断。需注意有无可纠治的原发病因(如尿路梗阻)或诱发急性肾功能减退的因素(如感染、脱水、尿路梗阻、肾毒性药物的应用等)。

三、治疗方案及原则

1.尽可能明确原发病因及有无可逆性的诱发因素并去除之(如尿路梗阻、感染)；纠正水、电解质及酸碱失衡以尽量保持内环境的稳定；防治并发症；保护肾功能，并尽量延缓其继续恶化；对已发展至尿毒症终末状态者则只能靠透析治疗维持生命，并争取行肾移植术。

2.治疗原发病及伴发病

去除使肾功能进一步恶化的各种诱因。如原有梗阻性肾病应去除或缓解尿路的梗阻；有狼疮肾炎者应给以相应病因治疗；对伴发的感染、脱水、高血压等病应给予相应治疗。

3.饮食及营养治疗

应综合考虑两个方面，即患儿的营养需要与不加重肾脏的负担。一般而言，肾功能如仍保持50％以上，则不必限制饮食，否则对饮食应予调整。

供足够热量，年长儿应至少满足基础代谢所需，即每日146kJ/kg，年长儿应达到251.0～292.8kJ/kg，以减少体内蛋白质的分解。

蛋白质，小儿时期尤其是婴幼儿尚需考虑其生长发育的需要，一般而言中等程度肾功不全时，每日1.0～1.2g/kg，重症则为0.6～0.9g/kg为宜，并宜采用主物价高的优质蛋白，如乳、蛋、鱼、瘦肉等。

食物中尽量减少胆固醇摄入，而给予多聚不饱和脂肪酸的脂类。食物中应含有或补充足够的维生素 B、C、D 和叶酸。

近年还常给予必需氨基酸的治疗,如配合低蛋白饮食,则机体可利用体内非蛋白氮合成蛋白质,降低氮质血症,维持正氮平衡。

4.纠正水、电解质失衡及代谢性酸中毒

肾功能减退早期因尿浓缩功能差,多尿;不宜过严限水,入量依口渴感而定。但后期有尿量减少、水肿、高血压者,则每日钠 0.2～1.0mmol/kg,并适当限制液体入量。对有高血钾者应限制含钾高的食物(如橘子、巧克力、干蘑)及含钾药物的摄入,并可应用离子交换树脂。当血钾＞5.8mmol/L 时应采取进一步措施(见本书急性肾衰竭)。对轻度代谢性酸中毒一般不用碱性药。当二氧化碳结合力＜15mmol/L、出现临床症状或伴高钾血症时,应以碳酸氢钠适度校正,可先给 2～4mmol/kg,视临床效应决定进一步治疗方法;同时还应注意限制食物蛋白及磷的摄入。在应用碱剂治疗中应警惕低钙而发生手足搐搦甚或惊厥。

5.钙磷代谢紊乱及肾性骨病的治疗

应给予足够钙剂,通常口服。有低钙抽搐者静脉注射葡萄糖酸钙。食物中要限磷(最好每日＜10mg/kg),可口服磷结合剂如氢氧化铝以减少肠道对磷的吸收,但长期应用有致铝性脑病的危险。故可采用碳酸钙、藻酸钙等。补充足够的维生素 D_2,10000～50000U/d,或骨化三醇 0.25～0.5μg/d。应定期监测血钙。

6.贫血的治疗

供给充分的造血物质如优质蛋白、铁剂、叶酸等。当贫血严重、血红蛋白＜60g/L、血细胞比容＜20％、有脑缺氧症状、出血等情况时,需输以新鲜血。肌注苯丙酸诺龙也可使贫血改善。还可应用重组人类红细胞生成素(简称促红素)。

7.其他

如控制高血压,因此时多属容量依赖型,故需针对水钠潴留情况而应用利尿剂,此外还可应用其他降压药,如钙通道阻滞剂。对部分轻或中度肾功能不全者可口服吸附剂如氧化淀粉,以作为综合治疗措施之一。

8.透析治疗

慢性肾功能衰竭发展至晚期均应行透析以维持生命,并争取行肾移植,以期根本解决问题。

适应证及指征:①慢性肾衰竭有少尿、尿毒症症状明显、严重高血压、心力衰竭、尿毒症心包炎及严重水、电解质、酸碱失衡者。②肾功能不全代偿期,但因某些诱因(如感染、脱水)而肾功能急剧恶化者。③等待肾移植手术者。

目前儿科多采用腹膜透析。有条件者可行血液透析,无条件者可试用结肠透析。

9.肾移植

原则上终末期肾脏病经一般治疗无效均应行肾移植术。为了达到较好的效果应注意:①患儿年龄,以 4 岁后为宜。②术前应改善全身状况。以利于耐受手术及术后的免疫抑制剂治疗。③有尿路梗阻者应先予以纠正。④审查有无禁忌证。⑤做好术前准备工作。

第六章　小儿血液系统疾病

第一节　贫血

贫血是临床常见的一组症状,引起贫血的原因很多,一般分为三大类:一是失血性贫血,包括急性和慢性失血;二是溶血性贫血,包括血红蛋白异常所致溶血性贫血(如地中海贫血、血红蛋白病等)、红细胞膜异常所致溶血性贫血(如球形红细胞增多症等)、红细胞酶异常所致溶血性贫血(如 G6PD 缺陷等)和红细胞外因素所致溶血性贫血(如免疫性、毒物和药物性溶血等);三是红细胞和血红蛋白生成不足所致的贫血,包括铁、叶酸、维生素等造血因子不足所致贫血,再生障碍性贫血,感染、癌症、肾病等所致的慢性病贫血。

贫血的诊断除应重视病人的临床症状外,主要应根据世界卫生组织建议的标准。6 月～6 岁血红蛋白<110g/L,6～14 岁<120g/L,成人男性<130g/L,成人女性<120g/L,孕妇<110g/L。6 月龄内婴儿因生理性贫血等因素,目前尚无统一标准,我国暂定为新生儿血红蛋白<145g/L,1～4 月龄<90g/L,4～6 月龄<100g/L 者为贫血。根据血红蛋白降低的程度可将贫血分为轻、中、重和极重度。

一、营养性缺铁性贫血

铁是人体内含量最高的微量元素,参与血红蛋白、肌红蛋白、细胞色素的组成,体内多种酶含铁或需有铁存在时才具有活性,因此,缺铁除引起贫血外,还可影响消化、神经、智能、肌肉活动、免疫等多系统的功能。中、重度缺铁性贫血的孕妇,其胎儿体内铁也相应减少。

(一)临床表现

1.贫血症状与体征

面、唇黏膜苍白、心悸气促、呼吸脉搏增快与贫血程度成正比。肝、脾、淋巴结正常或轻度肿大。

2.缺铁的非血液学改变

(1)生长发育:缺铁性贫血儿童体重增长率可低于正常。

(2)皮肤黏膜:可有反甲、口角炎、舌炎、吞咽困难。

(3)胃肠功能紊乱:胃肠活组织检查发现胃肠黏膜萎缩,胃酸分泌减少,木糖、脂肪、蛋白、铁吸收不良。

(4)肌肉功能:肌肉运动和体力劳动能力下降。

(5)智能、行为改变:缺铁性贫血小儿完成学习的能力及智商评分低于正常同龄儿,有易激动,不安,破坏教室秩序等行为异常。

(6)异嗜癖:缺铁时口腔黏膜细胞色素氧化酶活性降低,患者有异嗜癖,补充铁一天后,口腔黏膜细胞色素氧化酶活性恢复,异嗜癖现象好转。

(7)免疫功能改变:①细胞免疫功能降低;②白细胞杀菌功能降低;③体液免疫基本正常。

(8)缺铁与感染:缺铁时细胞免疫功能降低,易患病毒、结核、真菌等感染性疾病,但缺铁患者较铁负荷过重患者发生细菌感染机会少。

(二)实验室检查与临床分期

1.铁减少期

属最早阶段,贮存铁减少。检查发现骨髓细胞外铁减少或消失,铁粒幼细胞计数及积分减少,血清铁蛋白降低,无贫血表现。

2.红细胞生存缺铁期

除上述改变外,血清铁、转铁蛋白饱和度,红细胞游离原卟啉等测定值可异常,无贫血。

3.缺铁性贫血期

除上述改变外,出现小细胞低色素贫血。

(三)诊断要点

(1)低色素贫血,6月至9岁血红蛋白<110g/L,6～14岁<120g/L,为贫血。红细胞有明显低色素表现,平均红细胞体积(McV)<80fL(80μm³),平均血红蛋白浓度(MCH)<31%,平均红细胞血红蛋白(MCH)<27pg。

(2)有明显缺铁的病因和表现。

(3)血清铁<10.74μmol/L(60μg/dl)。

(4)转铁蛋白饱和度<15%,总铁结合力>62.65μmol/Lc>350μg/dl)。

(5)骨髓细胞外铁减少或消失(0～+),铁粒幼细胞<15%。

(6)红细胞内游离原卟啉>0.9μm01/L(50μg/dl)。

(7)血清铁蛋白<16μg/L。

(8)铁剂治疗有效,7～10天网织红细胞升高,治疗1月后,血红蛋白上升10g/L有意义,上升20g/L有可靠意义。

符合上述1条与2～8条中任何两条以上者,可诊断为缺铁性贫血。

(四)治疗与预防

1.治疗

①去除病因;②改善饮食,增加含铁丰富的食品;③口服铁剂:按补充1～4mg/(kg·d)元素铁计算,首选硫酸亚铁,口服至血红蛋白正常后减量维持1～3月,同时口服维生素能促进铁的吸收;④输血:一般营养性缺铁性贫血不需输血治疗。

2.预防

①提倡母乳喂养;②开始补充富含铁食品的时间为成熟儿4月龄,未成熟儿2月龄;③以含铁丰富的食品或强化食品补铁;④注意补充维生素C;⑤近年,我们研究证明妊娠中、后期孕妇患中重度缺铁性贫血可影响胎儿铁代谢,使胎儿铁减少,故孕妇应注意补铁。

二、营养性缺铜性贫血

营养性缺铜性贫血,是由于各种原因所致体内铜不敷生理需要而发生的贫血。病因是:①摄入不足:长期单纯喂养母乳或牛乳(乳类含铜量很低),营养不良,慢性腹泻,胃肠道术后等;

②吸收障碍:吸收不良综合征,长期服用抑制铜吸收的药物(如锌、钙、铁等);③生长发育因素:婴幼儿、青少年生长发育快,铜需要量增加。

机体缺铜时,血浆铜蓝蛋白活性降低,导致铁的转运、吸收减少,骨髓对铁利用障碍,造成血红蛋白合成降低,表现为小细胞低色素性贫血;缺铜引起骨髓中性粒细胞成熟障碍,寿命缩短,粒细胞数减少;缺铜引起含铜的有关酶活性降低,可致血管扩张甚至破裂,骨骼发生维生素C缺乏症样改变。

(一)临床表现

(1)贫血,易感染,肝脾肿大。

(2)精神发育障碍,表情淡漠,运动迟缓,视觉迟钝。

(3)肋骨及骨骺端自发性骨折。

(4)厌食,腹泻,生长发育停滞,脂溢性皮炎,皮肤和头发色素减少。

(二)实验室检查

1.血常规

小细胞低色素性贫血,亦可为正常细胞或大细胞性贫血。中性粒细胞减少,常低于 1.5×10^9/L。

2.血清铜

若生后 1~2 个月(6.3~7.9μmol/L 应视为异常。生后 3~6 个月时达成人水平(12.6~23.6μmol/L),正常低限为 11μmol/L。血清铜降低还可见于肾病综合征、肝豆状核变性等。

3.血清铜蓝蛋白

生后 1~2 个月<150mg/L 应视为异常。1 岁时达成人水平(323±49mg/L)。

4.骨髓

粒系、红系增生减低,环状铁粒幼红细胞增多。

5.骨骼 X 线检查

骨质疏松,骨膜反应,自发性骨折等。

(三)诊断

(1)有缺铜病因,易患感染。

(2)小细胞低色素性贫血,中性粒细胞降低,铁剂治疗无效。

(3)血清铜及铜蓝蛋白降低。

(4)含铜酶活性降低。

(5)骨骼 X 线改变。

(6)铜剂治疗有效。

(四)治疗和预防

(1)除去病因。

(2)口服 1‰ $CuSO_4$ 溶液 0.2~0.3ml/d,分 2~3 次口服。治疗有效的敏感指标是中性粒细胞在服药 36 小时内迅速增加,骨髓检查约在治疗后 2~3 个月恢复正常。

(3)早产儿及婴儿在补铁的同时应注意补充含铜丰富的辅食,如添加肝、肾、大豆制品、硬壳干果类含铜量较高的食物。

三、抗铁性低色素性贫血

除缺铁引起小细胞低色素性贫血外,慢性感染、血红蛋白病、铅中毒、铜缺乏、运铁蛋白缺乏导致的贫血,以及维生素 B_6 反应性和铁粒幼红细胞贫血均可呈低色素贫血表现,这些贫血用铁剂治疗无效,即所谓抗铁性低色素性贫血。

(一)铁粒幼红细胞贫血

本病是一种血红蛋白合成障碍,铁失利用的低色素性贫血。其形态学特点为骨髓中幼红细胞的核周围有许多粗大的铁小粒围绕成环状,称为环形铁粒幼细胞。此类贫血分为遗传性和获得性两大类,前者为性联遗传或常染色体遗传;后者又可分为原发性和继发性两类。继发性者可由药物、毒物诱发(如异烟肼、氯霉素、白消安、硫唑嘌呤、酒精、铅等)或继发于其他疾病(如白血病、溶血性贫血、恶性肿瘤、类风湿关节炎、急慢性感染和肝脏、肾脏病等)。

近年来研究认为,本病的基本缺陷是红细胞内血红蛋白合成障碍,由于 δ-氨基-γ 酮戊酸合成酶(ALA)活性降低,而引起血红蛋白合成障碍。也有人认为线粒体内铁积聚过多引起线粒体酯酶过氧化作用,使线粒体破坏而直接或间接引起血红蛋白合成酶功能障碍致血红蛋白合成障碍,引起贫血。

1.临床表现

(1)遗传性铁粒幼红细胞贫血:本病多见于儿童和青少年,新生儿和婴儿亦有发病,多为男性。早期主要表现为贫血、面色苍白、软弱、无力,可有发育不良,肝脾不同程度肿大。成人期并发血色病时可出现腹痛、心力衰竭及血栓性静脉炎等表现,亦可有糖尿病、皮肤色素等表现。用维生素 B_6 治疗有效者,可生存多年;无效病例则常死于严重贫血、心力衰竭、肝功能衰竭和继发感染等。

(2)特发性铁粒幼红细胞贫血:患者常无家族史,也无其他疾病或药物毒物接触史。男女均可患病,有进展缓慢、轻重不等的贫血,尚有衰弱、苍白、乏力、气紧、心绞痛等血色病表现。约40%有肝脾肿大。部分病例皮肤呈淡柠檬色或手和臂皮肤可呈灰黑色,少数病例有出血倾向。

(3)继发性铁粒幼红细胞贫血:除有本病临床特点外尚有原发病表现,亦常有药物史。若停止接触毒物,贫血常能减轻或以致消失,若原发病减轻或治愈,贫血亦减轻或消失。

2.实验室检查

(1)外周血呈小细胞低色素性或双型性(低色素性红细胞和正色素红细胞同时存在)表现,红细胞明显异形和大小不均。可见较多椭圆形细胞,少数破碎细胞和靶形细胞等。网织红细胞计数正常,白细胞数正常或偏低,白细胞分类计数中性粒细胞及单核细胞数可增多。少数病人血小板计数可减少,部分病人中性粒细胞碱性磷酸酶积分降低。

(2)骨髓象:红细胞系统增生活跃,以中幼红细胞为主,可见巨幼变。骨髓铁染色检查细胞外铁增加,病理性环状铁粒幼细胞增加。

(3)血清铁、运铁蛋白饱和度增高,血红蛋白合成酶缺乏者红细胞游离原卟啉含量明显升高,原发性铁粒幼红细胞贫血者幼红细胞内 ALA 合成酶活性降低,幼红细胞及成熟粒细胞线粒体的中性蛋白酶活性降低,成熟粒细胞细胞色素氧化酶活性降低。血红蛋白轻度增高。大多病例血清叶酸含量降低,红细胞渗透脆性可降低。

（4）放射性核素测定红细胞寿命正常或缩短。

3.诊断

（1）病史（包括遗传史、原发病及药物史）、症状和体征。

（2）低色素贫血、网织红细胞不增高。

（3）骨髓红系细胞显著增多，细胞内外铁增加，显示有大量环形铁粒幼红细胞。

（4）血清铁含量和铁饱和度明显增高，总铁结合力降低。

（5）铁剂治疗无效。

4.治疗

（1）维生素 B_6：50～300mg/d，分次肌注或口服，疗程 3 月以上，部分病人贫血可以改善。

（2）雄激素和糖皮质激素：可以单独或联合使用，有一定效果。司坦唑醇（康力龙）1～2mg，每日 3 次，口服；丙酸睾酮 50mg/d，肌注；羟甲烯龙 50～100mg/d，口服；庚酸睾酮 50～600mg，肌注，每周 1～2 次；泼尼松 30mg/d，口服，疗程 3 个月以上。

（3）叶酸：15～30mg/d，口服，或 10～30mg/d，肌注，对部分原发性或继发性病人且有血清叶酸含量减低者有效。

（4）左旋色氨酸：750mg/d（成人），口服，可试用于维生素 B_6 疗效不明显的病例。

（5）免疫抑制剂：具有免疫异常的特发性铁粒幼红细胞贫血，应用其他治疗无效时，可以试用，如用硫唑嘌呤等可能有效。

（6）排铁治疗：

①静脉放血疗法：适应于血铁过高，有血色病者，亦可预防心脏病、肝硬化、糖尿病等并发症。治疗前宜先给维生素 B_6 治疗，待血红蛋白升至 100g/L 以上，再给予放血疗法，每周放血 1～2 次，使血红蛋白保持在 90～100g/L。网织红细胞计数减少时应停止放血。放血疗法同时继续维生素 B_6 治疗。

②去铁胺：10mg/(kg·d)，可使机体每日排铁 10～20mg；也可酌用依地酸钙钠、喷替酸钙钠。

（7）除去病因：积极治疗原发病，中西医结合治疗亦有一定效果。

（8）输血：重度贫血可输红细胞。

（二）运铁蛋白缺乏性贫血

本病是血液中缺乏运铁蛋白所致的低色素性贫血。运铁蛋白是由肝脏制造的一种 β1 球蛋白，能将由肠黏膜吸收入血的铁送至骨髓，以备幼红细胞利用合成血红蛋白。运铁蛋白缺乏时，铁被单核巨噬细胞摄取，铁不能被利用合成血红蛋白，红细胞中铁减少，表现为低色素贫血。除先天性运铁蛋白缺乏外，肝脏疾病、低蛋白血症、肾病综合征、渗出性肠病、感染、恶性肿瘤、结缔组织疾病等均可合并运铁蛋白减少。

1.临床表现

本病是一罕见遗传性疾病，为常染色体隐性遗传。患儿自幼慢性贫血，1 岁左右即可有严重贫血，肝脾轻度肿大，及各脏器铁沉着症状，最后因脏器功能障碍而死亡。

2.实验室检查

（1）外周血呈小细胞低色素贫血改变。

(2)骨髓铁染色检查示细胞外铁减少。

(3)血清铁明显减少,多为 1.8～6.8μmol/L(10～38μg/dl);总铁结合力极度减低 4.3～14.5μmol/L(24～81μg/dl),血清运铁蛋白浓度减低为 0～39mg/dl(正常 200～300mg/dl)。

(4)铁代谢研究示胃肠道对铁的吸收可增多,血浆铁清除率正常或中度增快,铁利用率减少为 7%～55%(正常为 30%～100%)。

3.诊断要点

(1)小细胞低色素性贫血,起病早。

(2)血清铁明显降低,总铁结合力极度降低,运铁蛋白缺乏。

(3)肝脾组织活检可见含铁血红素沉着。

(4)铁剂治疗无效。

4.治疗

输注纯化的运铁蛋白或输注血浆每次 5ml/kg,每隔 2～4 月输注 1 次;尽量避免输红细胞,忌用铁剂治疗。

(三)慢性病性贫血

慢性病性贫血(anemia of chronic disease,ACD)是指与慢性感染、炎症、肿瘤等有关的一类贫血综合征。ACD 的发病机制现认为与 IL-1、TNF、IFN、TGF 等细胞因子的改变有关,主要导致:红细胞寿命缩短;骨髓对贫血的代偿不足;铁的释放和利用障碍。

小儿时期 ACD 较常见。贫血常伴有感染症状和体征,贫血程度不等,与感染程度和持续时间有关。严重感染继发贫血可比轻型感染者高 2～4 倍,持续感染 1 月以上继发贫血者多见,随感染控制贫血好转。

1.诊断要点

(1)具有原发病的症状和体征。

(2)呈正细胞正色素性或轻度小细胞低色素性贫血,血红蛋白为 60～110g/L。

(3)白细胞数可增高或降低,可见粒细胞核左移,及粒细胞质中毒颗粒、空泡等改变。

(4)骨髓增生活跃,粒、红比例增加(粒系细胞增加,有核红细胞减少),并有幼红细胞成熟停滞现象。

(5)骨髓铁染色检查,细胞外铁明显增加,铁粒幼细胞减少。

(6)血清铁降低,总铁结合力降低,运铁蛋白饱和度降低,铁蛋白和红细胞游离原卟啉常增高。

(7)铁剂和升血药治疗无效,输血效果短暂,控制原发病后贫血即可恢复。

2.治疗

(1)治疗原发病。

(2)可试用重组人类红细胞生成素(thuEPO),其间适时补铁,可能有助于患者血红蛋白的恢复。

(3)输血:贫血严重者,可输红细胞。

四、营养性巨幼红细胞性贫血

营养性巨幼红细胞性贫血(nutritional megaloblastic anemia),是由于脱氧核糖核酸

(DNA)合成障碍的一组特殊贫血。其特点为骨髓中出现形态和功能异常的巨幼红细胞。当维生素 B_{12}、叶酸、维生素 C 摄入不足,吸收不良,消耗增多,代谢缺陷或代谢紊乱时,DNA 合成延缓,细胞分裂周期中 DNA 合成期延长,以致核成熟障碍,胞质中核糖核酸相对增多,DNA/RNA 比值下降,细胞体积增大,胞质丰富,核染色质疏松分散而形成核浆发育不平衡(老浆幼核)。这种巨幼细胞以红细胞系统改变最明显,白细胞系、巨核细胞系、血小板及其他组织细胞(如口腔、胃肠黏膜细胞)均可有改变。巨幼细胞易发生原位性溶血,在外周血寿命亦缩短而造成贫血。维生素 C 缺乏时骨髓应激降低,且不能使叶酸转变为甲酸四氢叶酸而致巨幼细胞贫血。营养性巨幼细胞贫血多因维生素 B_{12} 或(和)叶酸缺乏所致,常因喂养不当、摄入不足、长期偏食、生长需要增加而摄入不足或感染消耗增加,以及药物干扰拮抗、胃肠道疾病引起。

(一)临床表现

本病多见于 3 月至 2 岁婴幼儿,起病缓慢,面色蜡黄,虚肿,毛发疏松、发黄,偶有皮肤瘀点。尚有痴呆,对外界反应迟钝,双目凝视,不哭不笑或哭而无泪,部分病人动作能力有倒退。1/3 病人有手脚乃至全身震颤,于睡眠时消失。重症患儿有吞咽障碍以致整日流涎不止。食欲下降、腹泻、呕吐、舌炎及舌系带溃疡等消化道症状亦多见。贫血多为轻至中度,部分病儿贫血为重度。常有肝脾、淋巴结轻度肿大。

(二)实验室检查

(1)外周血呈大细胞正色素性贫血。白细胞计数大多正常,少数偏低。可见巨杆状粒细胞和多分叶粒细胞,4 叶粒细胞>15％或 5 分叶以上核粒细胞>3％有诊断意义。血小板数正常或稍低,可见巨幼型血小板。网织红细胞计数正常或轻度降低。

(2)骨髓象呈代偿性增生,三系均巨幼变,以红细胞系统为明显,可见原红、早幼红阶段巨幼红细胞,但以中晚巨幼红细胞为主,细胞核呈多核畸形,核分裂明显,核浆发育不平衡。

(3)血清维生素 B_{12} 含量<100ng/L(正常值为 200～800ng/L),血清叶酸含量降低<3μg/L(正常值为 5～10μ/L)。

(4)组氨酸(亚胺甲基)负荷试验,正常人服组氨酸 20g,尿中无或极少含亚胺甲基谷氨酸(FIGLU),叶酸缺乏时尿中亚胺甲基谷氨酸排泄明显增加。

(5)尿中甲基丙二酸(MMA)定量,MMA 尿是维生素 B_{12} 缺乏的敏感指标。维生素 B_{12} 缺乏则尿中 MMA 增多,24 小时内可超过 300mg(正常人 24 小时排泄量 0～3.5mg)。

(6)放射性核素吸收试验(Schilling 试验),维生素 B_{12} 吸收正常者,48 小时内可排出口服量的 10％～35％,如果<7％示维生素 B_{12} 吸收不足。

(三)诊断要点

(1)维生素 B_{12}、叶酸缺乏的病史,常有长期母乳喂养而未加辅食的历史。

(2)贫血伴精神、神经、胃肠的症状和体征。

(3)外周血和骨髓见巨幼红细胞。

(4)血清维生素 B_{12}、叶酸含量降低。

(5)排除引起骨髓巨幼样变的疾病,如肝脏疾病、甲状腺功能减退,慢性溶血、红血病等。

(6)排除先天性智力低下、脑发育不全所致痴呆。

（7）维生素 B$_{12}$、叶酸或维生素 C 治疗效果好。

（四）治疗

（1）除去病因，加强营养，调整饮食。

（2）维生素 B$_{12}$和叶酸治疗，维生素 B$_{12}$缺乏者，一般给予 0.5～1mg，每日或隔日肌注，同时口服叶酸 5～15mg/d，维生素 C100～300mg/d，用药 1～3 周。

（3）伴有缺铁时，应补充铁剂。

（4）严重病人用叶酸、维生素 B$_{12}$治疗同时，应加服氯化钾 0.25～0.5g，每日 3 次，以防低血钾造成病儿骤死。

五、再生障碍性贫血

再生障碍性贫血（aplastic anemia），是骨髓造血功能减低或衰竭引起全血细胞减少。可分为先天性，包括范可尼（Fanconi）贫血，家族性再生障碍性贫血，先天性角化不全等和获得性，如特发性和药物、化学毒物、放射线、肿瘤、肝炎及其他感染原因所致的继发性两类。其发病机制与多能干细胞增殖分化障碍、造血微环境缺陷及免疫因素有关。

（一）临床表现

进行性贫血，自发性皮肤黏膜、内脏出血及反复感染为主要表现。肝、脾、淋巴结不肿大。根据起病、病程和病情轻重可分为急性和慢性两型。

1.急性型

起病急，贫血、出血等症状进行性加重，常有感染发热，外周血白细胞减少，中性粒细胞常＜0.5×10^9/L，血小板＜25×10^9/L，网织红细胞＜1%或 15×10^9/L，骨髓增生减低，非造血细胞增多，巨核细胞减少，死亡率高。

2.慢性型

起病缓慢，贫血、出血等症状较轻，病情进展较慢，且常有波动。骨髓至少一个部位增生降低或巨核细胞减少，淋巴细胞、非造血细胞和脂肪组织增多。血红蛋白常增高，预后相对较好。

近年来通过造血功能，免疫功能及生存率的进一步研究，有作者认为急性与慢性再生障碍性贫血是性质不同的两种类型。其他少见临床类型及临床表现：

（1）范可尼贫血：病因不明，可有家族史，多属常染色体隐性遗传。自幼贫血（多发生于 4～5 岁以后），常伴有智力缺陷、体格发育异常及畸形，如皮肤褐色色素沉着、斜视、眼睑下垂、耳聋、肾脏畸形、性发育不良、先天性心脏病等。少数病例新生儿期表现为皮肤紫癜。2/3 病例有骨骼畸形，染色体异常。

（2）家族性再生障碍性贫血（Estren-Daneshek 综合征）：先天性再生障碍性贫血，常有家族性发病。外周血全血细胞减少，无其他畸形。幼儿至学龄儿发病，治疗效果差，多数病例于 10 岁后死亡。

（3）先天性角化不全：为再生障碍性贫血伴有指甲发育不良，皮肤色素沉着表现。

（4）Schwachman-Diamond-Oski 综合征：本征为伴有胰腺功能不良的先天性再生障碍性贫血。乳儿或幼儿期发病，有脂肪性腹泻和发育不良表现，有时可出现有糖尿和低磷血症。外周血、骨髓与后天获得性再生障碍性贫血（再障）相同，粪便检查胰腺分泌酶减少。治疗应加用胰腺酶。

（二）实验室检查

1.外周血常规

全血细胞减少，多呈正细胞正色素性贫血。反复出血的病例可为小细胞低色素贫血。少数起病缓慢者可为大细胞性。网织红细胞计数常降低。

2.骨髓检查

急性型者，多部位骨髓穿刺骨髓增生低下。慢性型者，各部位骨髓有核细胞增生不一，但至少有一部位增生低下，淋巴细胞比例增高，非造血细胞数增多。骨髓活检脂肪组织增生，造血细胞减少更有助于诊断。

3.血清铁可升高，血总蛋白、白蛋白和球蛋白可降低

以急性型为明显。红细胞糖酵解能力明显降低，多见于急性型再生障碍性贫血。抗碱血红蛋白（HbF）增高见于先天性和慢性型再生障碍性贫血。

4.红细胞铁利用率减少

^{59}Fe血浆消失延长，骨髓扫描示造血组织减少。

5.细胞培养

CFU-GI、BFU-E 和 CFU-E 等减少。

6.血中促红细胞生成素及粒（单）系集落刺激因子等浓度增加

（三）诊断要点

（1）全血细胞减少，网织红细胞绝对计数降低。

（2）脾和淋巴结一般不肿大。

（3）骨髓增生减低或重度减低，多部位穿刺至少有一个部位增生减低。如增生活跃则必须有巨核细胞减少，非造血细胞增多或骨髓活检支持诊断。

（4）能除外引起全血细胞减少的其他疾病，如阵发性睡眠性血红蛋白尿症、恶性肿瘤、巨幼细胞贫血、骨髓增生异常综合征、脾功能亢进等。

（5）一般抗贫血治疗无效。

（四）治疗

1.除去病因

隔离病人，有感染时抗生素治疗。

2.输血疗法

输血应减少到最低限度，严重贫血者输浓缩红细胞；严重出血者，输血小板。

3.雄性激素

是治疗再生障碍性贫血首选主要药物。对慢性再生障碍性贫血有一定疗效，但对严重型再生障碍性贫血无效。疗效缓慢，约 20% 的病人在停药后复发。常用司坦唑醇 1～2mg，1 日 3 次，口服。

4.糖皮质激素

泼尼松 1～2mg/(kg·d)，可减轻出血。

5.免疫疗法

抗人胸腺球蛋白（AHTG）和抗淋巴细胞球蛋白（ALG）的应用为急性再生障碍性贫血（重

型）。不良反应可有发热、寒战、皮疹、头痛、关节疼痛、呕吐和出血等。同时加用氢化可的松100～200mg,静脉缓注,可以减轻上述反应。此外,环磷酰胺、长春新碱、丙卡马肼、左旋咪唑等治疗,部分病例可能取得近期疗效。

6.骨髓、外周血、脐血干细胞移植

已有很多成功病例报道。

7.急性型再生障碍性贫血

一经确诊,应积极治疗。因此型对一般治疗措施疗效很差,给予抗淋巴细胞球蛋白或抗人胸腺细胞球蛋白,争取作干细胞移植。

（五）再障疗效评定标准

1.基本治愈

贫血、出血等临床症状消失,年龄<6岁小儿,血红蛋白>100g/L;年龄>6岁小儿,血红蛋白>110g/L。白细胞>4.2×10^9/L,血小板>80×10^9/L,随访1年以上无复发。

2.缓解

贫血、出血症状、消失,血红蛋白>100g/L,但白细胞和血小板未达到以上标准,随访3月病情稳定。

3.明显进步

临床症状明显好转,血红蛋白增加30g/L以上且稳定,输血间歇二月以上。无效未达明显进步标准者。

六、单纯红细胞再生障碍性贫血

单纯红细胞再生障碍性贫血(pure red cell anemia),为再生障碍性贫血的一种特殊类型,是骨髓单纯红细胞系统造血衰竭而导致严重贫血的一组红细胞疾病。本病具有以下特征:①中度至重度贫血,常呈慢性正细胞正色素性或大细胞正色素性贫血,网织红细胞明显减少或缺如;②外周血白细胞分类计数及血小板计数正常;③骨髓中粒细胞和巨核细胞系统正常,红细胞系明显降低;④红细胞^59Fe结合力明显减低;⑤部分病例血浆内存在一种抑制红细胞生成物质,在大多数病例中,可直接测出抑制红细胞系定向干细胞之IgG型抗体(A型),少数患者具有直接抑制促红细胞生成素的抑制因子(B型);⑥无髓外造血表现,单纯红细胞再生障碍性贫血分先天性和获得性,前者(体质性单纯红细胞再生障碍性贫血)因常有家族性伴发先天畸形和染色体异常,可能与遗传因素有关。本病可能有色氨酸代谢异常,推测与先天性酶缺陷有关。也有作者认为,患者血浆内存在有红细胞生存抑制因子,推测可能与免疫因素有关。

获得性单纯红细胞再生障碍性贫血可分为:①特发性:患者体内因存在抗红细胞抗体,抗促红细胞生成素抗体或血红蛋白合成抑制因子及细胞免疫异常等而引起本病;②急性型:小儿常见,多由药物、化学物质及感染等引起;③慢性型:见于胸腺瘤、其他肿瘤或自身免疫性疾病等,可能与自身抗体存在有关。

（一）临床表现

1.先天性单纯红细胞再生障碍性贫血

起病缓慢,常发生于婴幼儿。于生后2～3月出现原因不明的贫血,进行性加重。不及时治疗可出现出血倾向。部分病人伴有先天畸形,如肾发育不良、斜视、颈蹼、指(趾)及肋骨畸形等。少数有发育落后和特殊面容(如上唇厚、眼距宽)及智力低下等。一般无胸腺增殖或胸腺瘤存在。Diamand 提出本病诊断要点为：

(1)从婴儿期开始出现不明原因的中度或重度贫血。

(2)网织红细胞减少。

(3)白细胞和血小板不减少。

(4)骨髓有核红细胞减少或缺如,但血小板或粒细胞系基本正常。

2.获得性原发性单纯红细胞再生障碍性贫血

多见于成人,小儿极少见:其临床表现与先天性单纯红细胞再生障碍性贫血相同。本病有突出的多种免疫异常,有些病例患有自身免疫性疾病,低丙种球蛋白血症,少数伴有自身免疫性溶血。

3.继发性单纯红细胞再生障碍性贫血

常继发于药物或感染,亦可继发于溶血性贫血再生障碍性贫血危象、系统性红斑狼疮、类风湿病、重症急性肾衰竭、营养不良、肿瘤、慢性感染及内分泌功能减退等。继发性单纯红细胞再生障碍性贫血除有再障的表现外,还应有原发疾病的表现,一般发病年龄较大,有导致贫血的因素可查,无家族史,不伴先天性畸形。

(二)实验室检查

(1)外周血血红蛋白常<40g/L,网织红细胞计数降低或缺如,呈正色素正细胞性贫血,偶有巨样变。先天性再生低下性贫血可有 MCV>90fl。

(2)先天性者胎儿血红蛋白量、醛缩酶、磷酸果糖激酶和谷胱苷肽过氧化酶活性增高。获得性者可有多种免疫异常,如 IgG 过低或过高,可出现多种特异性抗体,包括冷、温凝集素,冷溶血素、嗜异性抗体、抗核抗体等。

(3)骨髓:粒系和巨核细胞系统正常,而红系增生减退或缺如,有时有核红细胞可见很多空泡。

(三)诊断要点

(1)骨髓中红细胞系统明显减少,有核红细胞常<5%或为 0,粒系细胞与巨核细胞系统基本正常。

(2)外周血红细胞减少,白细胞及血小板计数正常,网织红细胞计数明显减少或缺如。

(3)红细胞^{59}Fe 结合力明显降低。

(4)患者血清中可发现抑制红细胞生成物质。

(5)常规抗贫血治疗无效。

(四)治疗

1.病因治疗

停止有害药物,控制感染等原发病。

2.胸腺切除

合并胸腺瘤者,施行胸腺瘤切除,可使病情缓解。

3.免疫抑制疗法

糖皮质激素效果好,呈慢性经过均是泼尼松治疗指征。宜早用、剂量足,一般 1～3 周后骨髓可改善,4～6周可恢复,渐减量至最小有效量维持数月。6-巯基嘌呤、环磷酰胺、硫唑嘌呤及抗淋巴细胞球蛋白亦有效果。

4.脾切除

对药物治疗无效者,可试行脾切除,以减少抗体产生,可获缓解,减少输血次数。

5.雄性激素和氯化钴治疗

亦有一定效果。

6.对症治疗

输红细胞改善贫血,维持血红蛋白 70g/L 以上为宜。

7.伴有营养不良者

叶酸、维生素 B$_{12}$ 治疗,可能有一定效果。

8.糖皮质激素与甘草合并应用

七、遗传性球形红细胞增多症

遗传性球形红细胞增多症(hereditary spherocytosis),是一种先天性红细胞膜异常引起的溶血性疾病。其内在缺陷的确切性质和发病机制迄今未完全明了。目前认为可能是红细胞膜血影蛋白(spectrin)缺乏,红细胞蛋白激酶缺乏以及红细胞膜钙离子增加,ATP 减少等原因导致膜的表面积减少,而使红细胞呈球形,变形能力差。本症红细胞膜的缺陷使钠、水进入细胞过多。红细胞由于能量供应不足过早衰老,其膜的硬度增加,钙沉着于膜上,使红细胞变厚呈球形,球形红细胞寿命短,当其通过脾脏微循环时,就不能如正常红细胞样具可塑性,则大量的红细胞在脾内扣押、滞留,又因脾内缺乏葡萄糖,pH 及氧分压较低,糖酵解障碍,红细胞稳定性也进一步下降,最后由于挤压、冲撞、撕拉终至破坏发生溶血。

本病临床表现轻重不等,特点为间歇性发作快速的黄疸和溶血危象,严重者偶可有骨髓功能暂时性抑制,发生溶血再障危象。80％病例为常染色体显性遗传,少数为常染色体隐性遗传,亦可因后天基因突变而发病。

(一)临床表现

发病年龄早晚不一,本病可以是新生儿高胆红素血症的原因。一般发病早者症状明显,突出的症状是贫血、黄疸、脾大。儿童可表现为脾大而无其他症状,亦常表现为长期乏力、不适、腹痛,在病程中常因劳累、受凉或感染等因素而诱发溶血危象,溶血危象不一定非常严重,但严重时可发生再障危象,病情凶险,重者可致死。患儿可有发热、腹痛、呕吐等,病程持续 1～2周。另外,胆石症发病率可高达 85％,少数病人可见骨骼畸形。

(二)实验室检查

1.贫血

一般是轻至中度,发生溶血危象时常有重度贫血。贫血为正色素性。血片中小而染色深的球形红细胞一般在 20％以上。网织红细胞持续升高,但在发生溶血再障危象时,网织红细胞减少,白细胞和血小板一般正常。

2.骨髓检查

骨髓增生明显活跃,以中晚幼红细胞为主,铁染色示细胞外铁和铁粒幼细胞增加,少数幼红细胞糖原染色呈弱阳性。

3.红细胞渗透脆性增加

常于 0.68% 开始溶解,0.4% 溶完,孵育 37℃24 小时脆性更高。

4.自体溶血试验及纠正试验

本病红细胞经 37℃孵育 24 小时,可有 5% 溶血,48 小时后溶血可达 10%～50%,加入葡萄糖或 ATP 后显著抑制溶血(常可达正常水平)。

5.红细胞滚动试验

球形红细胞在湿片中呈散在分布,倾斜标本 35°～45°角,可见此种细胞的滚动。

6.^{51}Cr 标记红细胞寿命缩短

7.其他

间接胆红素增加,粪便粪胆原常增加,抗人球蛋白试验阴性,血红蛋白电泳正常。

(三)诊断要点

(1)慢性过程伴有急性发作的溶血性贫血,常有黄疸,脾大明显。

(2)外周血网织红细胞计数增高,骨髓粒/红比例明显倒置。

(3)外周血片示球形红细胞显著增多(>20%),红细胞渗透脆性增高。

(4)抗人球蛋白试验阴性。

(5)脾切除疗效显著。

(四)治疗

1.换血

新生儿期伴严重高胆红素血症的病人,应进行换血治疗。

2.外科治疗

脾切除术是首选的有效方法。脾切除术后数日黄疸即可消退,贫血改善。切脾最适合年龄是 10～12 岁,在严重病例应 5～6 岁时进行,过早(5 岁前)切脾有增加感染的危险。脾切除虽不能根除病儿红细胞的先天缺陷,然而可停止病理性溶血。体征和症状随溶血的停止而迅速消失,红细胞寿命恢复到正常,但应注意手术后并发症的预防。

八、红细胞葡萄糖-6-磷酸脱氢酶缺陷症

红细胞葡萄糖-6-磷酸脱氢酶缺陷症(G-6-PD deficiency),是一种遗传性葡萄糖-6-磷酸脱氢酶(简称 G-6-PD)缺陷性疾病。进食蚕豆、服用氧化型药物或感染因素作用,可诱发急性溶血性贫血。呈伴性不完全显性遗传。在我国西南、中南和福建、海南等地区比较常见。G-6-PD 基因是位于 Xq2.8,迄今发现 400 多种变异型,其中 20 多种能发生溶血,我国人口中发现的变异型达 40 多种。G-6-PD 缺陷发病与否取决于 G-6-PD 缺陷的红细胞数量占红细胞总量的比例。

(一)临床表现

1.蚕豆病(胡豆黄)

进食蚕豆(生熟蚕豆或豆皮)后,本病患者经 5～48 小时潜伏期后发病。乳母进食蚕豆后,敏感婴儿食母亲乳汁亦可发病。儿科病人约占 85%。病死率为 0.85%～9.6%。

本病表现为急性血管内溶血,轻型出现低热,巩膜黄染不定,食欲减退、腹泻、呕吐,血红蛋白 51g/L 以上,尿隐血试验阳性。中型病例起病较急,畏寒发热高至 40℃,面色苍白,黄疸,心

脏杂音,肝脾轻度肿大,血红蛋白 30~50g/L,尿隐血试验强阳性。重型病例起病急骤,高热,面色苍白,黄疸、头痛、昏迷、惊厥,血红蛋白 30g/L 以下,血红蛋白尿。严重者发生尿闭及肾衰竭,急性心力衰竭,休克等。

2.药物引起溶血

引起溶血的常见药物有磺胺药物、呋喃类药物,以及解热止痛药如阿司匹林、非那西丁、安乃近、对氨基水杨酸;抗疟药(如伯氨喹、帕马喹、阿的平和奎宁)等。其他尚有萘(樟脑丸)、人工合成的维生素 K、氯霉素等。多数于服药后 1~2 日内急性起病,有头晕、乏力、厌食和恶心呕吐等症状,可产生血红蛋白尿、黄疸、肾衰竭。血红蛋白急剧下降,网织红细胞 4~5 日内显著上升,溶血停止后数周,血红蛋白及网织红细胞可恢复正常,红细胞寿命缩短。

3.感染引起溶血

G-6-PD 缺陷者感染时亦可发生溶血症状,如上呼吸道感染、支气管炎、肺炎、败血症、伤寒、传染性肝炎、水痘、传染性单核细胞增多症、腹泻等感染时。牛痘疫苗接种后亦有引起急性溶血者。个别文献报道,糖尿病酸中毒、吸入萘蒸气、食某些蘑菇及服某些中药,亦可引起急性溶血,程度多较轻。

4.新生儿黄疸

(参见新生儿黄疸节)。

5.先天性非球形红细胞溶血性贫血

本症常呈慢性经过,出生后即可出现贫血。进行性加重,红细胞寿命缩短,黄疸,肝脾肿大,溶血可因感染、药物和进食蚕豆而加重。

(二)实验室检查

(1)红细胞及血红蛋白均减少,呈正细胞正色素性贫血,外周血见红细胞碎片,网织红细胞计数增加。

(2)变性珠蛋白小体试验,正常人<30%,G-6-PD 缺陷者>40%以上的红细胞含有 5 个以上变性珠蛋白小体。

(3)G-6-PD 活性测定:对诊断有特异性,Zinkham 法的正常值为 12.1±2.091U/g 血红蛋白(37℃),血循环中新生红细胞可影响酶测定,出现假阴性。

(4)G-6-PD 荧光斑点试验:正常红细胞存在 G-6-PD 时,因生成三磷酸吡啶核苷酸,在紫外线照射下,10 分钟内会发出荧光,而 G-6-PD 酶缺陷者红细胞则不能出现荧光。本法简易迅速,用血量少,每次 1~2 滴血,适用于新生儿普查。本法假阳性率很低,但有一定的假阴性。

(5)变性珠蛋白小体生成试验:溶血时阳性细胞>0.05,但在不稳定血红蛋白病时亦为阳性。

(三)诊断要点

(1)食用蚕豆、药物或感染后发生急性溶血,新生儿期出现黄疸或自幼出现原因未明的慢性溶血者。

(2)出现黄疸,面色苍白,血红蛋白尿。

(3)G-6-PD 活性下降。

(4)既往有类似发病史或家族阳性史。

(5)应与血红蛋白病(地中海贫血)、自身免疫性溶血性贫血、肝炎、溶血尿毒综合征鉴别。

（四）治疗

（1）禁忌食用蚕豆、氧化型药物，敏感婴儿的母亲亦应忌用。

（2）输血疗法：常用于贫血继续加重的病人，血红蛋白＜50～60g/L 时，应及时输液，纠正脱水、酸中毒，以输红细胞为宜。输血应避免输入 G-6-PD 缺乏供血者的血，每次输入量 5～20ml/kg。如男孩患病，只要血型相同，可输其父血，不可输其母血。

（3）注意尿色及尿量改变，可服用碳酸氢钠碱性液碱化小便。

（4）蓝光疗法。

九、地中海贫血

地中海贫血又名海洋性贫血（thalassemla，meditcrranean anemla），系常染色体不完全显性遗传性慢性溶血性贫血。由于构成血红蛋白的 Q 或 β 肽链合成减少或完全抑制，使红细胞正常血红蛋白含量减少，红细胞寿命缩短。本病根据合成障碍肽链的不同，分为四型 α 型、β 型、δβ 型、δ 型。临床常见类型为 α 地中海贫血和 β 地中海贫血，尤以 β 地中海贫血最常见。

（一）临床表现

1.轻型

无症状或症状轻微，仅有轻度贫血，无明显脾脏肿大。

2，重型

多在半岁以内发病，呈慢性进行性贫血，面色苍白或苍黄，可有轻度黄疸，常因重度贫血引起颅、面骨骨髓代偿性增生而出现特殊面容，头大，鼻梁低平，眼距增宽，颧骨、额及顶枕部突出。长期慢性贫血可致心脏扩大，心尖区可闻及收缩期杂音。腹部多膨隆，肝脾肿大，以脾大更明显，多有生长发育障碍。

3.胎儿水肿症（Hb Bart's 病）

胎龄常不足 40 周而死产，胎儿呈全身水肿、腹水、贫血、肝脾肿大。

4.并发症

常见于重型病例。慢性溶血可出现胆结石、阻塞性黄疸及胆绞痛、腿部溃疡。长期输血及慢性溶血导致铁过量沉着于重要组织器官如肝、脾、胰、心，心功能不全常为死亡的原因。

5.家族史

可有阳性家族史。

（二）实验室检查

1.血常规

呈小细胞低色素性贫血，红细胞大小不等，异形性，中心淡染区扩大，靶形红细胞 10％以上有诊断价值，并可见到有核红细胞，嗜碱性点彩红细胞，网织红细胞增高。

2.红细胞盐水渗透试验

渗透脆性降低。

3.血红蛋白电泳

β-地中海贫血可出现 HbF 或 HbA2 增高，α-地中海贫血 HbH 病发现 HbH 带，胎儿水肿症在 pH 8.6 缓冲液电泳时 Hb Bart's 倾向阳极，位于 HbH 之后，但在 pH 6.5 缓冲液电泳时则倾向阴极。

4.异丙醇沉淀试验

可区别不稳定血红蛋白,HbH 病者本试验呈阳性反应。

5.红细胞包涵体生成试验

孵育红细胞后,含有血红蛋白 H 的红细胞用煌焦油蓝染色,可见大多数红细胞中含有包涵体(即变性珠蛋白小体)。

6.骨髓检查

红细胞系统明显增生,粒:红比例减低或倒置,以中、晚、幼红细胞增生为主。轻型病例骨髓改变不明显。

7.X 线颅骨检查

可见颅骨内外板变薄,髓腔增宽,骨板间有放射状或竖发状条纹。

8.其他检查

尿中尿胆原增加,沉渣肾小管上皮细胞内,可见到含铁血黄素。血总胆红素升高,以间接胆红素升高为主。

(三)诊断要点

(1)小细胞低色素贫血,肝脾肿大,脾大更为明显。

(2)β-地中海贫血重型者 HbF 显著增高,轻型者 HbA$_2$ 增离＞3％,α-地中海贫血出现 HbH,胎儿水肿症出现 Hb Bart's、死胎。

(3)双亲或兄弟姊妹中有类似贫血史。

(四)治疗

本病目前尚无特效疗法,轻型者不需治疗,重型病例可采用下述疗法。

1.输血

反复足量输红细胞以维持 Hb 在 70～120g/L,防止或减轻骨骼畸形。但长期反复输血可致体内铁负荷过重,导致含铁血黄素沉着于重要脏器,应予去铁治疗。

2.脾切除

年长儿、纯合重型地中海贫血患者可试用。

3.干细胞移植

有可能治愈本病。

4.其他治疗

维生素 E 具有抗氧化作用,保护红细胞膜,可适当补充,5～15mg/d,也可补充叶酸 1～5mg/d,除非铁生化检查有缺铁的证据,一般忌用铁剂。

第二节　出血性疾病

一、免疫性血小板减少性紫癜

特发性(免疫性)血小板减少性紫癜(ITP),为小儿期最常见出血性疾病。临床表现为血小板减少,皮肤、黏膜出血,偶伴内脏出血,病因与免疫因素有关。患儿血浆及血小板表面可存在抗血小板相关抗体或免疫复合物。病程多自限性。

(一)临床表现

1.急性型

儿童多属此型,常见于2～10岁小儿,起病前常有病毒感染史,起病急,表现为自发皮肤、黏膜出血,以四肢多见,呈大小不等瘀点、瘀斑,鼻、齿龈出血多见;亦有消化道、泌尿道出血。重症患儿血小板<20×10⁹/L,可伴严重黏膜出血,或3个以上部位出血,或因出血严重而致Hb<60g/L,最严重时可伴发颅内出血(<1%)。中度患儿血小板<50×10⁹/L,皮肤黏膜瘀点、瘀斑,无广泛出血。肝、脾、淋巴结无肿大。病情自限性,出血症状多于起病1～2周内好转,但血小板数可仍低。90%急性型患儿起病9～12月内血小板数恢复正常。

2.慢性型

病程超过6个月,学龄期前后小儿多见,女多于男,起病可较隐匿缓慢,出血症状较轻,病程迁延,可反复发作。

(二)诊断要点

(1)自发性皮肤黏膜出血,偶伴内脏出血;起病前可有前驱"病毒感染"史;一般无肝、脾、淋巴结肿大;病情多呈自限性。

(2)血小板计数<100×10⁹/L,急性型血小板减少较显著;少数病人出血量多时,可伴血红蛋白降低,网织红细胞轻度增高。

(3)骨髓检查:巨核细胞数增多或正常,有成熟障碍。

以下4项具有1～2项:

(4)血小板相关免疫球蛋白、补体增多。

(5)排除继发性血小板减少。

(6)泼尼松治疗有效。

(7)切脾治疗有效。

(三)治疗

轻症病人,无黏膜出血者,不需特殊治疗。

1.一般治疗

适当休息,防止及控制感染,维生素C、卡巴克络(安络血)口服,局部止血措施,忌用阿司匹林等抗血小板药物。

2.糖皮质激素

中度以上病人,每日泼尼松1～2mg/kg口服,一般用药3～4周后,减量停用。如出血较严重及顽固难治者,可增加泼尼松至每日3～4mg/kg,或改用相应剂量地塞米松、氢化可的松、甲泼尼龙等静脉给药,出血改善后改口服,并减量至每日泼尼松2mg/kg,维持3～6周,减量停药。如减量中血小板下降,出血加重,以最低维持量维持。重症病人,伴皮肤黏膜广泛出血时,可给每日甲泼尼龙15～30mg/kg,静脉滴注。3～5天出血好转后,每日减半量至相当于泼尼松每日2mg/kg,维持3～6周,减量停药。

3.大剂量丙种球蛋白静脉输注(IVIG)

可根据出血严重度,血小板上升情况等选用以下方案:①IVIG每日0.497kg,连用5天;②

每日 1g/kg,连用 2 日;③每日 1g/kg,只用 1 日;④每日 0.4g/kg,连用 2 日。适用于重症型患儿,尤其是婴幼儿;或慢性型患儿作脾切除前。

4.输血或血小板

输注血小板对本病通常无效,急性大量出血或有视网膜出血,颅内出血患儿,必要时输注单采血小板。

5.免疫抑制剂

(1)长春新碱:0.025mg/kg 或 0.8mg/m² ,每周 1 次,缓慢静滴,4～6 次为一疗程。

(2)环孢素:每日 5～8mg/kg,q12h,维持量参照血浓度。常见不良反应有多毛、震颤、肾功能损害,应定期检查肾功能。

(3)硫唑嘌呤:每日 1.5～2.5mg/kg,多与泼尼松合用。

(4)环磷酰胺:每日 1.5～3mg/kg,起效一般需 3～6 周,血小板上升后维持 4～6 周。

6.其他药物

(1)达那唑:为雄激素衍生物,每日 10mg/kg,分 3 次口服。或小剂量每日 1～2mg/kg 口服,一般需 2～6 周后起效。主要不良反应为肝功能损害,体重增加、多毛、乏力,小剂量时不良反应少。

(2)氨肽素:0.4g 每日 3 次,药效高峰在 6～8 周。

7.脾切除

病程 1 年以上,年龄＞5 岁,常规内科治疗无效,出血症状较明显者,可考虑脾切除。

二、血友病

血友病是一组遗传性凝血因子缺陷所致的出血性疾病,包括血友病 A(因子Ⅷ或称 AHG 缺乏)、血友病 B(因子Ⅸ或称 PTC 缺乏)、血友病 C(因子Ⅺ或称 PTA 缺乏)。血友病 A、B 属伴性遗传(XR)男性患者表现症状,女性为携带者;血友病 C 为常染色体隐性遗传(AR),男女两性均可发病。据世界卫生组织统计血友病发病率约为(15～20)/10 万人口,我国血友病发病率为(2.3～2.8)/10 万人口,其中血友病 A 占 80%～85%,血友病 B 占 10%～15%,血友病 C 少见。

(一)血友病 A

血友病 A 由于因子Ⅷ(FⅧ)遗传性缺陷引起,FⅧ是一种大分子糖蛋白,由位于 X 染色体长臂二区第八带(Xq28)FⅧ促凝成分(Ⅷ:C)基因,及位于第 12 号染色体的短臂末端(12pter)Ⅷ相关抗原(ⅧRAg 或称 vWF)基因两部分合成。血友病 A 患者 vWF 正常,Ⅷ:C 降低或缺乏。

1.临床表现

(1)男性患者表现症状,女性为携带者。

(2)自幼表现出血倾向,自发或轻微损伤后流血不止。重型患儿出生后有出血症状,轻型可至儿童甚至成年期才发病。出血部位为关节。可形成慢性关节炎、关节畸形,肌肉出血可形成囊肿和假瘤,皮下血肿、皮肤瘀斑,黏膜出血、鼻出血;内膜出血包括消化道,泌尿道及脑出血。畸形大出血较少见。根据Ⅷ:C 水平,可分为重型(Ⅷ:C＜2%)、中型(＜5%)、轻型(＜25%)、亚临床型(＜50%),以重、中型占大多数。

(3)出血时间(BT)、凝血酶原时间(PT)、血小板计数,血块收缩时间均正常。

(4)凝血时间(CT)和复钙时间,重型病例异常(延长)。

(5)白陶土部分凝血活酶时间(KPTT)延长。KPTT 较敏感,当Ⅷ:C 为正常的 30%～40%时,KPTT 即有延长。

(6)简易凝血活酶生成试验(STGT)及凝血活酶生成试验(TGT)时间延长,并可被硫酸钡吸附血浆纠正,却不能被正常血清纠正。

(7)Ⅷ:C 测定Ⅷ:C 降低。

2.诊断要点

(1)母亲多为携带者,母系男性亲属可能有本病患者。

(2)男性患者,自幼有出血倾向、自发或轻微损伤后流血不止,常表现关节腔出血,局部红肿、疼痛,皮下肌肉血肿等。

(3)CT、KPTT 延长,BT、PT 正常,血小板数正常。

(4)凝血活酶生成时间延长,可被硫酸钡吸附血浆纠正,正常血清不能纠正,Ⅷ:C 降低。

3.治疗

(1)防止创伤:避免手术及肌内注射,注意口腔卫生,禁用抗血小板药物(如阿司匹林、保泰松、吲哚美辛、双嘧达莫等)。

(2)替代治疗:提高患者血浆 FⅧ水平,轻度出血需提高血浆 FⅧ水平至 20%～25%,中度出血需 25%～30%,重度出血需达 50%～80%。如发热、感染或循环中出现 FⅧ抑制物时,需提高患者 FⅧ水平至 60%～80%或更高。输入 FⅧ1U/kg 可提高体内 FⅧ:C2%。因输入的 FⅧ可向血管外弥散(弥散半衰期 4～5 小时),首剂剂量应加倍,以后 8～12 小时一次,(代谢半寿期 8～12 小时)至局部出血停止,如需外科手术,术前 1 小时应提高 FⅧ水平至 100%。一般手术后维持 FⅧ水平 60%共 4 天。骨科手术维持 FⅧ水平 80%,共 4 天,以后减量至伤口愈合,血友病 AFⅧ抑制物(抗体)产生的发生率约 10%,如已出现抗体者,危急出血时应加大剂量 FⅧ替代输注,或同时加用糖皮质激素,及因子Ⅸ浓缩物。

(3)含 FⅧ制品

①新鲜血浆:每 ml 含 FⅧ1U,慎用未经灭活处理的血浆。

②冷沉淀物:含 FⅧ:C 量为新鲜血浆的 5～10 倍,适用于轻型～中型患者。慎用未经灭活处理的冷沉淀。

③浓缩 FⅧ制剂:国内多为中纯度制品,较血浆中 FⅧ含量高 25 倍,适用于中～重型患者及获得性血友病 A 患者(循环中已出现 FⅧ抗体者);高纯度制品,FⅧ含量较血浆高 65～130 倍。

(4)药物治疗

①1-去氨基-8-右旋精氨酸加压素(DDAVP),为一种合成的加压素衍生物,有抗利尿及增加 FⅧ水平的作用,每次 0.3～0.5μg/kg,加入生理盐水 30ml,静滴 20～30 分,每 12 小时一次,2～5 次一疗程,多数患者 FⅧ可增高原来的 4～6 倍,与抗纤溶药物同用,疗效可增加,反复应用 DDAVP,疗效降低。经鼻腔喷雾或滴入,每次每侧 150μg,效果不如静脉给药,DDAVP 多用于轻型患者。

②达那唑:每日 10ml/kg,分 3 次口服,2 周为一疗程。可降低血浆制品用量。

③糖皮质激素:促进血肿吸收,可用于关节,肾、腹腔、咽喉、拔牙、颅内出血,及产生 FⅧ 抗体者,一般为短期应用。

④抗纤溶药物:6-氨基己酸:每次 0.1g/kg,每日 3～4 次,口服,或 0.08～0.129/kg 加入葡萄糖或生理盐水 100ml 静滴;氨甲苯酸,小儿每次 0.1g,静注,每日 1～2 次。血尿、肾功能不全、休克者慎用。

(5)局部处理:关节出血、肿胀,应早期固定、制动、补充 FⅧ 20U/kg,以后 10U/kg,每 12 小时静滴,共 2 天,必要时在首剂替代治疗后,无菌条件下抽出局部积血,减少局部肿痛,加压包扎。皮肤、黏膜损伤可局部压迫止血,如伤口较深需缝合止血。

(二)血友病 B

1.概述

血友病 B 为遗传性 FⅨ(PTC)缺陷所致,基因位点在 Xq27.1～q27.2 遗传方式同血友病 A,但女性杂合子 FⅨ 活性降低,有临床出血表现者较血友病 A 女性杂合子多见,血友病 B 发病率低于血友病 A。

2.临床表现

临床表现与血友病 A 无法鉴别,而轻、中型患者较多,患儿 CT 可延长,KPTT 延长,凝血活酶生成试验(TGT)时间延长,正常血清可纠正,硫酸钡吸附血浆不能纠正、FⅨ 测定 FⅨ:C 降低或缺乏。

3.诊断要点

(1)本病为 XR 遗传,母亲多为携带者,但 FⅨ 活性减低,临床有出血表现者较血友病 A 女性杂合子多见。

(2)临床表现与血友病 A 相似,轻、中型患者多见。

(3)CT 可能延长,KPTT 延长,TGT 延长,正常血清可纠正,硫酸钡吸附血浆不能纠正,简易凝血活酶生成及纠正试验可能出现假阳性,不能作为诊断依据。

(4)FⅨ:C 减低或缺乏

4.治疗

替代治疗可用血浆(FⅨ 及 FⅪ 在 4～20℃时稳定,故可用新鲜或库存血浆,但慎用未经灭活处理的血浆),首选浓缩 FⅨ 制剂(凝血酶原复合物)。首剂 30～60U/kg,在 2～4 小时内输注,以后 20U/kg 维持,每日 1 次。对新生儿和肝病患儿,因其清除凝血酶原复合物中已活化凝血因子的功能较差,为防止发生血栓性栓塞,应慎用。血友病 B 抗体滴度增高的发生率 1%～3%,处理同血友病 A。

(三)血管性血友病

血管性血友病(vWD)是一组遗传性出血性疾病。由于血浆中 vW 因子(vWF)缺陷,而致血小板与损伤血管内皮细胞间黏附作用异常所引起的出血性疾病。vWF 又是因子Ⅷ凝血活性Ⅷ:C 的载体,vWF 的缺陷同时伴有Ⅷ:C 的减低。本病的遗传变异型,按 vWF 的缺乏和(或)多聚体结构遗传的不同可分为Ⅰ、Ⅱ、Ⅲ型,其相对患病率之比为 75∶19∶16。

1.临床表现

(1)本病多数属常染色体显性(AD)遗传,少数属常染色体阴性(AR)遗传,男女均可发病,大多数病例自学龄前及儿童期起病。

(2)自幼有明显的出血倾向,多数患儿有反复鼻出血,皮肤黏膜出血,程度轻重不一,手术或拔牙后出血不止;罕见关节出血及关节畸形。

(3)出血时间(lvy 法)延长,阿司匹林耐药量试验可使轻型患儿出血时间显著延长,小儿期需慎用。

(4)多数病人 vWF 明显降低,Ⅷ:C 减低。

(5)利托菌素(ristocetin)诱发的血小板聚集作用减低。

(6)血小板激素正常,血小板黏附率减低。

2.诊断要点

同前述。

3.治疗

(1)替代治疗:新鲜或冷冻血浆 10ml/kg 输注,或应用冷沉淀物(未经灭活者应慎用),以后每日 5ml/kg,重症患儿需外科手术时,术前 2~3 日起输注血浆每日 10ml/kg,术后每日或隔日输注血浆 5ml/kg,维持 7~10 日。

(2)DDAVP:用法见血友病 A。

(3)禁用抗血小板药物。

(4)局部止血:体表用压迫或配合冷敷止血,鼻出血时可用含有凝血酶或新鲜血浆的止血纤维、吸收性明胶海绵充填局部,并加压止血。

三、维生素 K 依赖凝血因子缺乏症

维生素 K 依赖因子(Ⅱ、Ⅶ、Ⅸ、Ⅹ)在肝细胞微粒体内合成,分子结构中含 γ 羟基谷氨酸,维生素 K 是上述凝血因子的羟基化辅酶。缺乏维生素 K 参与合成的脱羧基凝血酶原(PIVKA-Ⅱ),不能被激活形成有活性的凝血酶无凝血功能。本病分先天性和获得性两大类。先天性Ⅱ、Ⅶ、Ⅹ 因子缺乏少见,均属常染色体隐性遗传,Ⅸ 因子缺乏(血友病 B),见本章血友病节。获得性维生素 K 依赖因子缺乏较常见,有新生儿自然出血、婴儿维生素 K 缺乏及慢性肠道疾病、肝脏疾病引起的维生素 K 依赖因子缺乏。其中婴儿维生素 K 缺乏症,临床常早期出现颅内出血,病情凶险,力争早期诊断,合理治疗。

(一)新生儿自然出血症(新生儿凝血酶原缺乏症)

1.临床表现

(1)新生儿生后 2~5 天发生脐、胃肠道、皮下出血。早产儿可晚至生后第 2 周,严重时针刺部位出血不止,并伴内脏出血如血尿、肺出血、阴道出血甚至颅内出血。

(2)维生素 K 或含维生素 K 血制品治疗有效,病程有自限性,新生儿多于 10 天内痊愈,早产儿病程可延迟至生后 2~3 周。

(3)血小板计数和 BT 正常 PT,KPTT 和 CT 均延长。

2.诊断要点

(1)人乳喂养新生儿生后第 1 周内有脐、胃肠道、皮肤出血。

(2)病史中有以下诱因。

①生后未补充维生素 K。

②生后禁食:口服广谱抗生素、腹泻、先天胆道畸形。

③母孕期服用香豆素抗凝剂,抗惊厥药。

(3)CT、PT、KPTT 延长。

3.治疗

见婴儿维生素 K 缺乏症

(二)婴儿维生素 K 缺乏症

1.临床表现

(1)多见于单纯母乳喂养,3 月龄以内健康婴儿。

(2)起病急骤,多数患儿有突发性颅内压增高现象。表现烦躁哭吵,前囟紧张饱满,呕吐,双目凝视、斜视、脑性尖叫,惊厥或意识丧失,肢体屈曲紧张;贫血进展迅速,注射及采血部位有自发性出血倾向,或伴皮肤、消化道出血。由于本病临床表现无特异性,如自发出血症状不明显,或伴发热,易误诊为中枢神经系统感染。

(3)凝血酶原时间(PT):多数延长至正常对照 2 倍以上。

(4)FⅡ、FⅦ、FX 活性检测:上述因子活性降至 30% 有出血倾向,<20% 有自发出血。

(5)血 PIVKA-Ⅱ(缺乏维生素 K 参与合成的脱羧基凝血酶原)增高。有条件单位应作此测定,为维生素 K 缺乏的可靠诊断指标。

(6)脑脊液检查:CSF 内有新鲜红细胞及(或)皱缩红细胞,蛋白质增高(<0.57g/L),白细胞<$0.1×10^9$/L,腰穿对诊断及鉴别诊断十分重要,对危重儿必须小心谨慎地进行腰穿,以免引起不良后果。

(7)头颅 CT 检查:可确定出血部位,多数为蛛网膜下出血。

2.诊断要点

(1)大多数(约 80%)发生于母乳喂养 3 月以内健康婴儿;少数有较明确诱因如阻塞性黄疸,肝病、长期腹泻、长期口服抗生素肠道菌群抑制,可为人工喂养婴儿,起病年龄较晚。

(2)起病急骤,多伴颅内压增高,中枢神经系统症状;有明确诱因组颅内出血发生率低。

(3)多数伴进行性贫血,注射部位出血,皮肤瘀斑,血肿、呕血、便血、鼻衄等。

(4)可伴发热、黄疸。

(5)PT 延长。

(6)脑脊液检查 CSF 内有新鲜或(及)皱缩红细胞

(7)头颅 CT 或超声检查有助确定出血部位及范围。

3.治疗

(1)维生素 K₁5~10mg,稀释后缓慢静注(4~5mg/min)或肌注,连用 3~5 日,早期应用,4~6 小时后出血可停止。

(2)有条件者应首选凝血酶原复合物,每次 10~15U/kg,数小时内可制止出血。慎用未经灭活处理的新鲜同型血或新鲜冷冻血浆。

(3)颅内增高治疗,早期不强调应用甘露醇,重度颅内压增高并有脑疝可能时,应及时应用甘露醇,每次 0.25~1g/kg,地塞米松每次 1~2mg/kg,呋塞米每次 1~2mg/kg,脱水降颅压。一般可在维生素 K₁ 应用后 6 小时,定期用小剂量甘露醇降颅压,并给苯巴比妥止痉。

（4）长期反复抽搐并有神经定位体征者，经 CT 扫描或超声检查确诊为硬膜下血肿时，在纠正凝血障碍后，作硬膜下穿刺引流，或外科颅骨切开引流或清除血肿。

（5）预防

①维生素 K 预防：正常足月儿、早产儿、低出生体重儿、难产婴儿，出生后均常规肌注维生素 K_1 0.5～1mg，出生后 1～2 周，1 个月、3 个月时重复肌注维生素 K_1 1mg 各 1 次。

②孕母预防：产前 2 周起，常规口服维生素 K 每日 20mg，分娩后母乳常规服维生素 K，并进食富含维生素 K 的绿叶蔬菜及水果，提高母乳中维生素 K 的含量。

③婴儿肝炎或阻塞性黄疸，长期慢性腹泻或脂肪吸收不良患儿，定期肌注维生素 K_1 每日 1～3mg。肝功能损害严重时，补充维生素 K 难以达到止血目的，可输注冰冻新鲜血浆或冷沉淀物止血。

四、弥散性血管内凝血

弥散性血管内凝血（DIC）是一种继发于多种疾病的出血综合征，其特点为在某些诱因作用下，凝血系统被激活，微血管内广泛发生纤维蛋白沉积和血小板凝聚，形成播散性微血栓，消耗大量凝血因子和血小板，激活纤溶系统，继发纤维蛋白溶解，引起严重微循环和凝血障碍，临床表现广泛严重出血、休克、栓塞、溶血、脏器功能障碍。引起儿科常见 DIC 的病因为重症感染、缺氧、组织损伤、休克、恶性肿瘤、白血病、溶血等。

（一）临床表现

（1）原发疾病症状和体征。

（2）高凝期持续时间较短，临床易忽略，以抽血易凝固为特点，凝血时间缩短，血小板数量正常或略高，纤维蛋白原正常或略高。

（3）低凝期及纤溶亢进期

①出血：绝大多数病人有轻重不一皮肤、黏膜出血，表现为瘀点、瘀斑、血肿，注射部位或手术野渗血不止。消化道、泌尿道、呼吸道出血等。

②休克及低血压状态，半数以上有血压下降，血压不稳定甚至休克，表现为肢体冷、少尿、面色发绀，不能用原发病解释。

③栓塞：表现为各脏器（如肾、肺、脑、肝等）功能障碍，如少尿、无尿、血尿或肾衰竭、呼吸困难、发绀、意识障碍、昏迷、抽搐、黄疸、腹水等。

④溶血：一般较轻可有发热、黄疸、腰背痛、血红蛋白尿等。血涂片中有红细胞碎片、异形红细胞。

（4）急性 DIC 起病急骤，多在数小时或 1～2 天内起病，有明显出血及休克表现；亚急性 DIC 病程较缓慢，数日或数周，多见于恶性肿瘤转移、早幼粒白细胞等；慢性型起病隐匿，可见于巨大海绵状血管瘤等。

（5）实验室检查

①血小板数＜$100×10^9$/L 或进行性下降。

②纤维蛋白原含量＜1.5g/L 或进行性下降，或＞4g/L。

③PT 缩短或＞正常对照 3 秒以上。

④3P 阳性，血浆 FDP＞20mg/L，或 D 二聚体水平升高。

⑤抗凝血酶-Ⅲ(ATⅢ)和纤溶酶原(PLG)含量和活性降低。

⑥因子Ⅷ水平低于正常50%。

⑦疑难病例应有下列一项以上指标异常:

血小板活化产物升高:如β-血小板球蛋白(βTG),血小板第4因子(PF$_4$),P-选择素和血栓烷B$_2$(TXB$_2$)。

凝血因子活化产物升高:如血管性血友病因子抗原(vWF:Ag),vWF:Ag/FⅧ:C比值,血(尿)纤维蛋白肽A(FPA),凝血酶原片段1+2(F$_{1+2}$)、凝血酶-抗凝血酶复合物(TAT)等。

纤溶亢进指标升高:如纤溶酶-抗纤溶酶复合物(PAP)等。

(二)诊断要点

(1)存在易引起DIC的基础疾病。

(2)有以下两项以上临床表现

①多发性出血倾向。

②不易用原发病解释的微循环衰竭或休克。

③多发性微血管栓塞的症状和体征,如皮肤、皮下黏膜栓塞坏死及早期出现的肾、肺、脑等脏器功能不全。

(3)实验室检查:3项以上异常可确诊。

①血小板数<100×10^9/L,或进行性下降,肝病患儿DIC时,血小板数<50×10^9/L。

②PT缩短或延长3秒以上,或KPTT缩短或延长10秒以上。

③纤维蛋白原<1.5g/L或进行性下降。肝病患儿<1g/L。

④血片中破碎异形红细胞>20%。

(三)治疗

1.病因治疗

去除病因,如感染、休克、酸中毒、缺氧。

2.高凝期治疗

以抗凝、活血化瘀为主。

(1)肝素:适用于高凝为主期,亚急性、慢性DIC,有严重出血,低纤维蛋白原血症。严重肝功能不良时慎用或禁用。

用法如下:

①肝素75~100U/kg,每4~6小时一次静注或静脉滴注,用药前作试管法凝血时间(CT)监测,如CT延长2倍以上,因减量或延长用药间隔期。如肝素过量,出血加重可用等量鱼精蛋白中和。

②亚急性DIC时(如急性早幼粒细胞白血病),可用肝素每小时10~15U/kg,静脉滴注。

③小剂量肝素,每日25~60U/kg,分次(如每8小时或12小时1次)皮下注射或静脉滴注。

④分子量<10000低分子量肝素(LMH),抗凝作用弱而抗栓作用强,0.5mg/kg,皮下注射,每日2次。

(2)抗血小板聚集药物

①右旋糖酐 40(低分子右旋糖酐):10~15ml/kg,每日 1~2 次。

②双嘧达莫:每日 5mg/kg,分 2~3 次服用。

③阿司匹林:每日 10~20mg/kg,分 2~3 次服用。

3.低凝期

治疗主要补充血小板、凝血因子。可给新鲜血浆(有条件者应用经灭活处理的血浆)每次 10~15ml/kg,有条件时输注血小板和凝血因子,使血小板升到 50×10^9/L,纤维蛋白原>1g/L,PT 恢复正常。

4.抗纤溶药物

一般禁用,继发性纤溶为主时,可在肝素治疗基础上,或与小剂量肝素合并使用。急性肾衰竭时禁用。

(1)6-氨基己酸:每次 0.1g/kg,每日 3~4 次,口服,或 0.08~0.12g/kg 加入葡萄糖或生理盐水 100ml 静滴。

(2)氨甲苯酸:新生儿每次 0.01~0.02g,小儿每次 0.1g,静注,每日 1~2 次。

第三节　急性白血病、肿瘤与组织细胞病

一、急性白血病

白血病是造血系统的恶性增殖性疾病,其发病数占小儿恶性肿瘤的首位,尤以急性白血病为主,其中急性淋巴细胞白血病(ALL)占 70%左右,慢性白血病仅占 1%~5%。

随着各种常见病防治效果的提高,儿童肿瘤的发病率相对增多,严重危及小儿健康和生命,应引起重视。

(一)临床表现

1.感染

发热是最常见症状之一,反复不规则发热常为首发症状。中性粒细胞绝对数<0.5×10^9/L 时易并发细菌或真菌感染。

2.贫血

亦常为首发症状,呈进行性加重。贫血原因:红系生成受抑,化疗药物损伤红系造血,ALL 患者可有显性或隐性自身免疫溶血。

3.出血

以皮肤、黏膜及鼻腔多见,消化道及颅内出血常为本病致死原因。

4.组织器官浸润

(1)淋巴系统浸润的表现:不同程度的肝、脾、淋巴结肿大,以急淋白血病和急单白血病明显。纵隔淋巴结肿大压迫可致上腔静脉综合征或上纵隔症候群。

(2)中枢神经系统白血病(简称脑白):经规范预防脑白后,其发病率已明显下降。早期仅有脑脊液异常而无症状者称亚临床型。主要症状可有颅内压增高、脑实质、颅神经、脊髓、神经根及周围神经受累所引起的相应症状和体征。

(3)睾丸白血病:多发生在化疗后1～3年或停药后任何时期。双侧或单侧无痛性肿大,局部变硬或呈结节状,局部皮肤呈青黑色。睾丸白血病的危险因素:①T-ALL和淋巴肉瘤白血病;②病初白细胞$>20\times10^9$/L;③纵隔肿块;④肝脾淋巴结中重度肿大;⑤血小板$<30\times10^9$/L;⑥为规范应用大剂量氨甲蝶呤预防。

(4)骨关节受累:白血病细胞浸润骨膜、骨梗死或骨髓腔中白血病扩增所致。胸骨可有压痛。部分患者以骨痛、游走性或固定的关节肿痛为首发症状,以ALL为多见,易误诊为风湿性关节炎。急性粒细胞白血病患儿可发生一种特殊的骨浸润,即绿色瘤或粒细胞肉瘤,男性多见。肿瘤切面呈绿色,暴露于空气即渐褪色。常见的X线骨损害为骨髓腔及皮质的溶骨性改变,干骺端X线可见密度改变的横带或横线即"白血病线"。骨膜下可有新骨形成。

(5)皮肤损害:常见于新生儿白血病或急粒白血病、M_4、M_5型。表现为白血病疹(淡红色小丘疹伴瘙痒),此外可有斑丘疹、皮肤结节、肿块或剥脱性皮炎。

(6)其他系统:腮腺、心(心包、心肌)、肺、肾、胃肠道及阴茎等浸润症状。

(二)诊断要点

有上述白血病的临床表现。

1.血常规

白细胞数高低不一,低至数百,高达百万,以原始和幼稚细胞为主。白细胞数正常或减少时可不见幼稚细胞。贫血为正色素性,网织红细胞常减少。血小板绝大多数减少。

2.骨髓象

是诊断白血病的重要依据。骨髓白血病细胞增生明显或极度活跃,以原始及幼稚细胞为主,可达0.30～1.0不等,有时可呈白血病"裂孔"骨髓象(即仅见幼稚和成熟的白细胞,中间阶段缺如)。红系(除M_6)及巨核系(除M_7)增生受抑制。细胞形态应结合组织化学染色来确诊白血病类型。有条件单位应作免疫分型及细胞遗传学检查。少数情况下骨髓穿刺可"干抽"或增生极度低下,找不到骨髓细胞时,需作活检。

3.确诊为白血病后

要进一步分类及分型,以便制定化疗方案及判断预后。

急性淋巴细胞白血病亚型(MIC分型):

(1)细胞形态学分型:分L_1、L_2、L_3型,后者多为B-ALL预后差。

(2)免疫学分型:分为B细胞系(非T)和T细胞系两大类,前者约占80%,后者约占15%。

B细胞系一般分为4型即早前B细胞型($CD10^-$)、普通型($CD10^+$),前B细胞型($cylg^+$)和B细胞型($Smlg^+$)。普通型多见(约占70%)预后较佳,B-ALL和T-ALL预后差。极少数为混合型。

(3)细胞遗传学分型:染色体数目改变中全部核型为整倍体预后好,部分整倍体其次,假二倍体、亚二倍体预后差,超二倍体其次。染色体结构改变中特别是t(9;22),t(4;11)或t(8;14)预后差。

急性非淋巴细胞白血病(ANLL)亚型:

粒细胞白血病未分化型(M_1)

粒细胞白血病部分分化型(M$_2$)

颗粒细胞增多的早幼粒细胞白血病(M$_3$)

粒单核细胞白血病(M$_4$)

单核细胞白血病(M$_5$)

红白血病(M$_6$)

巨核细胞白血病(M$_7$)

(4)临床分型:临床一般将 ALL 分为标危和高危两大类。1998 年中华医学会儿科学分会"小儿急性淋巴细胞白血病诊疗建议"分型如下:

A.与小儿 ALL 预后确切相关的危险因素

1)<12 个月的婴儿白血病。

2)诊断时已发生中枢神经系统白血病(CNSL)和(或)睾丸白血病者。

3)染色体核型为 t(4;11)或 t(9;22)异常。

4)小于 45 条染色体的低二倍体。

5)诊断时外周血白细胞计数>50×10^9/L。

6)泼尼松诱导试验 60mg/(m^2 · d)×7 天,第 8 天外周血白血病细胞≥1×10^9/L (1000μL)定为泼尼松不良效应者。

7)标危 ALL 诱导化疗 6 周不能获完全缓解(CR)者。

B.根据上述危险因素,临床分型分为二型:

1)高危 ALL(HR-ALL):具备上述任何一项或多项危险因素者。

2)标危 ALL(SR-ALL):不具备上述任何一项危险因素者,伴有或不伴有 t(12;21)染色体核型和≥50 条染色体的高二倍体 B 系 ALL。

小儿 ANLL 有关预后因素见表 6-1。

表 6-1 小儿 ANLL 有关预后因素

差	佳
初诊白细胞高于 100×10^9/L	M$_1$、M$_2$ 伴 Auer 小体
年龄小于 2 岁	t(8;21)
M$_1$、M$_5$、M$_6$、M$_7$	inv(16)
-7/染色体,11q23	M$_3$、M$_{4Eo}$
合并髓外白血病(CNSL)	Down 氏综合征 ANLL
继发性白血病	早期治疗反应佳,一疗程缓解
获缓解所需时间长(一疗程不缓解)	

注:具预后差因素的 ANLL 为高危 ANLL。

(三)治疗原则及方案

原则:按型选方案,尽可能采用当今公认的最佳方案即强烈、联合、足量、间歇、交替、长期治疗。

程序:依次进行诱导缓解、巩固、髓外白血病预防、早期强化、维持及定期加强治疗。

1.高危 ALL 化疗

(1)诱导缓解治疗(4 周)

1)VDLP 方案:长春新碱(VCR)1.5mg/m²(每次不大于 2mg/m²)静注,d8(第 8 天,下同),d15,d22,d28;柔红霉素(DNR)30mg/m²,用 5％葡萄糖液 100ml 稀释快速静滴(30～40分钟),d8～10,共 3 次,或每周 1 次,共 4 次;门冬酰胺酶(L-ASP)5000～10000U/m²,静滴或肌注(根据不同产品的生物活性和特性选用剂量和施药途径),d9,d11,d13,d15,dl7,d19,d21,d23,共 8 次;泼尼松(Pred)60mg/(m²·d),dl～28(dl～7 为泼尼松试验),1 天量分 3 次口服,d29 起每 2 天减半,1 周内减停。

2)CVDLP 方案:环磷酰胺(CTX)800～1000mg/m²,稀释于 5％葡萄糖液 100ml 中在 1 小时内快速静滴,d8(1 次);DNR30～40mg/m² 共 2 天(d8-9);L-ASP 剂量同上,共 10 次,其余同 VDLP 方案。

3)CODP 方案:CTX 800～1000mg/m²,去除 L-ASP 外,VCR、DNR、Pred 剂量和用法同前。

(2)巩固治疗(2～3 周)

以下方案任选其一:

1)CAM 方案:CTX800～1000mg/m²,快速静滴 dl,阿糖胞苷(Ara-C)1g/m²,q12h×6 次,d2～4 或 2g/m²,q12h×4 次,d2～3,静滴(>3h);6-巯基嘌呤(6MP)50mg/(m²·d),口服,d1～7。

2)CAT 方案:CTX600～1000mg/m² 静滴,d1,Ara-C75～100mg/(m²·d),分 2 次肌注,d1～4,d8～11,6-TG 或 6-MP 60mg/(m²·d)晚间一次口服,d1～14。

3)依托泊苷(VP16)＋Ara-C:VP16 200～300mg/m² 静滴,然后继续滴注 Ara-C 300mg/m²(>3h),dl,d4,d7。

(3)髓外白血病预防性治疗:

1)三联鞘注(IT):鞘注剂量见表 6-2,于诱导治疗期间每周鞘注一次,巩固及早期强化期间各一次。维持治疗期末进行颅脑放疗者每 8 周鞘注一次,直至停止化疗。

表 6-2　不同年龄三联鞘注药物剂量(mg)

年龄(月)	MTX	Ara-C	Dex
<12	5	12	2
～23	7.5	15	2
～35	10	25	5
≥36	12.5	30	5

2)大剂量氨甲蝶呤(HD-MTX):ITX3g/m²,静脉输注＋鞘注＋四氢叶酸钙(CF)。同时用 VP 方案或 6MP,每 10～14 天为一疗程,共三疗程。

3)颅脑放疗:原则上 3 岁以上患儿,凡诊断时 WBC 计数≥100×10⁹/L,有 t(9;22)或 t(4;11)核型异常,诊断时有 CNSL,因种种原因不宜做大剂量氨甲蝶呤治疗者,于 CR 后 6 个月时进行,总剂量 18Gy,分 15 次于 3 周内完成,或 12Gy,分 10 次,于 2 周完成,同时每周鞘注 1 次。放疗后每 12 周鞘注 1 次,直至停止化疗。

(4)早期强化治疗:以下方案任选其一:

1)VDLDex:d1~14,休疗 1~2 周用 VP16＋Ara-C。

2)COADex:d~7,休疗后再用 VP16＋Ara-C。

3)vDLP:d1~28,或 VDLP2 周后用 Vm26＋Ara-C2 周(Vm26 160mg/m²,Ara-C 200~300mg/m²,每周 1~2 次)。

(5)维持及加强治疗

维持治疗:

1)6TG(硫鸟嘌呤)或 6MP 75mg/(m²·d)晚间睡前顿服,×21 天;MTX 每次 20~30mg/m²,肌注,每周 1 次,连用 3 周。接着 VDex1 周(同前),如此反复摩贯用药,遇强化治疗时暂停。

2)加强治疗:COADex:自维持治疗起,每年第 3、第 9 个月各用 1 疗程(CTX 为 600mg/m²,其余剂量和用法同前)。

3)加强强化治疗:维持治疗期间每年第 6 个月用 VDLDex 或 COADex(用法同早期强化)。每年第 12 个月用替尼泊苷(Vm26)或 VP16＋Ara-C1 疗程(同早期强化方案)。

4)未作颅脑放疗者,维持治疗第 2 个月进行 HD-MITX＋CF 治疗,每 3 个月 1 次或每 6 个月 2 次,共 8 次。

5)总疗程:自维持治疗算起,女孩 3 年,男孩 3.5 年。

2.标危 ALL 化疗

(1)诱导缓解治疗:方案同高危 ALL,但 DNR 减为 2 次,30mg/m²,d8、d9。

(2)巩固治疗方案:CAM:CTX800mg/m²,d1,Ara-C 100mg/(m²·d),分 2 次,皮下或肌注,d1~7;6MP75mg/(m²·d),分 2 次,(d1~7 或 Vm26＋Ara-C(方法剂量同前)。

(3)髓外白血病预防:HD-MTX(方法剂量同前),原则上不用颅脑放疗。

(4)维持与加强治疗:6MP＋MTX 及 VCR＋Dex 为主,加强治疗贯穿其中。

第一次加强:诱导缓解后半年,VDLP＋HD-MTX,2 次。

第二次加强:第二年起,Vm26＋Ara-C＋HD-MTX,2 次。

第三次加强:第二年半起,CODP＋HD-MTX,2 次。

第四次加强:第三年起,Vm26＋Ara-C。

维持治疗中鞘注前二年每 8 周 1 次,每第三年每 12 周 1 次。

3.ANLL 化疗

(1)诱导缓解治疗:可任选下列方案之一。

1)DA 方案:DNR30~40mg/(m²·d),d1~3 静注,Ara-C 150~200mg/(m²·d),分 2 次,静注或肌注,d1~7。

2)HA 方案:H(高三尖极碱)4~6mg/(m²·d),d1~9,静滴,Ara-C 同 DA 方案。

3)DA＋VP16 方案:DNR20mg/(m²·d),静注,d1~4,d15~l89 Ara-C 50mg/(m²·d)分 2 次肌注,d1~4,d15~18,VP160100~150mg/(m²·d),静滴 d1~4,d15~18。

一旦获得骨髓缓解后有匹配骨髓供体者可进行异基因骨髓移植。无骨髓供体者继续化疗。

（2）巩固治疗：可任选下列方案之一。

1）原诱导化疗 HA 或 DA 方案，巩固 2~4 疗程。

2）HD-Ara-C＋ L-ASP 方案：Ara-C 1~2g/m²，q12h，共 8 次，静滴（3h），d1~2，d8~9，第 4 次 Ara-C 后 6 小时给 L-ASP 6000U/m²，静脉滴注，d2，d9。

3）VP16＋HD-Ara-C 方案：先给 VP16 100mg/(m²·d)，d1~3，之后用 HD-Ara-C1~2g/m²，q12h，共 6 次，d4、5、6。EA 方案：VP16 100mg/(m²·d)，静滴，d1、2、3；Ara-C100-150mg/(m²·d)，d1~7。

巩固治疗共 6 个疗程，每疗程 28 天，即 HD-ARA-C 与 DA、HA、VP16＋Ara-C 交替治疗半年。完成巩固治疗后可停药观察，亦可进入下述维持治疗。

（3）维持治疗：选用 COAP、HA、EA、AT（Ara-C＋6TG）中的 3 个方案，定期序贯治疗。第 1 年每 2 个月 1 疗程，第 2 年每 3 个月 1 疗程，至 CCR 达 2~2 年半停药观察。

（4）髓外白血病预防：诱导缓解期每 2 周鞘注 1 次，共 4 次。缓解后巩固治疗中第 2、4、6 疗程各鞘注 1 次，维持治疗期每 3~6 个月 1 次。M4、M5 可加颅脑放疗。

4.M₃ 化疗

诱导缓解期用全反式维 A 酸（RA）30~45mg/(m²·d)，直至完全缓解。白细胞高者可同时用 HA 方案，完全缓解后 RA 与 COAP 方案或 HA、DA 方案交替治疗，或与 ANLL 其他类型化疗方案交替应用，至持续完全缓解 2~2.5 年停药观察。

5.复发病例治疗

换用更强的诱导方案如大剂量化疗方法，换用新药如去甲柔红霉素、米托蒽醌、异环磷酰胺。停药后复发者仍可用原有效方案。骨髓缓解后宜骨髓移植治疗。

6.支持治疗及积极防治感染

（1）化疗前尽可能清除急慢性感染病灶。

（2）加强口腔黏膜、皮肤、肛周等清洁消毒护理，加强保护性隔离。

（3）强烈化疗后粒细胞减低时可用 G-CSF 或 GM-CSF，尽快使粒细胞回升。

（4）SMZco 25mg/(kg·d)预防卡氏肺孢子虫肺炎。

（5）发生感染后早期应用广谱抗生素，待确定病原后，再换相应抗生素治疗。

（6）加强支持疗法，严重贫血、白细胞极低或血小板减少可输新鲜血或成分输血，严重感染为增加机体免疫功能可输注丙种球蛋白。

（7）预防高尿酸血症：诱导化疗期间充分水化及碱化尿液，对于白细胞>50×10⁹/L者先单用 Pred 或 VP 一周，服用别嘌呤醇 200~300mg/(m²·d)，共 7 天。

二、慢性粒细胞白血病

临床上并不多见，占小儿白血病的 2%~5%，但其临床表现及血液学检查有一定的特殊性。目前治疗进展缓慢，预后较差。

（一）临床表现

1.幼年型慢粒白血病（JCML）

（1）一般发生于 4 岁以下小儿，1~2 岁多见，男性较多。皮肤损伤，特别是面部皮疹为常见而重要的体征之一。多数脾脏肿大，部分肝脏及淋巴结肿大，伴有发热、贫血、血小板减少。

(2)患儿对化疗反应差,生存期短。

2.成人型慢粒白血病(CML)

(1)一般发生于 4 岁以上,尤以 10～12 岁为主。起病缓慢,早期可无症状,往往是在偶然情况下,或因其他疾病检查血常规而被发现。

(2)脾脏多明显肿大,而肝及淋巴结肿大少见。

(3)按临床病情分慢性期、加速期和急变期。

(二)诊断要点

1.幼年型慢粒白血病

(1)有上述临床表现。

(2)血常规:红细胞、血红蛋白明显减低,血小板减少,白细胞数略增高,分类中可见到各期粒细胞,单核细胞亦可增高,也可见幼红细胞,嗜酸嗜碱粒细胞正常。

(3)骨髓象:各阶段粒细胞明显增生,原始粒细胞可达 10%,红系和巨核细胞减少,粒细胞碱性磷酸酶积分减低。

(4)胎儿血红蛋白增高。

(5)Ph染色体阴性。6%～24%患儿有 7 号染色体单体。

2.成人型慢粒白血病

(1)有上述临床表现。

(2)血常规:红细胞、血红蛋白在初期减低不明显,急性变时迅速减低。血小板数增高,白细胞计数明显增高,分类中可见到各阶段幼稚粒细胞,嗜酸、嗜碱性粒细胞增多。

(3)骨髓象:粒细胞系极度增生,粒:红可至 10～50:1,各阶段粒细胞均增多,原始加早幼粒细胞增高一般不高于 10%,嗜酸性及嗜碱性粒细胞增多。

(4)粒细胞碱性磷酸酶积分减低。

(5)Ph染色体阳性。

(三)治疗

1.幼年型慢粒

对 6-MP 早期反应较好,应首先选用,2.5mg/(kg·d),也可选用治疗 ANLL 方案,但缓解率较低。平均存活期 6～9 月。

2.成人型慢粒

可选用下列方案:

(1)白消安(白消安)0.06～0.12mg/(kg·d),分次口服,一般用药 2 周左右白细胞开始下降,当白细胞下降至 15～20×10⁹/L,逐渐减量至 1～2mg/d 或每周 2～3 次,使白细胞维持在 $5.0\times10^9/1\sim10\times10^9/L$。一般 3～4 周可获 CR(95%),CR 期 19～48 个月。

(2)羟基脲:20～50mg/(kg·d),分三次口服,当白细胞接近正常时,减量至 15～30mg/(kg·d)维持。4～6 周达 CR。

(3)干扰素(IFN-α):5×10⁶/(m²·d),肌注或皮下,连用 9～15 个月。治疗第一周用半量可减少感冒样症状。当中性粒细胞<0.75/L 或血小板<40×10⁹/L 停药。IFN-α 可单用或化疗联用或骨髓移植后应用。可使 1/4 患者 Ph染色体阳性细胞持久消失。

（4）慢粒急变期按急性白血病化疗方案进行治疗。

（5）有条件可骨髓移植治疗。

三、恶性组织细胞病

本病简称恶组，又称恶性网状细胞病，是全身单核-巨噬细胞系统中组织细胞发生异常增殖的恶性肿瘤性疾病。因受累器官或组织及病变程度不一，故临床表现复杂变化多端，以年长儿发病为多数。

（一）临床表现

1.发热

长期不规则发热为最常见的首发症状，呈弛张或稽留热型，抗生素治疗无效，糖皮质激素对少数病例短暂有效。

2.贫血、出血及合并感染常见

3.肝脾肿大多见

约半数左右出现淋巴结肿大。晚期常出现黄疸（肝细胞性或溶血性）。

4.乏力、消瘦、多汗、进行性衰竭

皮肤反应性红斑或结节。腹痛、腹泻、腹水，可有肠梗阻或穿孔。此外可有中枢和周围神经系统受累表现。皮肤及内脏出血（可为 DIC）常为终末期表现。

（二）诊断要点

1.有上述临床表现

2.血常规

全血细胞进行性减少，涂片中可找到异常组织细胞，常聚集在涂片尾端或边缘，离心浓缩的白细胞层涂片可增加阳性率。

3.骨髓象

多属增生活跃，常可找到各种类型的异常组织细胞。

4.组织活检

骨髓活检标本、受累皮肤组织、淋巴结或肝脏组织可找到上述细胞，且常伴组织结构破坏。

5.鉴别诊断

应除外某些感染性疾病引起的反应性组织细胞增生症，如败血症、伤寒、结核病等。

6.预后

本病病情凶险，预后不良，生存期长短与受累器官多寡、异型组织细胞分化程度及其浸润数量有关，一般半年左右，少许也有存活 3～8 年者。

（三）治疗

应按恶性肿瘤积极治疗，支持疗法同急性白血病。

1.COAP 方案

诱导用药：CTX 12～15mg/kg，静脉注射，d1～5

VCR 1.5mg/m²，静脉注射，dl

ADI（多柔比星，阿霉素）60mg/m²，静脉注射，d2

Pred 100mg/m²，口服，d1～4

维持用药：VCR 1.5mg/m^2,静脉注射,d1、8、36

CTX 12～15mg/kg,静脉注射,d1～7

ADM 60mg/m^2,静脉注射,d36

CR 可达 60%～90%,缓解期长达 6 个月～6 年,如 COAP 方案无效可用丙卡巴肼 100mg/(m^2·d)5 天口服代替方案中多柔比星或改为下列方案。

2.含 VP16(依托泊苷)方案

(1)VP16 50～100mg/(m^2·d),静脉注射,5～7 天

Pred 40mg/d,口服 5～7 天,间隔 7～10 天。

适用于骨髓增生低下,白细胞<3.0×10^9/L。

(2)VP16＋DNR＋Pred 方案

VP16,Pred 剂量用法同上

DNR 40mg/(m^2·d),静脉注射,×3 天

适用于骨髓增生活跃,白细胞>3.0×10^9/L。

四、朗格罕斯细胞组织细胞增生症

朗格罕斯细胞组织细胞增生症(Langerhans cellhistiocytosis,LCH)原名为组织细胞增生症 X(histiocytosis X),是一组原因未明的异源性反应牲非肿瘤性 Langerhans 细胞(LC)组织细胞增殖性疾病。本病异常增生的组织细胞与 LC 有许多相似之处,其共同特点为对 S-100 蛋白呈阳性反应,在电镜下可见有似网球拍状的 Birbeck 颗粒,属于单核巨噬细胞系统的表皮树突状细胞。目前认为本病是一种继发性细胞免疫功能紊乱现象,可能为抑制性 T 淋巴细胞缺陷所致,在外来抗原作用下(感染),LC 对异常免疫信号发生异常反应而大量增生,可伴单核细胞、嗜酸粒细胞及淋巴细胞浸润。

根据发病年龄、起病缓急和受累器官及其功能损害可分为三种临床类型,即婴儿急性型(勒雪病,Litterer-Siwe disease,LS)、幼儿慢性型(韩-薛-柯综合征,Hand Schiiler-Christian syndrome9hSCS)和骨嗜酸细胞肉芽肿(eosinophillicgranuloma of bone,EGB)。实际上临床表现相互关联、重叠,可有过渡型,亦可互相转化,尚可有单器官型,如单一肺、肝、淋巴结、皮肤受累及难分性。

(一)婴儿急性型(勒雪病)

此型常见而严重,多见于 1 岁以内的婴儿。

临床表现

(1)皮疹(真皮浅层组织浸润):约 97%病儿反复成批出现形态特异的皮疹,初为棕黄色或暗红色斑丘疹或结节丘疹,2～3mm 大小,继而呈渗出性(湿疹性或脂溢性)或出血性皮疹,可融合成鳞片状或黄色瘤,溃烂、脓肿、结痂、脱屑伴色素沉着或留皮肤白斑,四肢较少,多见于躯干和颈部。出疹前发热伴肝脾肿大,疹退上述症状亦缓解。

(2)肝、脾、淋巴结肿大:肝呈进行性肿大,偶有黄疸、低蛋白血症、腹水和肝坏死。脾及淋巴结轻度或中度肿大。

(3)肺部:有浸润时,可出现咳嗽、气急等呼吸道症状。

(4)慢性难治性中耳炎:主要为肉芽组织增生及继发感染所致。

(5)其他:进行贫血、不规则发热、骨骼破坏等。

2.诊断要点

(1)有上述临床表现。

(2)皮疹印片、耳脓液或肿物穿刺物涂片检查:用伊红-亚甲蓝法染色,可见胞质淡蓝常伴泡沫的异常细胞(又称泡沫细胞),偶可见异形网状细胞,可以确诊。

(3)病理学检查:LC 对 S-100 蛋白呈阳性反应,有条件进行电镜检查可找到 Birbeck 颗粒,为确诊的重要依据。

3.治疗

(1)化疗

①急性期治疗

VP 方案:VCR 1.5～2mg/m²,每周 1 次,Pred 40～60mg/(m²·d),联用 4～6 周为一疗程。必要时加用 CTX 75mg/(m²·d),口服 1～7 天,15～21 天,或每次 200mg/m²,每周 1次,静注。4 周为一疗程。

VP16:60mg/(m²·d),静滴,共 3 天,若不能控制体温宜加用泼尼松口服。

一般上述两法交替使用,直至病情基本控制进入维持治疗;若起病时合并感染,贫血严重或伴有重度以上营养不良时,VP16 宜推迟应用。

②维持期治疗:MTX 20mg/m²,每周 1 次,或 6MP 60～75mg/(m²·d),连用 2～3 周,休息 10～14 日,每 3 个月用急性期方案 1 次。若病情稳定,逐步延长休息时间,疗程 1.5～2 年。

(2)免疫治疗:增强细胞免疫功能,可应用胸腺素(或胸腺素)每次 5mg,隔日 1 次,肌注,以后每周 2 次,可连用 6 个月,或与环孢素 A 连用。亦可用干扰素 α。

(3)全身支持治疗:并积极控制感染。

(二)幼儿慢性型

(韩-薛-柯综合征,又称慢性黄色瘤、慢性网状内皮细胞增生症)典型临床特征为骨质损害、尿崩症、突眼症三联征,多见于 2～5 岁儿童。

1.临床表现

(1)骨质缺损:颅骨最早受损,以后可累及髂骨、肩胛骨、股骨、肱骨等处。

(2)眼球突出:可为双侧性,但常以一侧较明显。

(3)尿崩症:病变累及垂体、灰白结节及视丘下部时,可表现烦渴、多饮、多尿。

(4)头皮有棕黄色痂皮:偶见黄色瘤,有时其皮疹与婴儿急性型相同。

(5)轻度或中度发热、生长较落后:肝、脾、淋巴结可有程度不等的肿大,有时伴有耳溢。

2.诊断要点

(1)有上述临床表现。

(2)X 线检查:颅骨内外板均可受损,以内板为甚,多见于顶骨及额骨连接处,呈"地图状"的骨质缺损,个别病儿可见蝶鞍破坏。

(3)组织活检:骨质缺损处的组织病理检查,可见泡沫细胞,并混有嗜酸粒细胞的肉芽肿组织等病变。

3.治疗

(1)X线局部照射,可改善症状,一般2～3周即见效果。治疗后3～4个月可见骨质缺损及眼球突出有所好转。

(2)在年幼的儿童,如病损波及内脏受累,故最好用化疗,方案与婴儿急性型相同。

(3)控制尿崩症症状,如肌注或鼻吸入垂体后叶素及下视丘放疗,可改善症状,但多数患儿需终身依靠加压素治疗。

(三)骨嗜酸性肉芽肿

是一种良性的骨组织内局限性成熟的组织细胞增生伴大量嗜酸粒细胞浸润性疾病。多见于2～7岁和青少年。本病预后良好,绝大多数可治愈,单个病灶可自发缓解。

1.临床表现

(1)单发性骨病灶:仅骨骼受累部位疼痛、肿胀及压痛,椎骨受累出现脊髓压迫症。可发生病理性骨折,多无全身症状。

(2)多发性病灶:常伴发热、厌食、体重减轻等,与韩-薛-柯病相似。偶有肺受累。

2.诊断要点

(1)有上述临床表现。

(2)X线检查可见地图样骨缺损。

(3)受累部位活体检查呈典型嗜酸性肉芽肿改变。

3.治疗

(1)局部EGB似外科手术切除或刮除为主,辅以X线照射。

(2)多发性骨骼病损,年龄在5岁以下宜采用化疗,VP方案,病情稳定后可停用。

(3)甲泼尼龙每次75～750mg,局部注射,适于不宜手术刮除局部病灶者。

五、恶性淋巴瘤

恶性淋巴瘤是一组原发于淋巴结或淋巴组织的恶性肿瘤,多见于4～10岁儿童,病因未明。本病发病率仅次于白血病和脑瘤,是儿童期第3个常见恶性肿瘤。根据病变累及组织的细胞类型、临床特点及预后,恶性淋巴瘤可分为霍奇金淋巴瘤和非霍奇金淋巴瘤两大类。

(一)霍奇金淋巴瘤(Hodgkin lymphoma,hL)

病变同时累及淋巴系统及单核巨噬细胞系统。病理变化的特征是病变中能找到巨大的镜影细胞,称Reed-Sternberg多核巨细胞。根据淋巴细胞、纤维组织及镜影细胞等在病变中存在的不同比例,可分为下列4种类型即淋巴细胞为主型、结节硬化型、混合细胞型和淋巴细胞减少型。后者少见。预后以淋巴细胞为主型最好,而以淋巴细胞减少型最差。

临床分4期,Ⅰ期病变仅局限于单个淋巴结区或单个淋巴结外器官;Ⅱ期横膈同侧2个或2个以上淋巴结区受累,或单个结外脏器加横膈同侧1个或1个以上淋巴结区受累;Ⅲ期横膈两侧淋巴结受累,可伴脾脏受累;Ⅳ期骨髓、肝脏或多个脏器受累。无全身症状(发热、消瘦、盗汗)者为A型,有全身症状为B型。

1.临床表现

(1)浅表淋巴结肿大:多首发于颈后三角区锁骨上区,其次为腋下及腹股沟。单个或多个淋巴结肿大,呈无痛性渐进性增大,质实偏硬,早期无粘连,晚期可粘连成分叶状巨大肿块。

（2）深部淋巴结肿大：纵隔淋巴结受累时，可有吞咽不适、胸痛、咳嗽、呼吸困难等症状；腹腔淋巴结肿大可有腹痛、腹部肿块、肠套叠肠梗阻症状。

（3）肝、脾及其他淋巴组织均可肿大：以脾大为主。

（4）全身症状：多为晚期表现，表现为不规则或周期性发热，不同程度的贫血、乏力、盗汗及消瘦、皮肤瘙痒等症状。

2.诊断要点

（1）有上述临床表现。

（2）淋巴结或受累组织的活体病理检查是诊断的主要依据，有条件单位应做免疫学分型及细胞遗传学检查。

（3）骨髓：淋巴瘤累及骨髓可出现淋巴瘤细胞，若肿瘤细胞≥25％时称淋巴瘤白血病。

（4）胸部 X 线摄片、腹、腰部 B 型超声、CT 或 MRI 检查是发现深部淋巴结肿大的可靠方法。

（5）剖胸或剖腹探查（必要时）。

3.治疗

应根据病理分类和分期选择适当的治疗

（1）Ⅰ～Ⅱ期：可选用 MOPP 方案：氮芥每次 $6mg/m^2$，d1，d8，静注；长春新碱每次 $2mg/m^2$，d1，d8，静注；丙卡巴肼（丙卡马肼）100mg/$(m^2 \cdot d)$，d1～14，口服；泼尼松 40mg/$(m^2 \cdot d)$，d1～14，口服。一疗程为 14 天，随后休息 14 天，再用第 2 疗程，但第 2 疗程略去泼尼松，第 3 疗程再加用，如此交替应用，以减轻长期应用激素引起的不良反应。

若用 CTX750mg/$(m^2 \cdot d)$取代氮芥，即为 COPP 方案。多数主张在第 3 疗程后做局部受累区放疗，总量 20～35Gy。亦有主张在第 6 个化疗疗程停药后加用局部放疗。Ⅰ～Ⅱ期共 4～6 个疗程化疗。

（2）Ⅲ～Ⅳ期：应用 MOPP 或 COPP 方案 6～12 疗程。若应用上述方案无效者，可改用 ABVD 方案即阿霉素每次 $25mg/m^2$，d1，d14，静注；博来霉素每次 $10mg/m^2$，d1，d14，静注。长春碱（长春花碱）每次 $6mg/m^2$，d1，d14，静注；达卡巴嗪（氮烯咪胺，DTIC），375mg/$(m^2 \cdot d)$，d1，d15，静注，用后休息 14 天，一疗程为 28 天。为减少抗药性发生，可将 MOPP 或 COPP 方案与 ABVD 方案交替应用，即用 2～3 个疗程 COPP 方案，用 1 个疗程 ABVD 方案。

（二）非霍奇金淋巴瘤（non-Hodgkin lymphoma，NHL）

系指除 HL 以外具有高度异质性的一组恶性淋巴瘤。儿童期 NHL95％以上为弥散型，几乎均属中、高度恶性的组织学类型。其病理类型基本上属下述三种亚型。①淋巴母细胞型（CD10$^+$），多原发于横膈以上的淋巴组织，中枢神经系统和骨髓浸润发生率高。②小无裂细胞型，儿童均起源于 B 细胞，具有成熟 B 细胞特征（SmIg$^+$），少数为前 B 细胞（CyIg$^+$）。多数原发于腹腔内。③弥漫性大细胞型，为 B、T 及非 T 非 B 细胞，其肿瘤细胞表面有 Ki-l（CD30$^+$）表达。临床上较少侵犯骨髓及中枢神经系统，结外浸润多，复发后可存活较长时间。

1.临床表现

多数患儿以无痛性肿物就诊或肿物刺激、压迫、阻塞引起的相应症状就诊。

（1）头颈部原发 NHL：占 30％～40％。原发部位多为颈部，次为咽环（扁桃体、鼻咽部）及鼻腔、牙龈或口颊部,偶见腮腺、眼眶等。

(2)纵隔原发 NHL:男性多见,肿瘤常位于中或前纵隔,发展较快,治疗不及时则常危及生命,亦较常侵犯骨髓和中枢神经系统。

(3)腹腔原发 NHL:约占 30%。常见于腹膜后及肠系膜淋巴结,结外原发则以回盲部多见,亦可发生于胃。

(4)其他部位原发的 NHL:可发生与骨骼、睾丸、卵巢、甲状腺、皮肤及脑组织。

(5)淋巴瘤转化为白血病:发生率为 16%~80%。一般骨髓涂片中淋巴瘤细胞占 25%以上应诊断为淋巴细胞白血病。

2.诊断要点

(1)由上述原发的 NHL 受累的器官和组织所引起的相应症状。

(2)病理学检查:淋巴结穿刺涂片或活检是确诊本病的重要依据。有胸、腹水者找瘤细胞。骨髓穿刺来了解是否有白血病。

(3)胸片、腹腔 B 超,胸、腹部,头颅 CT 或 MRI 检查,骨、肝、脾扫描等检查有助于诊断及分期。

(4)本病需与霍奇金淋巴瘤、结核性胸(腹)膜炎、结核性淋巴结炎、淋巴结非特异性慢性炎症、坏死性增生性淋巴结病、神经母细胞瘤、免疫母细胞淋巴结病、恶性组织细胞增生症、结缔组织病及败血症等鉴别。

3.治疗

(1)淋巴母细胞性 NHL:

1)Ⅰ~Ⅱ期

①诱导期:CHOP 方案,VCR1.5mg/m² (最大 2mg/次)静注,1 次/周,共 6 次。Pred 40mg/(m² · d),共 28 天。ADM 30mg/m²,静注,d1,d22;CTX 750mg/(m² · d),静滴,d1,d22。若原发灶位于头颈部,则在诱导期(d1,d8,d22 各鞘内注药 1 次(剂量及用药与 ALL 鞘内用药相同)。

②巩固治疗:再用 CHOP 方案 1 疗程。但 ADM 只用 1 次,30mg/m²,静注,d1。CTX750mg/m²,(d1;VCR 1.5mg/m²,静注,d1,Pred 40mg/m²,共 5 天。

③维持治疗:6mp 50mg/(m² · d),口服,持续半年,MTX 25mg/(m² · d),每周第 1 天,肌注或口服。每 6 周鞘内用药 1 次(仅用于原发灶在头颈部者)。半年后停药随访。

2)Ⅲ~Ⅳ期:基本按 ALL 方案。

(2)B 细胞性 NHL:以 COMP 方案为主。

1)诱导期:COMP 方案即 CTX 1.2g/m²,静注,c1;VCR 2mg/m²(最大量 2mg/次),静注,d3,d10,d17,d24;MTX500mg/m²(1/3 静注;2/3 静滴 4 小时),(d12;Pred 60mg/(m² · d)或 Dex 6mg/(m² · d),分次口服,共 37 天。三联鞘注 d5,d31,d34 各 1 次。

2)维持治疗:Pred(或 Dex)剂量同上,连服 5 天;VCR1.5mg/m²,静注 d1,d4 各 1 次;CTX 1.0g/m²,d1;MTX 500mg/m²,静滴(1/3 静注,2/3 静滴 4 小时),d15,三联鞘注,d1。每 28 天重复 1 疗程,总疗程Ⅰ~Ⅱ期为 8~9 个月,Ⅲ~Ⅳ期为 18 个月~2 年。

3)亦可按 ICP-842 方案(NC1 多中心协作方案)

方案 A:CTX 800mg/m²,静脉,d1,以后 200mg/(m² · d),d2~5。

ADM 30mg/(m² · d),静注,d1,d2。

Ara-C 500mg/m²,q12h,静滴 2 次,d1,以后每次递增 500mg/m²,

直至每次 2g/m² 为止。三联鞘注 d1,d5。

方案 B:IFO(异环磷酰胺)1.5g/(m² · d),d1-5。每日同用美司钠(mesna)3 次,剂量为

IFO 的 20%～30%。

VP16 或 VI26:100～150mg/(m² · d),静注,d1～3。

MTX 20～30mg/(m² · d),静注,d1～3。

两方案交替应用,每疗程休疗 2 周左右,待白细胞≥3×10⁹/L,即可开始下一疗程。

Ⅰ～Ⅱ期"A、B、A、B"四个疗程。

Ⅲ～Ⅳ期"A、B、A、B、A、B、A、B"8 个疗程,即可考虑停药。

4)肿瘤负荷大者(表现为巨大肿块、肝脾大、外周血白细胞>50×10⁹/L 者)在治疗初期宜先用 COP 方案 1 周[CTX750mg/m²,VCR 1.5mg/m²d1,Dex 6mg/(m² · d)或 Pred 40mg/(m² · d),共 7 天],待瘤细胞负荷减少后,再正规化疗。在化疗开始阶段,充分水化及碱化尿液,亦可口服别嘌呤醇 10mg/(kg · d),连用 1 个月,以预防肿瘤细胞溶解综合征。

(3)复发性和难治性 NHL:有条件者可行大剂量化疗后自体骨髓或外周血造血干细胞移植治疗。

(4)放疗与手术:仅作为辅助治疗手段,适于下列情况。

1)手术切除:①胸、腹腔内可获手术全切除肿瘤病灶的小无裂细胞淋巴瘤;②胃肠道原发肿瘤引起梗阻、出血。

2)放射治疗:中枢神经系统或睾丸受累。

六、骨髓增生异常综合征

骨髓增生异常综合征(myelodysplastic syndrome,MDS)是一组起源于骨髓系定向肝细胞或多能干细胞的异质性克隆性疾患。主要特征是无效病态造血和高危演变为急性白血病,其中主要为 ANLL,少数为 ALL。小儿较少见。病因未明。

(一)临床表现

(1)贫血为主要症状,半数有不同程度出血(血小板数可正常)及(或)发热,或仅有出血、发热而无贫血表现。

(2)轻～中度肝及(或)脾肿大(占 3/4),少数有淋巴结肿大或骨痛等。

(3)小儿 MDS 病程进展快,表现疾病的恶性程度较高,骨髓衰竭持续存在时常出现严重的感染和出血。

(二)诊断要点

(1)有上述临床表现。

(2)外周血任一系或任二系或全血细胞减少,偶可白细胞增多,可见有核红细胞或巨大红细胞或其他病态造血现象(见表 6-3)。

(3)骨髓有三系或两系或任一系血细胞呈病态造血。

(4)除外其他有病态造血表现的疾病,如红白血病、m²b 型 ANLL、溶血性贫血、慢粒白血病、原发性血小板增多症、骨髓纤维化、M7 型 ANLL、先天性红细胞生成异常性贫血及其他恶

性肿瘤。全血细胞减少需除外急、慢性再障贫血;幼红细胞有巨幼变时需除外巨幼细胞贫血;巨核细胞增多需除外特发性血小板减少性紫癜。

表 6-3　病态造血的特征

	外周血	骨髓	最有诊断意义的特征性改变
红细胞系	出现有核红细胞\巨大红细胞(直径大于同一涂片常见红细胞直径 2 倍以上)、点彩、多染、浅染等其他形态异常	红系过多(>60%)或过少(<5%);核分叶或多核或核碎裂、核浓缩,核芽样突起;巨幼样变,核浆发育不平衡。胞质空泡。环形铁粒幼细胞	奇数核及巨大红细胞
粒-单核细胞系	幼稚细胞增多或成熟粒细胞有与骨髓相同的改变	原始细胞增多或幼单细胞增多;粒系细胞颗粒过多\过少或无;中晚幼粒可见双核;成熟粒胞质嗜碱。核分叶过多或过少。Pelger-Huet 样异常,核浆发育不平衡。骨髓或组织检查可发现原始细胞分布异常(ALIP)	双核粒细胞
巨核细胞系	见巨大血小板	可见淋巴样小巨核细胞、单圆核小巨核细胞、多圆核巨核细胞及大单圆核巨核细胞、原始巨核及巨核细胞减少	淋巴样小巨核细胞

(5)有条件单位可作细胞遗传学检查和祖细胞体外培养,以助鉴别。

MDS 分型:MDS 分为 5 个类型,即难治性贫血(RA)、环形铁粒幼细胞性难治性贫血(RAS)、难治性贫血伴原始细胞增多(RAEB)、难治性贫血伴原始细胞增多转变型(RAEB-T)及慢性粒-单核细胞白血病(CMIL)。

(三)治疗

一般应遵循按阶段施治的原则。如 RA 和 RAS 主要问题是贫血,多采用以调节和刺激造血的药物为主,类似再障贫血的治疗。RAEB、RAEB-T 或 CMML 可选用诱导分化、化疗或骨髓移植。

1.刺激造血

(1)司坦唑醇 0.1～0.3mg/(kg·d),分服。疗程 3～12 月。

(2)大剂量甲泼尼龙 30mg/(kg·d)×3 天。

(3)集落刺激因子 GM-CSF 或 G-CSF。

(4)重组白介素 3(thIL-3)和重组人类红细胞生成素。

2.诱导分化

(1)顺式或全反式维 A 酸 20～40mg/(m²·d),口服,疗程 6～12 周以上。

(2)靛玉红 50～100mg/(m²·d),分服,疗程 3 个月以上。

(3)三尖极碱 0.3～0.5mg/(m²·d),每日或隔日 1 次,10～15 次 1 疗程。

(4)1,25(OH)₂D₃ 及其衍生物 2mg/d,疗程 4～20 周。

(5)联合用药:①维 A 酸 100mg/(m²·d)+6 TG,12.5～25mg/(m²·d),2～8 周;②维 A

酸＋VCR 2～8周;③三尖极碱＋左旋咪唑＋α干扰素＋维生素 D3＋泼尼松,14 天为 1 疗程,休疗 10～14 天。

3.化疗

(1)小剂量 Ara-C 10～20mg/(m² · d),3 周 1 疗程。

(2)蒽环类药:①阿柔比星 3～14mg/(m² · d),连用 7～14 天为 1 疗程,共 2 疗程;②去甲氧柔红霉素 5mg/(m² · d),1～3d 或 1～6d 为一疗程。

(3)VP16 100mg(m² · d)×5 天,后改为 50mg/(m² · d),每周 2 次;或 25mg/m²,连用 12～21 天,间歇 2～3 周。

(4)联合化疗:采用 DA 或 DAT 方案。

4.骨髓移植

异基因造血干细胞移植为治疗 MDS 的最有效途径,对小儿 RAEB 尤好。

5.其他

环孢素 A 适于低增生 MDS。

七、神经母细胞瘤

神经母细胞瘤是一种起源于交感神经节或肾上腺髓质的未分化的交感神经细胞的恶性肿瘤。其发病率仅次于白血病、脑瘤、淋巴瘤,占儿童恶性肿瘤第四位。多见于 5 岁以下小儿。本病具有高度恶性,原发部位广泛、隐蔽、早转移,早期诊断相对困难。此瘤另一特点是有可能自然消散或转化为良性肿瘤,特别是 1 岁以下婴儿。

(一)临床表现

1.全身性表现

多有不规则发热、苍白、食欲差、消瘦、乏力及易激惹等;可见多汗、心悸、脉速等,有时可有高血压。

2.原发病灶表现

好发于腹腔,尤以肾上腺髓质多见,其次为纵隔后、颈部和盆腔。早期常无明显症状,随肿瘤发展可出现压迫、侵犯症状,如腹痛、咳嗽、呼吸困难、便秘、尿潴留、软瘫等。

3.转移病灶表现

常见有肝、骨、骨髓、淋巴结、眼眶、皮肤等转移,引起四肢骨痛、关节痛、突眼等症状。骨髓转移较早,初诊时约半数其临床表现似白血病。肝转移多见于 1 岁以内婴儿,可有黄疸。皮肤转移多发生于新生儿和婴儿期患儿,常为坚硬、活动性结节,初为红蓝色,压之可转苍白。

(二)诊断要点

1.由上述临床表现。

2.血常规

严重贫血、血小板减少应疑为骨髓转移。出现幼粒、幼红细胞,系骨髓受肿瘤侵犯的征象。

3.骨髓涂片

可找到转移的肿瘤细胞聚集呈假玫瑰花瓣或菊花状。

4.尿中 VMA(香草扁桃酸)及 HVA(高香草酸)增高。

5.X 线检查

肾上腺髓质部肿瘤,腹部平片可见钙化影,静脉肾盂造影示肾脏向下向外移位;胸及骶部肿瘤,可分别在纵隔及下腹见圆形阴影,与脊柱内肿瘤阴影相连可呈哑铃状。疑及转移时宜作颅骨、长骨、盆骨摄片。

6.腹部 B 型超声波及 CT 或 MRI 检查

可作为肿瘤定位诊断方法。

7.淋巴结或手术切除病灶

作病理学检查。

(三)治疗

1.根据分期给予治疗。

Ⅰ期:肿瘤限于原发脏器或组织。若能完全切除者,则无须进一步治疗;若不能完全切除者,则局部再加用放疗。

Ⅱ期:肿瘤扩散但未超过中线,同侧淋巴结转移。若可切除肿瘤及淋巴结,术后 VMA 排出量正常者,无须进一步治疗,增高者需加用化疗。肿瘤及淋巴结不能切除或不能完全切除者,先用放疗,随后再用化疗。

Ⅲ期:肿瘤转移超过中线,有双侧淋巴结转移。先用局部放疗,随后再用化疗。

Ⅳ期:肿瘤远处转移到骨骼、器官、软组织或远处淋巴结。化疗是唯一可行的治疗方法,若能消除原发肿瘤,则对残存肿瘤作放疗,常能达到缓解。

Ⅳ~S 期:属Ⅰ期或Ⅱ期,但有以下 1 个或多个部位受累如肝、皮肤或骨髓。年龄多<6 个月,自愈率高。完整切除肿瘤后再化疗 6~12 个月。CTX50~75mg/m^2,每 2~3 周 1 次;VCR 1.0mg/m^2,每周 1 次,每 3~4 周为一疗程。肝脏受累,化疗 3~6 个月,效果不佳可加用肝放疗。

2.化疗

(1)诱导方案:PECA 方案:DDP(顺铂)90mg/m^2,加 0.9%氯化钠静滴,dl;VP16(或 Vm^{2}6)100mg/m^2,静滴,d3;CTX 150mg,(m^2·d),d7~13;ADI30mg/m^2,d14。每 3~4 周重复疗程。亦可应用 OPEC 方案:VCR 1.5mg/m^2,静注,dl,CTX650mg/m^2,静注,dl;DDP 60mg/m^2 加入 3%氯化钠溶液 500ml(用 10%氯化钠 100ml 加 0.9%氯化钠 400ml 配制)静滴,d2;VP16,160mg/m^2,d4。每 3 周一疗程。Ⅲ~Ⅳ期亦可采用 OCAFA 方案;VCR 0.05mg/kg,静注,d1,d2;CTX20~80mg/(kg·d),静注,dl,d2;ADM 15mg/m^2,静注,dl,d2;Fu(氟尿嘧啶)10mg/(kg·d),静滴,d3,d8,d9;Ara-C 3mg/(kg·d),静滴,每 3~4 周为一疗程。

(2)维持治疗:CTX.ADM 或 CTX.VCR 和 DDP、VP16(或 M^{2}6),两组药物交替应用。每 4~6 周至 6~8 周逐渐延长,直至病情缓解后 12~18 个月。

应用 DDP 时应注意、水化和利尿至用药后 1~3 日,适当补充 Na$^+$、K$^+$、Cl$^-$和 Mg^{2+},维持水和电解质平衡。

3.造血干细胞移植

适应证为Ⅲ或Ⅳ期患者。

4.其他

化疗后或骨髓移植后用全反式维 A 酸 30～60mg/(m² · d),3～6 个月或神经节糖苷(GD₂)单抗。

第四节 儿科临床输血

现代临床输血进展很大,输血不仅仅是一个治疗措施,它已融入了遗传学、免疫学、生理生化学等知识,形成了一门新兴的"学科"。许多临床输血观念现在已发生了根本性的转变如:①血液不是"补品",输血(特别是全血)都有一定风险(如可能使受者免疫力下降);②提倡严格掌握输血指征,可输可不输的坚决不输,必须输血者应根据受血者的实际需要尽量地输给成分血或"血代";③现代成分血纯度越高输注效果越好,这样可减少输血导致的免疫紊乱和其他风险;④血不是越新鲜越好,输当天的鲜血风险更大,采血后 3～5 天的血均可视为鲜血;⑤提倡自身输血。

随着血液分离技术的进步,高纯度、高浓度、高质量的血液成分不断推向临床;随着临床医生对成分输血的认识日渐加深,成分输血占输血的比例迅猛上升,很多国家(地区)已达 95%～98%。

一、全 血 输 注

全血不全,常规量输全血只能提高红细胞数(血红蛋白浓度),不能有效地提高白细胞、血小板和白蛋白、球蛋白、纤维蛋白原等成分。输全血风险比输成分血更大,因此全血输注现在临床很少应用。

(一)全血输注指征

仅在大量失血、体外循环和换血时采用。在以上情况下也要部分输注红细胞悬液、白蛋白、血浆代用品等。

(二)全血输注剂量

按常规量进行输注。

二、红细胞输注

为纠正贫血者应输红细胞,不应输全血。由于减少了血浆、白细胞、血小板等的输入,使输血传染病和输血的其他副作用明显减少。

常用的红细胞剂

1.红细胞悬液

是最常用的红细胞成分,含血红蛋白约 150g/L,保存期同全血,应用方便。

2.浓缩红细胞

含血红蛋白约为 220g/L,适用于心、肺功能不全,特别是贫血性心力衰竭的患者。

3.洗涤红细胞

用生理盐水反复洗涤 4～6 次,以去除抗体、补体、杂蛋白等有害成分,但同时也损失了部分红细胞,影响疗效,且增加了费用。主要用于严重免疫性溶血,尿毒症等。

4.少白细胞的红细胞

用离心法去除白膜层,效果差,用过滤法去除白细胞可达99.99％以上,可降低非溶血性发热反应的发生,去除白细胞更彻底者,可大大降低同种免疫的发生和输血传染病毒的可能性。

5.照射红细胞

主要用于免疫功能低下患者(如器官移植者)以减少输血所致移植物抗宿主病(GVHD)。

6.重组血

洗涤O型红细胞加AB型血浆,主要用于严重ABO新生儿溶血症的换血治疗。

7.冰陈、融化、去甘油红细胞

保存期可长达8年。

8.年轻红细胞

经离心分离去除相对老的成熟红细胞,适于慢性溶血患者,可使其输血间歇延长。

(一)红细胞输注的指征

红细胞输注的指征应根据贫血的病因,发生贫血的速度和贫血的程度,再结合贫血病人的临床症状综合分析决定,不应只根据血红蛋白单项决定,可参考以下三条。

(1)贫血病因能去除,贫血发生速度较慢,病人已有一定程度的耐受和适应,且贫血临床症状不明显者,应尽快去除病因,进行膳食指导,适当药物治疗,可不输血。如钩虫贫血主要进行有效驱虫,营养性缺铁或叶酸、维生素 B_{12} 缺乏的贫血,主要应合理补充相应的营养素。

(2)对病因不能去除的慢性贫血,如地中海贫血,慢性再生障碍性贫血等,除给适当的药物治疗外,应根据贫血病人的临床症状,以不影响重要器官的功能和儿童的生长发育为原则,一般以维持血红蛋白 $60\sim90g/L$ 为宜。

(3)若发生贫血速度很快,1、2天甚至数小时内血红蛋白成倍下降,由于病人未能适应和耐受,临床症状常常很重,甚至出现心力衰竭,病人极度烦躁不安等,需要急症快速输注(或推注)浓缩红细胞,可同时注射快速利尿剂(如呋塞米),以减低血容量。或用浓缩红细胞进行"换血"治疗,以更快减低血容量,更好更快的提高血红蛋白,如重症、急性溶血(免疫性和非免疫性)等。

(二)红细胞输注的剂量

输注量应根据每个病人的情况,以改善或消除贫血所致的临床症状为主要目的。输注速度主要根据贫血发生的速度和心肺功能情况,发生贫血速度慢或心肺功能差者,输注速度应慢,甚至将总量分小量多次输入,相反输注速度应快,甚至进行换血。

用浓缩红细胞(假定其血红蛋白为22g/dl)"换血"可在一小时内纠正贫血,其需要量可参照以下公式计算:

$$浓缩红细胞需要量(ml)=\frac{公斤(体重)\times75ml\times预期\,Hb(克)}{22g/dl-HbW(克)}$$

$$HbW=\frac{初测\,Hb+预期\,Hb(克)}{2}$$

三、血小板输注

血小板是一个很常用的血液成分。传统浓缩血小板制剂是采用离心分离法制备的,每

400ml 全血分离的血小板数约为 0.55×10^{11}，一个病人治疗所需的血小板输注量往往需要多个供者的血小板才能满足，可能使受血者发生很多复杂的免疫问题。

现在，有条件的地区多采用血液成分单采机制备血小板，这样一次可从一个供血者采得血小板 $(2.5 \sim 6) \times 10^{11}$ 个。这种机采是密闭式进行的，所制备的血小板被污染的机会少，纯度高，质量更可靠。

(一)血小板输注的指征

掌握好血小板输注指征，注意"个体化原则"。

治疗性输注血小板的指征是：①外周血小板计数 $< 20 \times 10^9/L$ 时；②临床表现有严重出血，特别是有颅内出血可能者。输注血小板的目的是要临床止血，所以具有以上二条者是输注血小板的适应指征。

(二)血小板输注的剂量

关于血小板输注的剂量问题，目前意见尚不统一，但一般认为每次输注剂量应足，方能获得好的临床效果。小儿以 0.1～0.2 袋/公斤体重计算。当病人有肝脾肿大、发热、感染、DIC 等血小板破坏增加的情况存在时，应适当增加每次输注血小板的剂量。每 2～3 天输一次，直至临床出血停止。有时需要提高血小板 $(40 \sim 60) \times 10^9/L$ 方能达到止血目的。可按以下公式计算出预期血小板增加数：

$$预期血小板增加数(个/\mu l) = \frac{输入血小板个数 \times 0.67 \times 10^3}{血容量(公斤体重 \times 75)}$$

输入血小板后实际提高血小板数常常低于理论计算数，甚至有时输注后血小板数无明显增加，但有时临床止血有效，这种情况可能与血小板在血管内皮重排有关。

四、粒细胞的输注

白细胞是许多感染性病原体的寄生和繁殖地，输白细胞传染病的风险较大，而且白细胞 HLA 抗原系统复杂，粒细胞输注可使受者发生潜在的免疫紊乱，而且疗效尚难肯定，因此粒细胞输注现在临床少用。

粒细胞制剂一般以从 400ml 全血体外分离得到的约 1×10^9 个粒细胞为一个单位。

(一)粒细胞输注指征

一般以中性粒细胞 $< 0.5 \times 10^9/L$，且伴严重感染，经强有力抗生素治疗 24～时无效者，有可考虑进行粒细胞输注。

(二)粒细胞输注剂量

有关粒细胞的输注剂量尚未统一，有推荐每次 $(1.1 \sim 3.5) \times 10^{10}/m^2$，每天 1～2 次，连续 4～7 天。

五、血浆输注

血浆可通过体外人工全血离心分离法或机采法获得。用于临床的血浆制品主要有：新鲜冰冻血浆、普通冰冻血浆和新鲜液体血浆。

输血浆有不少副作用和传染疾病的风险，目前已能从血浆中分离出的白蛋白、球蛋白、凝血因子 VIII、IX 等多种血浆制品中，其有效成分浓度高、疗效更好，且都经严格灭活处理，安全性更高，所以现在临床上已不用单纯血浆输注进行扩容、提高血浆蛋白成分等。

（一）血浆输注的指征

现在主张血浆输注仅用于当前市售浓缩凝血因子制剂中尚未包含的凝血因子缺乏所致病人出血的止血。

（二）血浆输注的剂量

血浆输注剂量以达到止血目的为限，一般为每公斤体重 10～20ml。

六、白蛋白的临床应用

目前商品白蛋白制剂是由经乙肝疫苗免疫后的健康人血浆，用低温乙醇法提取，再经 60℃、10 小时加热进行病毒灭活处理等工艺制备而得。该制剂临床应用较安全，输注后不良反应发生率较血浆输注低得多，用于"扩容"效果较好。随着现代输血理论和技术的发展，白蛋白制剂正成为一种临床用量很大的蛋白制剂。

（一）白蛋白临床输注的指征

1. 抗休克治疗

白蛋白制剂静脉输入后，对治疗急性创伤性休克等效果显著。

2. 烧伤

大面积烧伤 24 小时后，毛细血管功能才基本恢复，此时方可开始进行白蛋白输注。一般以选用 20％或 25％白蛋白制剂为宜，使人血白蛋白含量升至（25±5）g/L 即可。

3. 成人呼吸窘迫综合征

可输入 20％或 25％的白蛋白制剂，提高患者血浆中白蛋白的水平，以改善其临床症状。

4. 体外循环手术

可在体外循环泵灌注过程中使用白蛋白溶液及晶体盐溶液。

5. 急性肝功能衰竭伴肝昏迷

输注白蛋白可维持血浆渗透压并吸收血浆中过量的胆色素。

6. 血液置换治疗

可用白蛋白溶液与红细胞混合输入，以换出患者的全血。

7. 低白蛋白血症

患者腹水影响心血管功能时，可输白蛋白改善其症状。

8. 肾透析

用适量的白蛋白可防止休克和低血压。

（二）白蛋白临床输注剂量

关于白蛋白输注剂量，原则上是以使患者血中白蛋白含量接近正常为宜，一般每次输注剂量为 1g/kg 体重，也可按下列公式进行计算：

所需白蛋白量(g)＝[期望达到的白蛋白水平(g/L)-现有血浆白蛋白水平(g/L)]×血浆容量×2

七、静脉注射人血免疫球蛋白（IVIG）的临床应用

目前用于临床的商品 Ig 均由正常人血浆分离制备而得，其具有广谱抗体特性，但治疗机制尚未完全清楚。

今后发展针对某些常见病原体（如乙肝病毒、CMV 等）的高效 IVIG 产品更有意义。

（一）IVIG 的临床应用指征

IVIG 的临床应用范围正呈不断上升的势头，较为公认的适应证包括：①原发性免疫缺陷症；②继发性免疫缺陷症；③儿童艾滋病；④同种异体骨髓移植；⑤川崎病；⑥Guillain-Barre 综合征；⑦免疫性血小板减少性紫癜（ITP）。

可能的适应证：重症肌无力、皮肌炎、系统性红斑狼疮（SLE）、全身性脉管炎等；自身免疫性中性粒细胞减少症、自身免疫性溶血性贫血等多种自身免疫紊乱所致的疾病；白血病、肿瘤、重型再障、纯红再障等；难治性癫痫、孤独症、儿童强迫症、抽动症等；腺病毒、肝炎病毒、狂犬病毒、EB 病毒等多种病毒感染所致的疾病等。

（二）IVIG 的临床应用剂量

IVlG 静滴给药后利用率很高，依据预防或治疗等不同的临床应用目的，针对不同的病种，IVIG 的临床应用剂量变化范围较大。一般每次可用 200～1000mg/kg。

第七章　小儿神经系统疾病

第一节　脑性瘫痪

脑性瘫痪(cerebral palsy,以下简称脑瘫)指的是出生前到生后 1 个月以内各种原因所致的非进行性脑损伤,主要表现为中枢性运动障碍,有时可伴有智力低下、癫痫、行为异常或感知觉障碍。

一、临床表现

1.运动系统症状

脑瘫属中枢性运动障碍,临床表现多种多样,但一般都具有以下 4 种表现:

(1)运动发育落后:脑瘫患儿会抬头、独坐、翻身、爬、站立、行走的年龄均较正常为晚,严重者永远达不到正常水平,有些患儿手的动作也较正常小儿落后,主动运动减少。

(2)肌张力异常:大部分患儿表现为肌张力增高,婴儿肌张力增高可能不太明显,随年龄增长而逐渐显出。

(3)姿势异常:由于肌张力异常及原始反射延缓消失,脑瘫患儿在静止或运动时均表现有各种异常姿势。

(4)反射异常:痉挛型脑瘫患儿均表现为腱反射活跃或亢进,原始反射(Moro 反射、握持反射、不对称颈紧张反射等)延缓消失,保护性反射延缓出现。

2.不同类型临床特点

由于脑病变部位不同,临床又分成以下几种类型,各型特点如下:

(1)痉挛型:此型最常见,病变主要波及锥体束系统,肌张力呈折刀式增高。上肢常表现为屈肌张力增高,手呈握拳状,大腿内收肌张力增高,下肢外展困难。直立位时两下肢交叉呈剪刀状,脚尖着地,跟腱挛缩,俯卧位时抬头困难,膝髋关节呈屈曲位,臀部高抬,坐位对两膝关节很难伸直,膝反射亢进,踝阵挛往往阳性,巴氏征阳性。

根据受累肢体部位的不同,又可分为:①四肢瘫:四肢均受累,上下肢严重程度相同;②双瘫:也是四肢受累,但下肢重,上肢轻;③偏瘫:一侧上下肢受累;④截瘫:上肢正常,仅下肢受累,此型很少见;⑤三肢瘫:三个肢体受累,此型极少见到;⑥单瘫:单个上肢或下肢受累,此型也极少见。

(2)手足徐动型:约占脑瘫 20%,主要病变在锥体外系统,表现为不自主动作增多,当进行有意识运动时,不自主,不协调及无效的运动增多,紧张时更明显,安静时不自主运动减少,入睡后消失。由于颜面肌肉,舌肌及发音器官肌肉也受累,以致说话时面部异常动作增多,发音口齿不清,音调,速度不协调。

本型脑瘫患儿在 1 岁以内往往表现为肌张力低下,平时很少活动,仰卧位时下肢呈屈曲、髋外展、踝背屈的姿势。随着年龄增大,肌张力增高,呈齿轮状或铅管状肌张力增高。单纯手足徐动型脑瘫腱反射不亢进。

(3)共济失调型:此型很少见到,主要表现为小脑症状,步态不稳,行走时两足间距离加宽,四肢动作不协调,上肢常有意向震颤,肌张力不增高。

(4)肌张力低下型:肌张力低下,仰卧位时四肢呈外展外旋位,状似一只仰翻的青蛙,俯卧位时头不能抬起,腱反射不减弱,此点是与肌肉病所致肌弛缓的鉴别要点。肌张力低下型常为某些婴儿脑瘫的暂时表现,以后大多转变为痉挛型或手足徐动型。

(5)混合型:两种(或更多)类型同时存在于一个患儿身上称为混合型,经常是痉挛型和手足徐动型同时存在。

3.并发症

脑瘫患儿除运动障碍外常合并有智力低下、癫痫、感知觉障碍或行为异常,但不根据有无并发症作为诊断依据。

二、诊断要点

(1)本病主要症状为运动发育落后及各种运动障碍,这些症状在婴儿期就已出现。如婴儿时期运动发育正常,以后出现的运动障碍不应诊断脑瘫。

(2)脑瘫的病因为非进行性,而各种代谢性疾病或变性疾病所引起的中枢性疾病呈进行性加重,不诊断为脑性瘫痪。

(3)脑瘫为中枢性瘫痪,腱反射不减弱更不会消失。凡病变部位在脊髓前角或脑干运动神经元及其周围神经所致的非中枢性瘫痪均不应诊断为脑性瘫痪。肌肉、骨骼及结缔组织疾病所致的运动障碍也不属脑瘫。

(4)正常小儿暂时性运动发育落后不应诊断为脑瘫。

(5)诊断脑瘫主要靠病史及体格检查。CT、MRI、脑电图检查结果不能作为诊断脑瘫的依据,但对探讨脑瘫的病因可能有所帮助。肌电图检查可作为诊断肌肉疾病的参考依据。

(6)母亲妊娠期、围生期、分娩时及小儿生后 1 个月内许多异常情况都有可能造成脑瘫,但并非一旦出现这些情况,将来一定发展为脑瘫。

三、治疗

对脑瘫的患儿,一旦明确诊断应尽早干预,促进正常运动发育,抑制异常运动和姿势。注意综合治疗,除针对运动障碍进行治疗外,对合并语言障碍,智力低下,癫痫,行为异常及感知觉障碍也应进行干预。脑瘫的康复是一个长期的过程,短期的住院治疗不能取得良好的效果,许多康复训练内容需在家庭或社区内完成,治疗内容大致包括以下几项:

1.功能训练

包括躯体训练(physical therapy,PT)、技能训练(occupationaltherapy,OT)及其他功能训练。

2.矫形器的应用

有些患儿需用支具或一些辅助器矫正异常姿势及运动。

3.手术治疗

某些痉挛型脑瘫患儿可通过手术矫正畸形,改善肌张力。

4.物理疗法

包括水疗及各种电疗。

5.药物治疗

目前尚无一种治疗脑瘫的特效药物,有时可试用一些缓解肌肉张力增高及改善不自主多动的药物。

6.传统医学方法

可应用针刺、按摩、推拿等疗法改善运动状况。

第二节　新生儿臂丛神经损伤

新生儿臂丛神经损伤多在分娩过程中,臂丛神经根干部受牵拉或压迫所致,引起上肢完全性或部分性瘫痪,多见于难产或巨大儿。

一、临床表现

根据损伤机制及范围,可分为上干型、下干型和全臂丛型三类。

1.上干型

患肢下垂,肩关节内收、内旋,不能外展,耸肩活动消失;肘关节伸直,不能屈曲;前臂旋前,腕关节及手指活动尚好。

2.下干型

肩、肘关节活动尚好。手指屈伸活动消失,拇指不能对掌,手骨间肌及大、小鱼际萎缩。如合并有 Hornner 综合征,即属根性损伤。

3.全臂丛型

整个患肢完全性迟缓性瘫痪,有感觉障碍。有时常可合并锁骨骨折、肱骨骨折。

二、诊断要点

(1)X 线摄片:胸片及肩关节片,排除锁骨干骨折。

(2)肌电图及神经传导速度测定:有助于确定神经损伤的范围,以判断是完全性或部分性。

(3)有条件者,可进一步作体感诱发电位(SEP)、感觉神经动作电位(SNAP)测定。SNAP存在,SEP 消失,提示为根性损伤。

三、治疗

1.保守治疗

适用于 3～8 个月以内的患儿,可采用体位固定、药物治疗、物理治疗和针灸疗法。

(1)体位固定

1)上干型:臂部置于外展、外旋位。可用绷带缠住腕部,再将其上举过头至颈后,将绷带的两头在健侧肩部一前一后缚于腋下。当健肩活动时,可牵动患肩作外展、外旋活动。

2)下干型：将患肢用颈腕带肘屈位,悬吊于胸前固定即可。

3)全臂丛型：同上干型或下干型。

(2)药物治疗：维生素 B_1 10mg,每日 3 次口服;地巴唑和宝力康口服等。

2.手术治疗

(1)凡经 3 个月保守治疗,肩、肘或腕、指关节功能无任何恢复者;或功能虽有部分恢复,但停滞不前 3 个月以上者,可考虑采取手术治疗。而对根性损害者,争取在 3 个月内尽早手术。

(2)根据神经损伤范围、程度、性质及术者的经验、条件,选择单纯神经松解术、神经瘤切除术、神经吻合或移植术、神经移位术。可供移位的神经有膈神经、副神经和肋间神经。

(3)后期治疗：失去神经恢复机会,年龄在 5 岁左右者,以矫正肌力平衡,消除畸形,恢复部分功能为原则,选择肌移位术、软组织松解术、截骨或关节固定术。

3.随访

对形成的后遗畸形,给予相应处理,最大限度提高上肢与手的功能。

第三节　进行性脊髓性肌萎缩

进行性脊髓性肌萎缩(progresslve spinal muscular atrophy)是一种具有进行性、对称性,以近端为主的松弛性瘫痪和肌肉萎缩为特征的遗传性下运动神经元疾病,预后大多不良。

一、临床表现

1.婴儿型脊髓性肌萎缩(Werdnig-Hoffman 病)

起病早,对称性肌无力。近端肌肉受累严重患儿自主运动减少,肌肉松弛,张力极度低下,肌肉萎缩。随着病程进展可影响肋间肌和延髓支配的肌肉引起呼吸和吞咽困难。

2.少年型脊髓性肌萎缩(juvenile spinal muscular atrophy)

起病常在 2～17 岁,开始为步态异常,下肢近端肌肉无力,病情缓慢进展,逐渐累及下肢远端和上肢,可存活至成人期。

3.中间型脊髓性肌萎缩

起病在生后 3～15 个月,开始为近端肌无力,继而波及上肢,进展缓慢,可存活至青春期。婴儿型、少年型、中间型均为常染色体隐性遗传,致病基因位于 5q12-14。

二、诊断要点

(1)病程在婴儿型、少年型及中间型均呈进行性加重。

(2)肌酸激酶(CK)婴儿型大多正常,少数轻度增高。少年型可有轻度或中度升高。

(3)肌电图呈神经源性损害,运动神经传导速度正常。

(4)肌肉组织病理检查示横纹肌纤维萎缩。

三、治疗

本病目前无特效病因治疗。仅能对症治疗,功能锻炼,防止畸形。本病易合并肺部感染,可采取措施积极预防和控制肺部感染。

第四节　进行性肌营养不良

进行性肌营养不良（progresslve muscular dystrophy）为一组遗传性慢性疾病，主要病理变化是横纹肌变性。假肥大型肌营养不良是由于编码蛋白质 dystrophin 的基因突变所致。临床表现为进行性肌力减退，无感觉障碍。

一、临床表现

临床主要有以下几种类型：

1.假肥大型

（1）有家族史，为 X 连锁遗传，故患者以男孩为主。

（2）幼儿时即起病，学步较晚，行走缓慢、不稳、腰肌、臀肌及下肢进行性无力，呈"鸭步"态，登楼困难。

（3）从平卧、坐位起立困难，需先用手撑地，改为蹲位，再以两手扶膝以支撑躯干，如此两手交替沿大腿上升，直至勉强起立（称（GoWer 征）。

（4）肌肉萎缩，但部分肌肉因脂肪浸润而外表似肥大，按之坚硬，称假性肥大。假性肥大以腓肠肌最为多见，与其他部位萎缩成明显对照，病情进展可发生肌腱挛缩。

（5）可伴有心肌病变。

2.面肩肱型

学龄期起病；常染色体显性遗传；患儿面无表情，即所谓肌病面容；垂肩，不能举手过头。

3.肢带型

常染色体隐性遗传，以骨盆部肌肉或肩胛带肌肉受累开始，儿童或青春期起病。

二、诊断要点

（1）典型的进行性肌力减退病史。

（2）酶测定：早期血清醛缩酶、肌酸激酶、转氨酶等肌酶增高。以假肥大型者较明显，但肌肉极度萎缩时可不增高。

（3）血肌酸略高，尿肌酸增高，肌酐减少。

（4）受累肌肉做活体组织检查，肌纤维粗细不等，横纹消失，有空泡形成。肌纤维见结缔组织增生及脂肪沉积，尤以假肥大型者最为明显。

（5）肌电图检查：显示肌源性损害。

三、治疗

尚无特殊治疗。鼓励积极活动，防止失用性萎缩，不能自主活动者作积极被动活动及按摩。维持必要的营养供给及避免、减少感染发生。

第五节　重症肌无力

重症肌无力(myastheniagravis)是神经肌肉接头处免疫性传导功能障碍的慢性疾病,表现为横纹肌异常地易于疲劳,经休息后或给予抗胆碱酯酶药物后能恢复。小部分患儿可伴胸腺肥大。

一、临床表现

1.儿童重症肌无力

常在学龄期起病,感染、预防接种、情绪激动及疲劳可能为诱发因素,或使病情加剧。少数在幼儿期即发病,常先累及眼外肌,上眼睑下垂,眼球运动障碍,伴有复视,晨轻暮重,休息后好转。病情可缓慢进展以至累及面肌、咀嚼肌、咽肌等,也可累及四肢及躯干、呼吸肌,甚至迅速发生呼吸困难。

2.新生儿重症肌无力

(1)母亲患此症者,其新生儿可有暂时性或一过性重症肌无力,上眼睑下垂、哭声低微、吸吮无力,甚至呼吸困难,持续几小时至数周,症状多于1个月后消失。

(2)先天性重症肌无力者自新生儿起即出现上眼睑下垂、眼球活动障碍等症状,重者累及其他肌肉。

二、诊断要点

1.典型的病史。

2.诊断性试验

用依酚氯铵(腾喜龙)1mg静注(或2mg肌注,12岁以上者可用5mg肌注),即刻可见肌力显著增强,但此药作用时间极短暂,故有时观察不便。婴幼儿多用新斯的明,每岁0.05mg肌注,约30min左右可见效,作用时间较长。注射后若出现面色苍白、多汗、流涎、瞳孔缩小、腹痛等不良反应时,可肌注阿托品解除。

三、治疗

1.抗胆碱酯酶药

剂量以能控制症状而不产生严重不良反应为度,疗程也随病人而不同。

(1)新斯的明:婴儿每次1～5mg,口服;儿童每次5～10mg,每日2～3次。

(2)溴化吡啶斯的明:作用较久,不良反应较少。婴幼儿开始每次10～20mg,儿童开始每次15～30mg,每日2～3次,以后可根据病情需要增减。

2.免疫抑制剂

用抗胆碱酯酶药无效或症状较重者可用ACTH或泼尼松治疗,或与抗胆碱酯酶药同用。泼尼松宜从小剂量起始,渐增至能缓解症状时维持治疗,应注意治疗初期时症状进展,必要时也可合用环磷酰胺或硫唑嘌呤,此时激素用量可适当减少。

3.其他药物

麻黄素、氯化钾、钙剂等能增加新斯的明药效,可选择联合应用。

4.手术或放射治疗

胸腺瘤或胸腺增生者可考虑手术或放射治疗。

5.危象处理

依酚氯铵作用快,药效消失也快,故在区别肌无力危象与药物过量的胆碱能危象有困难时也可应用,但应有辅助呼吸准备。如症状加重则为胆碱能危象,需立即注射阿托品。如为肌无力危象,可用新斯的明注射,配合麻黄素、氯化钾应用。

6.禁忌药物

突触受体竞争剂、肌膜抑制及呼吸抑制剂均应避免,如新霉素、卡那霉素、庆大霉素、链霉素、奎宁、奎尼丁、异丙嗪、巴比妥、地西泮等。

第六节　癫痫持续状态

癫痫持续状态(status epilepticus)指的是一次癫痫发作持续 30min 以上,或连续多次发作,发作间隙意识不恢复者。若不及时治疗,可因器官功能衰竭而死亡,或造成持久性脑损害后遗症,因而癫痫持续状态亦是癫痫的首发症状。

一、临床分型

各型癫痫患者均可出现持续状态。可根据临床表现及脑电图对癫痫持续状态进行分类。首先分为全身性的及部分性的,进而分为惊厥性的及非惊厥性的。癫痫持续状态的国际分类如下。

(一)全身癫痫性持续状态

1.全身惊厥性癫痫持续状态

(1)强直-阵挛性癫痫持续状态(大发作):①全身型癫痫持续状态;②开始为部分性的,继发为全身型的癫痫持续状态。

(2)强直性癫痫持续状态。

(3)阵挛性癫痫持续状态。

(4)肌阵挛性癫痫持续状态。

2.全身非惊厥性癫痫持续状态

(1)典型失神性癫痫持续状态。

(2)非典型失神性癫痫持续状态。

(3)失张力性癫痫持续状态。

(二)部分性癫痫持续状态

1.部分性惊厥性癫痫持续状态

(1)简单部分性癫痫持续状态。

(2)持续性部分性癫痫持续状态。

2.部分非惊厥性癫痫持续状态

部分非惊厥性癫痫持续状态指复杂部分性癫痫持续状态(精神运动癫痫持续状态)。

二、临床表现

(一)强直-阵挛性癫痫持续状态

强直-阵挛性癫痫持续状态又称大发作持续状态。强直-阵挛性发作连续反复出现,间歇期意识不恢复。开始时与一般强直-阵挛发作相似,以后症状加重,发作时间延长,间隔缩短,昏迷加重。出现严重自主神经症状,如发热、心动过速或心律失常、呼吸加快或呼吸不整。血压开始时升高,后期则血压下降,腺体分泌增加,唾液增多,气管、支气管分泌物堵塞,以致上呼吸道梗阻,出现发绀。此外,常有瞳孔散大,对光反射消失,角膜反射消失,并出现病理反射。

这种发作类型可以从开始就表现为全身性强直-阵挛发作,也可能由局限性发作扩展而来。患儿意识障碍程度与强直-阵挛发作所致脑缺氧、脑水肿有关,每次发作又可引起大脑缺氧、充血、水肿,多次反复发作后,则造成严重脑缺氧和脑水肿,而脑缺氧和脑水肿又可产生全身性强直-阵挛发作,形成恶性循环。

发作可持续数小时至数日。发作可以突然停止;或逐渐加长间隔,发作减轻,然后缓解。强直阵挛发作持续状态的病死率约为 20%,死因为呼吸循环衰竭、肺部感染、脑水肿或超高热等。

(二)半侧性癫痫持续状态

半侧性癫痫持续状态表现为半侧肢体抽搐,这一类型癫痫持续状态主要见于小儿。常见于新生儿或小婴儿。虽为半侧发作,但定位意义不大,可由于代谢紊乱(如低血钙、低血镁、低血糖等)或缺氧所引起,有时表现为左右交替性发作。

发作开始时双眼共同偏视,然后一侧眼睑和面肌抽搐,继而同侧上肢和下肢呈阵挛性抽动,发作持续时间长短不等,平均 1h 左右,间歇期数秒至 10min,有时更长些。

在发作间歇期常有神经系统异常体征,惊厥一侧的肢体可有偏瘫和病理反射。偏瘫程度轻重不等,常为暂时性瘫痪,称为"Todd 瘫痪"。若有脑器质性病变时,可出现永久性偏瘫。

如发作由局部开始(如面部或手指),然后扩展至整个半身者,其脑电图常在颞部、中央区或顶枕部有局限性异常。也有发作一开始就出现整个半身的阵挛性抽动;或表现为左右两侧交替发作,又称为"半身性大发作"。其脑电图常表现为弥散性两侧同步性异常。这种发作是小儿癫痫的特殊类型,发作持续时间长,常表现为癫痫持续状态。

(三)局限性运动性癫痫持续状态

发作时抽动常见于面部,如眼睑、口角抽搐;也可见于拇指、其他手指、前臂或下肢。抽动持续数小时、数日、数周或数月。发作时意识不丧失,发作后一般不伴麻痹,又称为"持续性部分性癫痫"。多由于大脑皮层中央的局限性病灶所引起。常是病毒性脑炎、生化代谢异常引起的脑病所致,由肿瘤所引起者较少见。

也有些患儿局限性运动性癫痫泛化,继发成全身性强直阵挛发作持续状态。

(四)失神癫痫持续状态

多见于 10 岁以内原有癫痫的小儿。失神发作频频出现,呈持续性意识障碍,但意识并未完全丧失。发作持续时间长短不一,由数小时、数日甚至数月不等。半数病例在数小时内缓解。

因意识障碍程度不同可分为 4 种类型。

1.轻度意识障碍

思维反应变慢,表达迟钝,不易被发觉,但年长患儿自己可感觉到。

2.嗜睡

约 7% 患儿表现闭目,眼球上转,精神运动反应少,嗜睡。用力呼唤时,患儿可勉强回答,或用简单手势或单个字回答。不能自己进食,不能控制排尿,勉强行走时表现为步态蹒跚和行走困难。

3.显著意识混浊

患儿不说话或语音单调,少动,定向力丧失。患儿的感觉、思维、记忆、注意、认识、运用等高级神经活动都有障碍,有时误认为中毒性脑病或中枢神经变性病。

4.昏睡

表现为癫痫木僵状态,昏睡,闭目不动,仅对强烈刺激有反应,不能进食,膀胱括约肌失禁。有时可出现上肢不规则肌阵挛。

失神发作持续状态时,意识障碍程度时轻时重,发作可以自然缓解,或需用药后才能停止,有时可以进展为继发性全身性强直阵挛发作。典型的失神发作持续状态在发作时脑电图呈持续性双侧同步性、对称性 3 次/s 棘慢波,短者持续数分钟,长者持续数日。

(五)精神运动性癫痫持续状态

精神运动性癫痫持续状态又称颞叶癫痫持续状态,可表现为长时间持续性的自动症及精神错乱状态。有时与失神癫痫持续状态很相似,需要依靠病史和脑电图特点来鉴别。失神癫痫的脑电图异常放电从开始就表现为双侧发作性放电。而精神运动性癫痫的脑电图先由一侧颞叶开始,然后向对侧扩散,成为继发性双侧放电。

(六)新生儿癫痫持续状态

新生儿期癫痫持续状态较常见,其临床多不典型,常表现为"轻微"抽动、呼吸暂停、肢体强直。发作形式易变,不定型,常常从某一肢体抽动转到另一肢体抽动,很少有典型的强直阵挛发作或整个半身的抽搐发作。

病因多样,如颅内出血、脑缺血缺氧性脑病、脑膜炎、代谢紊乱(低血钙、低血镁、低糖等)。

新生儿癫痫持续状态预后较差,死亡及后遗症均较高。

三、鉴别诊断

不同年龄患儿中引起癫痫持续状态的原发病不同,持续状态的发作类型也与年龄有关。故癫痫持续状态的病因诊断,应首先考虑年龄因素。

癫痫持续状态如伴高热多为急性感染所致,此时首先应慎重排除颅内感染。典型病例诊断多无困难,但 6 个月以下婴儿,可无脑膜刺激征,应及时行脑脊液检查明确诊断。18 个月以下的患儿,高热惊厥呈持续状态,或惊厥前发热已持续 2～3 天者,须认真排除颅内感染的可能。对无热性惊厥持续状态的患儿,则应详细询问患儿出生史、智力、体格发育状况、既往有无类似发作、有无误服毒物及药物史、有无脑外伤,突然停用抗癫痫药物史等。

了解发作为全身性或局限性、痉挛性或强直性,有无意识丧失等,有助于明确癫痫持续状态的发作类型。

如患儿发作前后均无神经系统阳性体征,则考虑原发性癫痫持续状态或因代谢异常所致。伴有其他特殊体征时,常可作为鉴别诊断的重要线索,如特殊面容、头颅、皮肤、骨关节、眼及眼底异常、多发性畸形等,常提示先天性或遗传代谢性疾病。对癫痫持续状态患儿应注意检查生命体征及瞳孔改变,以便及时给予紧急处理。

四、实验室及辅助检查

根据病情进行必要的化验及辅助检查以协助诊断。

1.血液检查

包括血常规,血中钙、磷、钠、氯含量,血糖,二氧化碳结合力、血气分析以及肝、肾功能,凝血酶原时间、血培养、抗癫痫药物血浓度测定等。

2.尿便检查

应进行尿、便常规,尿糖、酮体、三氯化铁、尿胆红素、尿胆原及尿氨基酸筛查等。

3.脑脊液检查

一般包括脑脊液常规、生化检查及细菌培养等。如有颅压增高征象时,应在紧急降颅压后再行腰穿,以防形成脑疝。如疑有颅内肿物则切忌腰穿。

4.头颅 X 线检查

如证实存在颅骨骨折,常有助于对外伤性癫痫的诊断。脑回压迹增多与加深是慢性颅压增高的表现;由于正常变异范围较大,故需结合临床表现全面分析。X 线检查对局限性颅骨缺损亦有诊断价值。脑肿瘤及宫内感染等患儿头颅 X 线所示病理性钙化影,远不如 CT 扫描的阳性率高。

5.硬膜下穿刺

前囟未闭的小儿,当疑有硬膜下积液、积脓或血肿时,经颅骨透光检查证实后,可进行硬膜下穿刺明确诊断。

6.脑电图检查

常规脑电图检查有助于对癫痫的诊断。癫痫异常波形如棘波、尖波、棘慢波、高幅阵发慢波等的出现,可排除非癫痫性发作疾病,并可根据波形区分发作类型,以选择相应抗癫痫药物进行治疗,还可结合临床判断预后,有助于对颅内肿瘤、脓肿、瘢痕形成等颅内病灶的定位,但对定性诊断无意义。如经多次脑电图检查,并附加各种诱发试验,80%～90%患儿的脑电图常有异常表现。由于记录时间长,易发现异常放电,可提高癫痫的诊断率。对非惊厥性癫痫持续状态(如失神癫痫持续状态)及复杂部分性癫痫持续状态(精神运动癫痫持续状态),应用脑电图连续观察,十分重要,常有助于诊断与治疗。脑电图正常并不能排除脑病变的可能,脑电图异常程度与病情严重性也不完全一致。

7.脑超声波检查

脑超声波检查是诊断婴幼儿脑部病变安全、简便、易行的诊断技术。可用于诊断脑室扩大、脑内出血、脑肿瘤等脑实质性病变。适用于天幕上占位病变的诊断,可根据中线波移位的情况,判断病变所在部位。

8.CT 扫描

对幕上肿瘤、脑室系统扩张、脑萎缩及脑结构改变诊断率最高；对颅内出血、脑脓肿、颅内钙化等也有诊断价值。

9.磁共振成像(MRI)

由于磁共振成像能获得解剖及组织化学的独特诊断信息，并具有安全性，近年来，在临床应用上已取得迅速进展。其优点在于不需经静脉或鞘内注射造影剂，且不通过离子性辐射即能辨别中枢神经系统的对比差别，特别是磁共振成像能显示颅后窝肿瘤及其血管性质。由于对软组织的对比度和血流的差异很敏感，常应用于 CT 难以辨别的脑水肿和血块的诊断；尚能显示婴儿发育过程中脑部髓鞘的形成。总之，MRI 对小儿中枢神经系统病变很敏感，能早期检出微小病变，为非侵入性检查手段，无辐射危害。凡患儿以惊厥为主要症状，临床疑有颅内病变，CT 检查正常者，以及为了证实脑发育异常、脱髓鞘脑病、脑血管病等为癫痫持续状态的病因时，均可进行 MRI 检查。

10.其他

包括染色体核型分析、智商测定及遗传代谢病特殊酶活性的测定等。

五、治疗

(一)治疗原则

(1)尽快控制癫痫发作，选择作用快、疗效好的抗癫痫药物，并采用静脉途径足量给药。

(2)维持脑及呼吸循环功能，保证氧的充分供应，避免发生缺氧缺血性脑损伤。

(3)预防及控制并发症。应特别注意避免过高热、低血糖、酸中毒、水和电解质代谢紊乱及脑水肿。并应维持药物的有效血浓度。

(4)发作停止后，应立即开始长期抗癫痫药物治疗，防止惊厥反复。

(5)尽快明确病因，及时进行病因治疗。

(二)一般治疗

确保患儿呼吸道通畅，及时清除鼻咽腔的分泌物。患儿头部应转向一侧，以防误吸与窒息。常规给氧，并注意退热，积极控制感染，纠正水和电解质代谢紊乱等。保持安静，禁止一切不必要刺激。

(三)抗惊厥药物

1.地西泮

地西泮是治疗各型癫痫持续状态的首选药物。地西泮的优点是作用快，静脉注射后 1～3min 即可生效，有时在注射后数秒钟就能停止惊厥。地西泮静脉注射剂量为每次 0.25～0.5mg/kg，10 岁以内小儿一次用量也可按每岁 1mg 计算。幼儿一次不得超过 5mg，婴儿不超过 2mg。地西泮原药液可不经稀释，直接缓慢静脉注射，速度 1mg/min。因药量较小，不易保证缓慢注射，也可将原药液稀释后注射，用任何溶液(注射用水、0.9% 盐水、5% 葡萄糖液等)稀释均产生混浊，但不影响使用。注射过程中如惊厥已控制，剩余药液不必继续注入。如惊厥控制后再次发作，在第一次注射地西泮后 20min 可重复应用一次，在 24h 内可用 2～4 次。

应用地西泮时应密切观察呼吸、心率、血压。曾用过苯巴比妥或水合氯醛等药物时，更要注意呼吸抑制的发生。

地西泮水溶性较差,静脉注射时可能有沉淀,甚至发生血栓性静脉炎,所以在注入药后用少量 0.9% 盐水冲洗静脉。

地西泮静脉注射后数分钟即达血浆有效浓度,但在 30～60min 内,血浆浓度即降低 50%,故应及时给予长效抗惊厥药。由于地西泮肌内注射吸收比口服还慢,所以在癫痫持续状态时,不宜采用肌内注射。

2.劳拉西泮

本药作用快,静脉给药数秒钟即达脑内,对各种类型持续状态均有效,很少有呼吸抑制。作用可持续 24～48h,偶尔有呕吐、幻觉等不良反应。每次 0.05～0.1mg/kg,最大一次量不超过 4mg,静脉注射 15min 后若仍有发作可再用一次。

3.咪达唑仑(咪唑安定)

为水溶性安定类药物。不良反应少,作用迅速,静脉注射每次 0.05～0.2mg/kg,肌内注射每次 0.2mg/kg。

4.苯妥英钠

本药脂溶性较强,静脉给药后 15min 即可在脑内达高峰浓度。由于苯妥英钠 70%～95% 与蛋白结合,只有 10% 具有抗惊厥作用,所以需用较大剂量。一次苯妥英钠负荷量为 15～20mg/kg,溶于 0.9% 盐水中静脉滴注,注入速度 1mg/(kg·min),不超过 50mg/min,12h 后给维持量,按每日 5mg/kg 计算。每 24h 给维持量 1 次。

应用苯妥英钠负荷量时,需注意注射速度不宜过快,注射太快可使血压下降、呼吸减慢、心率变慢,甚至心跳停止,注射时最好有心电监护。苯妥英钠与葡萄糖液相混时,可能形成沉淀,故应使用 0.9% 盐水稀释药物。

5.氯硝西泮

本药是较好的广谱治疗癫痫持续状态药物,一般用量 1 次 1～4mg,不超过 10mg,静脉或肌内注射,注射后可使脑电图的癫痫放电立即停止。对于非惊厥性癫痫持续状态也有较好的效果。本药在应用后可有肌弛缓或嗜睡等不良反应,要注意呼吸和循环的改变。

6.苯巴比妥

用其钠盐每次 5～10mg/kg,肌内注射。但本药作用较慢,注入后 20～60min 才能在脑内达到药物浓度的高峰,所以不能立即使发作停止,但在地西泮等药控制发作以后,可作为长效药物使用,具有较好的效果,负荷量按 15～20mg/kg 计算,分 2 次肌内注射,2 次中间间隔 2～4h,24h 给维持量,每日 3～5mg/kg。注射苯巴比妥时,要密切注意呼吸抑制的发生,应准备好气管插管和人工呼吸机。

7.副醛

抗惊厥作用较强,疗效较好且安全,发生呼吸抑制者较少。但本药由呼吸道排出,婴儿及肺炎者慎用,每次 0.2ml/kg 肌内注射,也可肛门给药,每次 0.3～0.4ml/kg,最大量 8ml,用花生油稀释后灌肠。最好在肠内保留 20～30min,必要时 1h 后可重复一次。本药与塑料管可发生反应并产生毒性物质,所以不宜用塑料管或一次性注射器注射。

8.硫喷安钠

属于快速作用的巴比妥类药物,在其他药物无效时可试用,可肌内注射或静脉缓慢注射。

由于此药有引起中枢性麻痹的不良反应,所以要慎用。用时要先准备好气管插管及人工呼吸机。将硫喷妥钠 0.25g 用 10ml 注射用水稀释,按 0.5mg/(kg·min)的速度缓慢静脉注射,惊厥停止后不再继续推入药液。最大剂量每次 5mg/kg。

(四)维持生命功能,预防并发症

对于癫痫持续状态的小儿要采取严密的监护措施,要保持呼吸道通畅,维持正常呼吸、循环、血压、体温,并避免发生缺氧缺血性脑损伤。由于患儿多处于昏迷状态,故应静脉输液以维持水电解质平衡,供给足够的热量。开始时输液量限制在每天 1000～1200mmol/L 体表面积。监测出入量,发热时,要进行物理降温、擦浴,或用亚冬眠疗法。还要注意避免低血糖所引起的不良后果。可静脉注入葡萄糖,使血糖维持在 8.4mmol/L 左右。在癫痫持续状态时常发生脑水肿继发性颅内压增高,可应用地塞米松抗炎及甘露醇脱水等药。

(五)寻找病因,进行病因治疗

原来已有癫痫的患儿,发生癫痫持续状态最常见的原因是突然停用抗癫痫药物,也可能由于感染、中毒、严重应激反应、睡眠不足等诱因引起,应找出原因给予对症治疗。对于原来没有癫痫病史的患儿,应根据病史、体检及实验室检查寻找原因。也有部分癫痫患儿,第一次发作的形式就是癫痫持续状态。

(六)长期应用抗惊厥药

对于所有癫痫持续状态的患儿,不论原来是否有癫痫史,在本次发作控制以后,都应使用抗癫痫药,在原发病(如感染、高热)尚未完全控制之前,用量宜稍大,数日后改用维持量,以避免在近期内癫痫复发。

第八章　小儿内分泌系统疾病

第一节　生长激素缺乏症

各种原因造成的儿童矮身材是指身高低于同种族、同性别、同年龄正常儿童生长曲线第三百分位数以下，或低于其身高均数减两个标准差(-2SDS)者。其中部分患儿是因下丘脑或垂体前叶功能减低、分泌生长激素不足所致身材矮小，称为生长激素缺乏症。

一、临床表现

(1)出生时身长和体重正常。少数患儿曾有臀位产、产钳助产致生后窒息等病史。

(2)一般在一岁后开始出现生长减慢，生长速度常<4cm/年。随着年龄增长，身高落后日益明显。

(3)一般智力正常。

(4)面容幼稚，呈娃娃脸，腹部皮下脂肪相对丰满。

(5)男孩多数有青春期发育延迟或小阴茎，小睾丸。

(6)牙齿萌出及换牙延迟。

(7)当患儿同时伴有其他垂体激素缺乏时，临床出现相应激素分泌不足的症状和体征。

二、诊断要点

1.仔细采集病史

包括：出生时身长，体重，出生时状况，出生后生长发育，运动和智力发育情况；母亲妊娠及生产史，孕期健康状况；父母及家族其他成员的身高等。

2.认真全面体检

排除其他导致生长障碍的疾病。

3.具有以上临床特点

4.实验室检查

(1)生长激素(GH)刺激试验：由于 GH 的释放呈脉冲性，其正常基值仅为 $0\sim3\mu g/L$，故不能依靠此值做出诊断，必须进行两种药物刺激试验(表 8-1)，根据 GH 峰值判断：分泌峰值 $<5\mu g/L$ 确诊为完全性生长激素缺乏症；分泌峰值 $5\sim10\mu g/L$ 则为部分缺乏。

(2)血清胰岛素样生长因子-1(IGF-1)及胰岛素样生长因子结合蛋白-3(IG-FBP-3)浓度常降低。

(3)血清甲状腺激素(T_4、T_3)及促甲状腺素(TSH)；肾上腺及性腺激素的测定，用以判断有无全垂体功能减退。

(4)骨龄常落后于实际年龄 2 岁以上。

(5)染色体检查,排除 Turner 综合征。

表 8-1　生长激素分泌功能试验

刺激试验	药物剂量及方法	采血测 GH 时间	备注
运动试验	禁食 4 小时后,剧烈运动 15～20 分钟	开始运动前及运动后 20 分钟	可疑病例筛查试验
胰岛素试验	RI 0.075U/kg,静脉注入	给药前及给药后 30,60,90,120 分钟	同时测血糖,血糖值应低于给药前的 50% 或 <50mg/dl
精氨酸试验	0.5g/kg 用注射用水配成 5%～10% 精氨酸溶液,30 分钟内静脉注入	同上	最大用量为 30g
左旋多巴试验	10mg/m² ,1 次口服	同上	少数人有轻度头痛,恶心呕吐
可乐定试验	4μg/m² ,1 次口服	同上	轻度血压下降

(6)生长激素释放激素(GHRH)兴奋试验:用于鉴别病变位于下丘脑或垂体。结果判断: GH 峰值 >10μg/L 为下丘脑性生长激素缺乏;GH 峰值 <10μg/L 为垂体性生长激素缺乏。

(7)必要时作垂体 CT 或 MRI 的检查,以排除肿瘤等情况。

三、治疗

治疗目的:尽可能恢复正常生长速率,延长生长时间,以期达到较满意的最终身高。

1.基因重组人生长激素替代治疗

剂量为 0.1U/(kg·d),每日睡前皮下注射,每周 6～7 次,开始治疗时年龄愈小者,疗效愈显著,以第一年效果最佳,治疗应持续至骨骺融合。

2.若伴有甲状腺功能减退者

必须加服甲状腺片 40～60mg/d,若伴促性腺激素不足,可于青春期时给予雄激素或雌激素类药物联合治疗,如十一酸睾酮或妊马雌酮等。

3.合成代谢激素

司坦唑醇:剂量为每日 0.05mg/kg,分 2 次口服。6～12 个月为一疗程。

第二节　尿崩症

尿崩症是由于各种原因导致的肾脏尿浓缩功能障碍,临床以多饮、多尿、尿比重和尿渗透压降低为特点,其中因下丘脑和垂体后叶神经内分泌功能异常、造成精氨酸加压素(AVP)又称抗利尿激素(ADH)合成或分泌不足者称中枢性尿崩症。肾脏对 AVP 无反应者为肾性尿崩症。

一、临床表现

(1)任何年龄均可发病,一般起病突然,也可呈渐进性。

（2）烦渴，多饮、多尿，24小时饮水量或尿量＞3000ml/m²。

（3）婴幼儿因烦渴表现为哭闹不安，发热，体重不增等症状；若不及时补充水分，可以出现脱水征，严重者甚至抽搐。

（4）皮肤干燥、弹性差、精神萎靡不振，食欲减退，体重下降。因夜尿增多，影响睡眠。

（5）临床同时出现头痛、呕吐、视力障碍，性早熟或肥胖等症状时应排除颅内占位性病变。

二、诊断要点

1.根据病史及以上临床表现

2.实验室检查

（1）尿常规：尿比重不超过1.005，尿色清澈，尿糖阴性。

（2）尿渗透压＜200mmol/L。

（3）血浆渗透压正常高限。

（4）血生化：肾功能。

（5）限水试验：用于真性尿崩症和精神性多饮的鉴别。方法：晨起排空膀胱，测血压及体重，测尿比重、血钠和血渗透压后，开始禁水；每小时排尿一次，测尿量、尿比重、渗透压，测血压及体重；根据患儿临床反应可进行6~8小时，甚至12~16小时。若患儿持续排低渗尿，体重下降3%~5%，血钠＞145mmol/L，血渗透压＞295mmol/L，应考虑为真性尿崩症；若对限水试验耐受良好，尿渗透压明显上升，为精神性多饮。必须密切观察试验全过程，当体重下降5%时，应即终止试验。

（6）垂体加压素试验：用以鉴别中枢性尿崩症和肾性尿崩症，可与限水试验连续进行，当限水试验进行至相邻两次尿液的渗透压之差＜30mmol/L时即可开始此项检查。方法：皮下注射垂体后叶素5U；若为中枢性尿崩症，尿比重在2小时内明显上升＞1.016，尿渗透压大于血渗透压。若为肾性尿崩症，则尿量及尿比重无明显变化。

（7）血浆AVP测定：在重症中枢性尿崩症，血浆AVP浓度＜0.5ng/L；肾性尿崩症者，血浆AVP水平升高。

3.头颅正侧位X线平片、CT或MRI检查

有助于颅内肿瘤所致尿崩症的诊断。

二、治疗

1.病因治疗

因肿瘤所致应手术或放射性核素素治疗。

2.加压素替代治疗

（1）鞣酸加压素：每次剂量0.1~0.3ml，最大量0.5ml，肌内注射，通常一次注射的作用时间维持3~5天，当药效减弱时再注射第二次。

（2）去氨加压素（DDAVP）：每次剂量为0.05~0.1mg，每日2次口服；鼻内滴入剂量为1.25~10μg/d，偶有头痛、血压增高等不良反应。

3.非激素治疗

（1）氯贝丁酯（安妥明）：15~25mg/(kg·d)，分2~3次口服，有食欲减退、恶心呕吐、白细胞减少和肝功损害等不良反应。

（2）卡马西平：剂量为 10～15mg/(kg·d)，分 2～3 次口服。

（3）氢氯噻嗪：剂量为 2～4mg/(kg·d)，分 2～3 次口服，同时补充钾，对肾性尿崩症有效。

（4）氯磺丙脲：剂量为 20mg/(kg·d)，分 2 次口服，可有低血糖不良反应。

第三节　　性早熟

男童 9 岁、女童 8 岁之前呈现第二性征，即为性早熟。临床分为真性性早熟和假性性早熟两大类。真性性早熟是在第二性征发育的同时，性腺（睾丸或卵巢）也发育和成熟；假性性早熟则只有第二性征的发育而无性腺的发育。性征与其真实性别一致者为同性性早熟，否则为异性性早熟。临床较常见的是特发性性早熟。

一、临床表现

1.特发性性早熟

患儿性发育过程遵循正常的性发育规律。

（1）女性开始症状为乳房发育；男性为睾丸和阴茎的发育。

（2）随后阴毛生长，外生殖器发育，最后女孩出现月经；男孩睾丸容积、阴茎增大，后出现腋毛、阴毛，同时体格发育加速。

（3）生长速率加快。

（4）骨龄增快，超过实际年龄，骨骺提前闭合，影响最终身高。

（5）智力发育正常，可能有精神心理变化。

（6）颅内肿瘤所致性早熟，后期出现视野缺损和头痛、呕吐等颅压增高症状。

2.假性性早熟

患儿性发育过程不按正常的性发育规律。常有部分第二性征缺乏。

（1）肾上腺皮质增生症，肾上腺肿瘤等，在男性为阴茎增大而无相应睾丸容积增大，女性为男性化表型。

（2）性腺肿瘤：如女性卵巢肿瘤所致性早熟，不出现阴毛。

（3）含雌激素药物，食物或化妆品所致性早熟，可致乳房增大，乳头乳晕及会阴部有明显色素沉着。甚至女孩阴道出血。

3.部分性性早熟

仅有一种第二性征出现，如单纯乳房早发育，单纯阴毛出现或单纯阴道出血等，无骨骼早熟。

二、诊断要点

（1）女孩在 8 岁前，男孩在 9 岁前出现第二性征。

（2）生长速率＞6cm/年。

（3）实验室检查

①血浆黄体生成素（LH）、尿促卵泡素（FSH）、雌二醇（E2）、泌乳素（PRL）、17α-羟孕酮（17α-OHP）及 17 酮（17KS）等的基础值可能增高。

②促性腺素释放激素(GnRH)刺激试验:GnRH 剂量 $2.5\mu g/kg$,最大剂量 $100\mu g$ 肌内注射。刺激后 LH、FSH 明显增高,LH/FSH 峰值比>1,LH 峰值/基础值>3 时,支持中枢性性早熟。

(4)X 线:骨龄超前;颅骨正侧位 X 线片。

(5)B 超:卵巢、子宫发育增大,可见 4 个以上的成熟卵泡。

(6)CT 及 MRI 检查:颅内或肾上腺部位。

三、治疗

1.药物治疗

(1)甲羟孕酮:剂量 $10\sim30mg/d$,每日 2 次口服,可使乳腺发育停止,增大的乳房缩小。有致高血压、抑制生长等不良反应。

(2)促性腺素释放激素类似物(GnRHa),常用长效制剂,$80\sim100\mu g/kg$,每 4 周肌注一次(或每 6 周皮下注射一次)。

(3)环丙孕酮:剂量 $70\sim100mg/(m^2\cdot d)$,具有较强的抗雄性激素作用,抑制垂体促性腺激素的分泌,降低睾酮水平,不良反应较小。

2.对因治疗

由肿瘤所致者,采用手术切除、放疗或化疗。

第四节　甲状腺功能减退症

甲状腺功能减退症(简称甲减)是由多种原因影响下丘脑-垂体-甲状腺轴功能、导致甲状腺激素的合成或分泌不足;或因甲状腺激素受体缺陷所造成的临床综合征。根据病因和发病年龄可分为先天性甲减和获得性甲减两类,小儿时期多数为先天性甲状腺功能减退症。

一、先天性甲状腺功能减退症

先天性甲状腺功能减退症以往曾称为呆小症或克汀病。本病分为两类:散发性甲减是由于胚胎过程中甲状腺组织发育异常、缺如或异位,或是甲状腺激素合成过程中酶缺陷所造成;地方性甲低是由于水、土或食物中缺碘所致,多见于甲状腺肿流行地区。

(一)临床表现

1.新生儿期表现

(1)常为过期产,出生体重超过正常新生儿。

(2)喂养困难,哭声低,声音嘶哑。

(3)胎便排出延迟,腹胀,便秘。

(4)低体温,末梢循环差。

(5)生理性黄疸期延长。

2.典型表现

(1)特殊面容:头大颈短,表情淡漠,眼距增宽,眼裂小,鼻梁塌平,舌体宽厚、伸于口外,皮肤粗糙,头发稀疏干燥,声音嘶哑。

(2)特殊体态:身材矮小,上部量大于下部量,腹大、脐疝,脊柱弯曲,腰椎前凸,假性肌肥大。

(3)运动和智力发育落后。

(4)生理功能低下:怕冷少动,低体温,嗜睡,对外界事物反应少,心率缓慢,心音低钝,食欲差、肠蠕动减慢。

3.迟发性甲减

(1)发病年龄晚,逐渐出现上列症状。

(2)食欲减退,少动,嗜睡,怕冷,便秘,皮肤粗糙,黏液性水肿。

(3)表情淡漠,面色苍黄,疲乏无力,学习成绩下降。

(4)病程长者可有生长落后。

4.地方性甲减

(1)神经性综合征:以聋哑,智力低下,共济失调,痉挛性瘫痪为特征,身材正常。

(2)黏液水肿性综合征:以生长发育明显落后,黏液性水肿,智力低下,性发育延迟为特点。

(二)诊断要点

1.根据发病年龄

患儿是否来自甲肿流行地区;符合以上临床表现者。

2.实验室检查

(1)血清 T_4、T_3 及 TSH 浓度测定:T_3,T_4 降低;TSH 水平增高,若 >20mU/L 可确诊。必要时测游离 T_3 和游离 T_4 及甲状腺素结合球蛋白。

(2)甲状腺自身免疫性抗体:甲状腺球蛋白抗体(TG-Ab)和甲状腺过氧化物酶抗体(TPO-Ab)测定,以除外慢性淋巴性甲状腺炎所致甲减。

(3)基础代谢率:降低,能合作的较大患儿可进行此项检查。

(4)血胆固醇、肌酸激酶和甘油三酯常增高。

3.X 线检查

骨化中心出现延迟,骨龄落后于实际年龄(一岁以下者应拍膝关节),骨质疏松。

4.甲状腺核素扫描

有助于甲状腺发育不全、缺如或异位的诊断。

(三)治疗

1.治疗原则

早期诊断,早期治疗,终身服药;用药应从小剂量开始,注意剂量个体化,根据年龄逐渐加至维持剂量,以维持正常生理功能。

2.替代治疗

(1)1-甲状腺素钠:维持剂量:新生儿 $10\mu g/(kg \cdot d)$;婴幼儿 $8\mu g/(kg.d)$;儿童 $6\mu g/(kg \cdot d)$,每日一次口服,必须依据血清 T_3、T_4、TSH 测定值进行调整。

(2)甲状腺片:维持剂量:$2\sim6mg/(kg \cdot d)$,每日一次口服,亦须依据血清 T_3、T_4、TSH 测定值进行调整。

3.定期随访

开始治疗后,每 2 周随访一次,当血清 T_4,TSH 正常后可每 3 个月一次,服药 1～2 年后可每

6个月一次。每次随访均应测量身高、体重、甲状腺功能;每年测定骨龄一次。

二、获得性甲状腺功能减退症

获得性甲减的主要原因是淋巴细胞性甲状腺炎(又称桥本甲状腺炎),是一种器官特异性自身免疫性疾病,近年发病率有所增加,发病年龄多在6岁以后,以青春期女孩多见;其次为误将异位甲状腺作为甲状舌骨囊肿切除及颈部接受放射治疗后;并发于胱氨酸尿症和Langerhans细胞组织细胞增生症等少见。

(一)临床表现

1.起病较缓慢

多数无主观症状,也有初发病时颈部疼痛,吞咽困难,声音嘶哑,颈部压迫感。

2.甲亢症状

少数患儿有一过性甲亢症状,如情绪激动,易怒,多动,多汗等。

3.甲减症状

多见于病程较长者,如食欲减退,便秘,学习成绩下降,皮肤黏液性水肿,生长迟缓或停滞等。

4.甲状腺不同程度的弥漫性肿大

质地中等,有时可触及分叶状。

(二)诊断要点

1.见以上临床表现

2.实验室检查

(1)血清 T_3、T_4、FT_3、FT_4 及 TSH:病初甲状腺激素水平稍高,TSH 正常,随病情发展甲状腺激素水平降低,TSH 增高。

(2)甲状腺自身免疫性抗体:TPO-Ab 及 TG-Ab 滴度明显高。

(3)促甲状腺激素受体抗体(TR-Ab):有助于判断自身免疫性甲状腺炎与 Graves 病是否同时存在。

(4)细胞学检查:细针穿刺甲状腺组织进行细胞学检查有助于桥本甲状腺炎的诊断。成功率与穿刺部位有关,有时需多次进行,必须选择好适应证。

3.甲状腺 B 型超声影像学扫描检查

可作为桥本甲状腺炎的辅助诊断。

(三)治疗

(1)同先天性甲状腺功能减退症的治疗。

(2)治疗原发疾病。

第五节　甲状腺功能亢进症

甲状腺功能亢进症(简称甲亢)是由于各种原因造成甲状腺激素分泌过多、导致全身各系统代谢率增高的一种临床症候群。儿童时期甲亢的主要病因是毒性弥漫性甲状腺肿,又称

Graves 病,是自身免疫性甲状腺疾病中的一种。其发病与遗传、环境因素密切相关。由于免疫功能紊乱,体内产生抗 TSH 受体的自身抗体(TR-Ab)而发病。仅有少数患儿是由毒性结节性甲状腺肿,甲状腺癌,甲状腺炎等罕见疾病所造成。

一、临床表现

1.基础代谢率增高

情绪不稳定,易激动,脾气急躁;怕热,多汗,低热;食欲亢进,易饥饿,大便次数增多;心悸,心率增快,脉压增大,心尖部可闻收缩期杂音,严重者心律失常,在儿童期甲亢心脏病罕见。

2.眼球突出

可单侧或双侧,多为轻、中度突眼,眼裂增宽,眼睑不能闭合,瞬目减少、辐辏能力差。恶性突眼及眼肌麻痹少见。

3.甲状腺肿大

多呈弥漫性轻、中度肿大,表面光滑,质地中等,严重者可触及震颤,并可闻及血管杂音。

4.甲亢危象

常由急性感染、手术、创伤等应激情况诱发;起病突然,病情急剧进展;主要表现高热,烦躁不安,呕吐,腹泻,多汗,心动过速等。重者血压下降,末梢循环障碍,出现休克,危及生命。

二、诊断要点

1.部分患者有家族遗传史

2.任何年龄均可发病

起病缓慢,以学龄儿童多见。

3.有以上临床表现

4.实验室检查

(1)血清甲状腺素水平:总 T_4,T_3,游离 T_4,T_3 增高;TSH 降低。

(2)吸 ^{131}T 试验:可见高峰前移。

(3)甲状腺自身免疫性抗体测定:TG-Ab、TPO-Ab 及 TR-Ab 均有助于鉴别慢性淋巴细胞性甲状腺炎所致的甲亢。

(4)促甲状腺素释放激素(TRH)兴奋试验:本病患儿的 TSH 无反应或减低。

5.甲状腺 B 型超声和扫描

了解甲状腺大小,结节大小、多少,肿瘤或囊肿等,有利于鉴别诊断。对囊肿诊断更好。

三、治疗

目的:减少甲状腺激素的分泌,维持正常甲状腺功能,恢复机体正常代谢,消除临床症状,防止复发。

1.抗甲状腺药物治疗

(1)甲巯咪唑(他巴唑):剂量 0.5～1.0mg/(kg·d),分 2 次口服,最大量为 30mg/d。

(2)丙硫氧嘧啶或甲硫氧嘧啶:剂量为 5～10mg/(kg·d),分 2～3 次口服,最大量 300mg/d。

(3)治疗包括足量治疗期和减药期,总疗程 3～5 年,对青春发育期和治疗经过不顺利者其疗程应适当延长。治疗过程中应定期随访、复查血清总 T_3、T_4，游离 T_3、T_4 及 TSH。

(4)β肾上腺素受体阻滞剂：普萘洛尔，剂量 0.5～1.0mg/(kg·d)，分 3 次口服。

(5)注意药物不良反应，偶有皮肤过敏反应，可酌情更换药物；用药后最初 2 周应查血常规，定期复查肝功能，必要时查肾功能。

2.一般治疗

急期应卧床休息，加强营养。

3.甲亢危象的治疗

(1)丙硫氧嘧啶：每次剂量 200～300mg，鼻饲，每 6 小时一次。1 小时后静脉输入碘化钠 0.25～0.5g/d。

(2)地塞米松：每次剂量 1～2mg，每 6 小时一次。

(3)普萘洛尔：每次 0.1mg/kg，最大量 5mg，静脉注射，每 10 分钟一次，共 4 次。

(4)利舍平(利血平)：每次剂量 0.07mg/kg，最大量 1mg，必要时 4～6 小时重复。

(5)纠正脱水，补充电解质。

(6)抗生素：用以控制感染。

(7)对症治疗：如降温，给氧。

第六节　先天性肾上腺皮质增生症

先天性肾上腺皮质增生症(CAH)是由于肾上腺皮质类固醇生物合成过程中酶缺陷，使皮质醇合成不足，血清皮质醇浓度降低，负反馈作用消除，以致 ACTH 分泌增多、刺激肾上腺皮质增生，同时影响盐皮质激素和性激素的生物合成。临床出现不同程度的肾上腺皮质功能减退并伴有性征异常表现。最常见的是 21-羟化酶缺陷，其次为 11β-羟化酶、17α-羟化酶及 3β-羟类固醇脱氢酶等缺陷。

一、临床表现

1.21-羟化酶缺陷

最多见，占 CAH 的 90%～95%。

(1)单纯男性化型：为 21-羟化酶不完全性缺乏。

男孩主要为同性性早熟：①阴毛早现，阴茎、阴囊增大，过早出现痤疮，肌肉发达，肩宽，窄髋等男性体格，声音变粗；②阴茎增大但睾丸不大，为假性性早熟，骨龄达 12 岁后可出现真性性早熟；③病初身高增长过速，超过正常儿，骨龄超过患儿的实际年龄，因骨骺早期愈合而致最终身材矮小。

女孩则在出生时呈现不同程度的男性化体征：①阴蒂肥大，不同程度的阴唇融合，或类似男性尿道下裂样改变等；②体格发育似男性患儿；③病初身高增长过速，但最终身材矮小。

(2)失盐型：由于 21-羟化酶完全缺乏所致，其皮质醇和醛固酮分泌均不足。临床上主要为肾上腺皮质功能不全的表现。①生后 1～2 周内出现呕吐，腹泻，脱水，消瘦，呼吸困难，皮肤黏膜色素沉着。②电解质紊乱，低血钠、高血钾及代谢性酸中毒。③男性阴茎增大，女性外阴为两性畸形。此型常因诊断、治疗不及时而早期死亡。

（3）晚发型（非典型型）：为21-羟化酶轻微缺乏所致。①发病年龄不一，临床表现各异，症状较轻；②多见于女孩，月经初潮延迟、原发性闭经，不孕症或多毛症；③男孩为性早熟，身高增长过快，阴毛早现，骨骺提前闭合。

2.11β-羟化酶缺乏

约占CAH的5%。①男性化；②由于11-去氧皮质醇、11-脱氧皮质酮及雄激素分泌增加，故有高血压和低血钾表现。

3.17-羟化酶缺乏

较少见。①高血压明显；②低血钾；③碱中毒；④女孩呈现幼稚型性征、原发性闭经等；⑤男孩为假两性畸形，出生时呈女性表现。

4.3β-羟化酶缺乏

极罕见，皮质醇、醛固酮和雄激素的合成均受阻。①新生儿期即发生失盐、脱水，病情较重，若不及时诊治可早期死亡；②女孩男性化，阴蒂肥大；③男孩为假两性畸形，男性性分化不全，如阴茎发育差，尿道下裂等。

二、诊断要点

1.仔细询问病史

特别是家族史。

2.认真查体

结合以上临床表现进行分析。

3.血和尿肾上腺激素及其代谢产物的测定

（详见表8-2）。

表8-2 各型CAH的实验室表现

酶缺陷	尿					血清		
	17-KS	17-OH	孕三醇	17-OHP	DHEA	睾酮	雄烯二酮	肾素活性
21-羟化酶								
典型	↑↑	↓	↑↑	↑↑	正常或↑	↑	↑↑	↑
晚发	↑	↓	↑	↑↑	正常或↑	↑	↑	↑
11β-羟化酶	↑↑	↑↑	↑	↑	正常或↑	↑	↑	↓↓
3β-羟化酶	↑	↓↓	正常或↑	正常或↑	↑↑↑	女↑男↓	↑	↑
17-羟化酶	↓↓	↓↓	↓	↓	↓	↓	↓	↓↓

4.血17-羟孕酮（17-OHP）的测定

对21-羟化酶缺乏极有诊断价值，当>30.3nmol/L（1000ng/dl）时可确诊；非典型型可进行ACTH刺激实验。

5.新生儿期筛查

可对21-羟化酶缺乏进行筛查，以早期诊断、早期治疗。

6.X 线检查

骨龄明显增速超过患儿实际年龄。

7.B 超或 CT 检查

可显示双侧肾上腺增大。

三、治疗

1.肾上腺危象治疗

(1)严重失盐型需纠正脱水及电解质紊乱,第一日总液量 80～120ml/kg,给钠 10mmol/kg,第一小时可补生理盐水 20ml/kg 扩容。

(2)氢化可的松 5～10mg/kg,每 6 小时一次。

(3)盐皮质激素:醋酸去氧皮质酮(DOCA),每日 1～2mg,或 9α-氟氢化可的松,每日 0.05～0.1mg。

(4)切忌补钾。

(5)第二日根据病情和血电解质及脱水纠正情况,酌情减少皮质醇用量和调整治疗。

(6)在感染、手术、创伤等应激情况下,增加皮质醇 2～3 倍或更多。

2.常规皮质激素维持治疗

(1)糖皮质激素:目的是补充皮质激素分泌不足,抑制 ACTH 和雄激素的分泌;应早期治疗,终身服用醋酸氢化可的松,剂量 12～25mg/(m² · d),分二次口服,2/3 量晚间服,1/3 量白天服用。对 21-羟化酶缺陷晚发病人可用地塞米松 0.25～0.5mg,每日或隔日一次。

(2)盐皮质激素:若无盐皮质激素时,较大儿童可分次口服氯化钠胶囊 2～4g/d,小婴儿可鼻饲生理盐水。

(3)性激素:17-羟化酶缺陷和 3β-羟类固醇脱氢酶缺陷者,不论性别,在青春期均应补充性激素以维持其表型。

治疗成功的关键是合适的皮质激素剂量和定期随访,保持正常生长速率,使患儿既无雄激素及外源性皮质激素过多征象,又能维持正常的性腺成熟和发育。

3.外科治疗

女性假两性畸形可于生后 6～12 个月内行阴蒂切除术,外生殖器矫形可在 1～3 岁时进行。

第七节　甲状旁腺功能亢进症

甲状旁腺功能亢进症(甲旁亢)在临床上分原发性和继发性两类。原发性甲旁亢指甲状旁腺本身的病变,引起甲状旁腺激素(PTH)分泌过多、导致钙磷代谢失常的一种全身性疾病,临床以骨病、肾结石和高血钙为特征。继发性甲旁亢是由于甲状旁腺外疾病所致,常见于肾脏疾患、维生素 D 缺乏性佝偻病和肾小管酸中毒等。

一、临床表现

1.骨骼系统症状

早期仅有骨质普遍脱钙,病程长者有佝偻病样骨畸形,如鸡胸、肋串珠、手足镯,下肢呈

"O"形或"X"形,典型表现为持续性骨痛、伴有严重的纤维性囊性骨炎及反复多发性骨折。

2.高钙血症

可引起多系统功能紊乱,消化系统有食欲不振,恶心呕吐、便秘、腹痛;体重不增;心血管系统有心律不齐及心搏加快等;肌肉松弛,肌张力减低;中枢神经系统有注意力不集中,智力减退;严重时出现意识障碍甚至昏迷。

3.肾脏损害

由于尿钙增多,导致尿路结石形成和肾脏钙化,常表现多饮多尿、血尿及肾绞痛,继发性高血压,晚期出现肾功能不全或尿毒症。

4.皮肤、软组织及眼角膜钙化

5.新生儿甲旁亢

常表现哭声低下,喂养困难,便秘,呼吸困难及肌张力低下。

6.甲旁亢危象

因 PTH 分泌过多使血钙过高致极度厌食,恶心呕吐,腹痛腹泻,高热,严重时出现脱水及电解质紊乱,精神萎靡、嗜睡、抽搐、甚至昏迷。

二、诊断要点

1.起病缓慢,病程较长

2.部分病例有阳性家族史

3.有以上临床表现

4.实验室检查

(1)在钙、磷平衡饮食条件下,连续三天测定:①血清钙,升高,常＞3mmol/L(12mg/dl);②血清磷降低或正常低限;③24 小时尿钙、尿磷排出量增高;④血碱性磷酸酶明显增高;⑤肾小管磷回吸收率降低,小于80%。

(2)尿环磷酸腺苷(cAMP)排出增多。

(3)尿羟脯氨酸排出量增高。

(4)血浆 PTH 常升高。

(5)钙负荷抑制试验:用于可疑病人,甲旁亢病人不受抑制。

(6)肾上腺皮质激素抑制试验:用于鉴别高血钙的病因,由其他原因致高血钙可降至正常。

(7)X 线检查:早期仅有骨质疏松,典型患者指骨、下颌部位显示骨膜下骨皮质吸收;骨脱钙,陈旧性骨折,骨畸形,骨囊性样变;颅骨呈虫蛀样改变。腹部平片可见肾脏钙化灶。少数有异位钙化。

(8)放射性核素检查:^{99m}Tc 和 ^{210}TI 双重放射性核素减影扫描,可检出直径 1cm 以上病变。

(9)颈部及上胸 CT 扫描。

(10)颈部 B 超检查:探查甲状旁腺肿瘤。

三、治疗

1.外科治疗

甲状旁腺肿瘤应手术摘除;甲状旁腺组织增生可部分切除。术后发生的暂时性低钙血症,可输给 10％葡萄糖酸钙。

2.甲旁亢危象处理

(1)纠正脱水酸中毒及电解质紊乱,同时注意补充钾和镁。

(2)控制高血钙:可用磷酸钠或磷酸钾中性磷合剂 1～2g/d。以减少磷的吸收和增加排泄,以降低血磷;EDTA 为钙络合剂,50mg/(kg·d),分 2～3 次,用 25％的葡萄糖 20～40ml 稀释后注入。

(3)降钙素:剂量为每次 4U/kg,6～12 小时一次。

(4)糖皮质激素:氢化可的松 1～2mg/kg。

(5)严重者进行腹膜透析,有抑制继发性甲旁亢的作用。

第八节　甲状旁腺功能减退症

甲状旁腺功能减退症(甲旁减)是由于甲状旁腺激素合成和分泌不足,PTH 结构异常、不能发挥生理作用,或靶器官对 PTH 不敏感引起的疾病。临床以手足抽搐、低血钙和高血磷为特征。

一、临床表现

1.神经-肌肉应激性增高

最初表现为肌痛、四肢麻木,手足僵直,严重者手足搐搦、典型发作呈"助产士手"样表现,同时有喉气管痉挛,雷诺现象,腹痛腹泻发生。隐性抽搐时患儿感到肢体麻木、蚁行感或肌肉疼痛等,面神经叩击和束臂加压试验呈阳性。

2.神经精神症状

记忆力减退,恐惧、神经衰弱,也有以癫痫样发作为首发症状,可出现多动症、共济失调及智力减低。

3.外胚层组织器官改变

皮肤干燥脱屑,色素沉着,头发稀少脱落,甚至斑秃,出牙晚,牙易脱落,牙釉质发育不良呈黄斑点及横纹,指甲脆弱有横沟,长期未治疗出现眼白内障。常并发白色念珠菌感染。

4.异位钙化灶

软组织、关节部位钙化可致关节疼痛,活动受限。脑基底节钙化可出现震颤性麻痹。

5.严重低血钙

可出现心律失常或心力衰竭。

二、诊断要点

1.仔细询问病史及查体

2.符合以上临床表现

3.实验室检查

(1)在钙、磷平衡饮食条件下,连续三天测定:①血清钙:常减低,在 1.25～1.75mmol/L(5～7mg/dl)之间,游离钙≤0.95mmol/L(3.8mg/dl);②血清磷常增高,达 1.96mmol/L 以上(>6mg/dl);③碱性磷酸酶:正常或偏低;④24 小时尿钙、磷排出量均减少。

(2)肾小管回吸收率(TRP)稍增高。

(3)血 PTH 测定:多数降低,少数患儿可在正常范围。

(4)PTH 兴奋试验:连续肌内注射 PTH 三天,剂量为 8U/kg,最大量 200U。若 PTH 缺乏,血钙恢复正常,血磷降低;若血钙不升高,为靶器官对 PTH 不反应。

(5)心电图:Q-T 间期延长,T 波低平。

(6)脑电图:长期未治疗者可有棘慢波。

(7)X 线检查:显示骨密度增高,骨皮质增厚。

(8)脑 CT 或 MRI:脑基底节钙化灶。

三、治疗

1.急性抽搐期

当手足搐搦或惊厥时,即刻缓慢静脉输入 10％葡萄糖酸钙,用量为每次 0.5ml/kg,最大量每次不超过 10ml,一般用 10％葡萄糖液 10ml 稀释后,以每分 0.5～1.0ml 速度输入;根据病情,每日 1～3 次。抽搐缓解后改口服 10％氯化钙 5～10ml/次,每日 3 次。

2.降低血磷

(1)高钙低磷饮食:每日磷摄入量应<0.3～0.5g。

(2)磷结合剂:可服用氢氧化铝乳胶每次 10～30ml,每日三次,应与钙剂相隔 2 小时服用。

3.维生素 D 的应用

经补充足够钙后,抽搐无缓解时,适当补充维生素 D,必须监测尿钙和血钙,以防发生维生素 D 中毒、高血钙。

(1)维生素 D_2 或 D_3,2 万 IU/d。

(2)骨化三醇(1,25$(OH)_2D_3$),剂量 0.25～1μg/d。

(3)25$(OH)D_3$,剂量 20～50IU/d。

(4)阿法骨化醇(1-αOHD),剂量为 0.25～1μg/d。

4.对症治疗

苯巴比妥钠,地西泮,苯妥英钠等用于镇静、止痉。若血镁浓度低时,应补充镁制剂,每日口服 25％硫酸镁,70～150mg/kg;或肌内注射 50％硫酸镁,每次 0.1～0.2ml/kg。

第九节　假性甲状旁腺功能减退症

假性甲状旁腺功能减退症(假性甲旁减)是由于甲状旁腺激素受体缺陷造或,故靶器官(肾脏和骨组织)对 PTH 无反应,不能发挥其生理作用,临床可出现类似于 PTH 缺乏所致的低血钙、高血磷症状,但血清 PTH 浓度正常。一般可分为Ⅰ型和Ⅱ型,根据发病环节不同,Ⅰ型又可分为Ⅰa、Ⅰb 和Ⅰc 型。

一、临床表现

1.低血钙

手足搐搦,惊厥等。

2.先天遗传性骨发育畸形

主要见于Ⅰ型；患儿如智力低下,生长落后,圆脸短颈,小下颌,短指趾畸形,尤以第4、5指骨短最常见,牙发育不良等。

3.迁移性钙化灶

常见于皮下、关节、肌肉、神经基底节部位。

4.纤维囊性骨炎

骨骺增厚,边缘不规则。

5.其他表现

韧带肌腱附着部位的外生骨疣,颅骨板增厚及骨质脱钙,白内障等。

二、诊断要点

1.病史及以上临床表现

2.实验室检查

(1)血清钙、磷测定:血清钙常降低,血清磷正常或增高。

(2)尿钙、磷测定:均降低。

(3)血清PTH增高。

(4)尿羟脯氨酸排出量:Ⅰb型增高。

(5)尿cAIP的排出量:除Ⅱ型可正常或升高外,Ⅰ型均增高。

(6)PTH兴奋试验:一般对外源性PTH无反应。

三、治疗

1.纠正低血钙

同甲状旁腺功能减退症。

2.骨化三醇(1,25-$(OH)_2D_3$)

可使增生肥大的甲状旁腺缩小、血PTH浓度降低,可使Ⅰb型骨病好转。

3.定期随访

以血钙、磷及尿钙、磷监护治疗,以防因长期治疗引起药物中毒。

第十节　库欣综合征

本病首先由Cushinr报道,故称库欣综合征(Cushing syndrome)。由于各种原因致肾上腺皮质分泌糖皮质激素过多(主要是皮质醇)所致病症的总称,使各种物质代谢紊乱,同时伴有不同程度盐皮质激素和雄性激素分泌过多的临床表现,一般分为ACTH依赖型和非依赖型及医源性皮质醇增多症。

一、临床表现

1.肥胖

呈向心性肥胖,即躯干部皮下脂肪堆积,而四肢相对地细;"水牛背"即背、颈及肩胛间皮下脂肪明显堆积所致;"满月脸"即面部脂肪堆积。

2.高血压

因钠潴留,血容量增多致血压增高,严重者可引起心脏扩大及心力衰竭。

3.毛细血管变脆,皮肤菲薄

大腿外侧及臀部出现紫纹,骨质疏松致病理性骨折。

4.生长迟缓

身高多在第三百分位线以下,年生长速率<4cm,青春期延迟。

5.性器官改变

男孩阴茎增大,睾丸大小正常的假性性早熟;女孩出现阴蒂增大男性化表现。常有多毛、痤疮,声音低沉,腋毛,阴毛,乳房增大,月经不调等临床表现。

6.依赖型库欣综合征

患儿色素沉着明显,盐皮质激素增多表现为低血钾和碱中毒,出现肌肉无力或肌萎缩。

二、诊断要点

1.仔细询问病史

起病可急可缓,短期内患儿肥胖伴生长停滞,应考虑有本病的可能性。

2.认真查体

有以上临床表现。

3.实验室检查

(1)确定皮质醇增多症的存在:①24 小时尿游离皮质醇(UFC)明显增高;②24 小时尿 17-酮类固醇(17-KS)排出量增高,特别是在肾上腺皮质癌时增高更明显;③血清皮质醇浓度及节律:血皮质醇增高,昼夜节律消失。注意 3 岁以下小儿尚未建立昼夜节律;④地塞米松抑制试验:用于筛查,于夜 11 时服地塞米松 1mg 后,次日晨 8 时取血测血皮质醇,患儿可升高,正常值为<110.4nmol/L(4μg/dl);⑤小剂量地塞米松抑制试验:用于确定皮质醇增多症的诊断,服地塞米松 7.5μg/kg,最大量 0.5mg,每 6 小时一次口服,共 8 次,服药前后测血清皮质醇和 24 小时 UFC,正常人服药后比基础值下降 50% 以上,本症患儿不能被抑制;⑥血清钠、氯增高,血清钾偏低,白细胞升高,嗜酸细胞减少,血糖有时增高或糖耐量曲线异常。

(2)鉴别病因的检查

1)大剂量地塞米松抑制试验:每次地塞米松 30μg/kg,最大剂量 2mg,每 6 小时一次口服,共 8 次。大部分肾上腺皮质肿瘤及异位 ACTH 综合征不被抑制。

2)血 ACTH 测定:用于鉴别 ACTH 依赖型及非依赖型,库欣病及异位 ACTH 综合征时升高,肾上腺肿瘤时常低于正常。

3)ACTH 刺激试验:将 ACTH 0.25mg 溶于 1ml 生理盐水中静脉注射,于 0′、30′、60′、90′及 120′时分别取血测皮质醇浓度。正常反应峰值比基础值增加 1～2 倍,肾上腺肿瘤及异位 ACTH 综合征者常无反应,由垂体 ACTH 肿瘤引起的肾上腺皮质增生呈反应过强。

4)促肾上腺皮质素释放激素(CRH)兴奋试验:将 CRH 100μg 溶于 1ml 生理盐水中静脉注射,于 0′、30′、60′、90′分别取血测 ACTH 及皮质醇浓度。肾上腺肿瘤及异位 ACTH 综合征者缺乏反应,库欣病者明显增高。

（3）定位诊断

1）X线检查：蝶鞍正、侧位片，必要时做CT有助于垂体微腺瘤的诊断；胸部X线检查有助于ACTH异位分泌症的诊断。

2）腹部肾上腺部位B型超声及CT：有助于肾上腺肿瘤的诊断。

3）眼底及视野：有助于垂体肿瘤的诊断。

三、治疗

1.外科手术治疗

（1）单侧肾上腺腺瘤应切除肿瘤，但健侧肾上腺皮质常萎缩，手术前、术中及术后均应采用皮质醇替代治疗，开始剂量可比生理剂量高3～5倍，氢化可的松50～100mg/m²，静脉输入。术后根据肾上腺皮质功能恢复情况，逐渐减少激素的用量至最小维持量。

（2）肾上腺皮质癌：早期行根治术，一般行双侧肾上腺全切术，若肿瘤转移或只能切除部分者，加用米托坦（mitotane，P′-DDD），剂量为4～12g/d，先从小量开始，如疗效不显，一个月后加大剂量，用药3个月后可逐渐减量；也可用赛庚啶、美替拉酮或氨鲁米特。

（3）垂体微腺瘤：首选经蝶鞍垂体微腺瘤摘除术，必要时辅以放射治疗。可影响小儿生长发育，术后若有垂体功能减低，需激素替代治疗。

（4）异位ACTH综合征：根治原发肿瘤，必要时辅以化疗或放射治疗。

2.药物治疗

轻症或不能手术者可试用药物治疗。如氨鲁米特0.75g/(m² · d)；米托坦4～6g/(m² · d)；酮康唑。

第九章　儿科传染性疾病

第一节　手足口病

一、概述

手足口病(Hand-foot-mouth disease,HFMD)主要由柯萨奇 A16 及肠道病毒 EV71 型引起的儿童常见传染病。本病传染性强、传播途径复杂、传播速度快,在短时间内可造成较大范围的流行。临床以发热、手、足、口腔等部位的皮疹或疱疹为主要特征。大多数患者症状轻微。少数可出现神经系统、神经源性肺水肿、循环衰竭等严重并发症,危及生命。好发年龄为学龄前儿童,尤其是 3 岁以下。一年四季均可发病,以夏秋季多见。人对肠道病毒普遍易感,感染后均可获得特异性免疫力,持续时间尚不明确。病毒的各型间无交叉免疫。

二、临床表现

潜伏期:多为 2～10 天,平均 3～5 天。

1.普通病例表现(第一期,手足口出疹期)

(1)急性起病。

(2)发热,口腔黏膜出现散在疱疹,手、足和臀部出现斑丘疹、疱疹,疱疹周围可有炎性红晕,疱内液体较少。(部分病例皮疹表现不典型,如:单一部位或仅表现为斑丘疹)。

(3)可伴有咳嗽、流涕、食欲不振等症状。部分病例仅表现为皮疹或疱疹性咽峡炎。多在一周内痊愈,预后良好。

2.重症病例表现

少数病例(尤其是小于 3 岁者)病情进展迅速,在发病 1～5 天左右出现脑膜炎、脑炎(以脑干脑炎最为凶险)、脑脊髓炎、肺水肿、循环障碍等,极少数病例病情危重,可致死亡,存活病例可留有后遗症。

(1)重症(第二期,神经系统受累期):发热＋皮疹＋脑炎表现(精神差、嗜睡、易惊、头痛、呕吐、谵妄甚至昏迷;肢体抖动,肌阵挛、眼球震颤、共济失调、眼球运动障碍;无力或急性弛缓性麻痹;惊厥。查体可见脑膜刺激征,腱反射减弱或消失,巴氏征等病理征阳性)。无呼吸循环衰竭,无脑疝、无瘫痪表现。

(2)危重症(心肺功能衰竭前期、心肺功能衰竭期;第三期及第四期):在重症基础上出现:

1)神经系统表现:谵妄甚至昏迷。

2)呼吸系统表现:呼吸浅促、呼吸困难或节律改变,口唇发绀,咳嗽,咳白色、粉红色或血性泡沫样痰液;肺部可闻及湿啰音或痰鸣音。

3)循环系统表现:面色苍灰、皮肤花纹、四肢发凉,指(趾)发绀;出冷汗;毛细血管再充盈时间延长。心率增快或减慢,脉搏浅速或减弱甚至消失;血压升高或下降。

三、实验室检查

1.血常规

白细胞计数正常或降低,病情危重者白细胞计数可明显升高。

2.血生化检查

部分病例可有轻度谷丙转氨酶(ALT)、谷草转氨酶(AST)、肌酸激酶同工酶(CK-MB)升高,病情危重者可有肌钙蛋白(cTnI)、血糖升高。C反应蛋白(CRP)一般不升高。乳酸水平升高;

3.血气分析

呼吸系统受累时可有动脉血氧分压降低、血氧饱和度下降,二氧化碳分压升高,酸中毒。

4.脑脊液检查

神经系统受累时可表现为:外观清亮,压力增高,白细胞计数增多,多以单核细胞为主,蛋白正常或轻度增多,糖和氯化物正常。

5.病原学检查

CoxA16、EV71等肠道病毒特异性核酸阳性或分离到肠道病毒。咽、气道分泌物、疱疹液、粪便阳性率较高。

6.血清学检查

急性期与恢复期血清CoxA16、EV71等肠道病毒中和抗体有4倍以上的升高。

四、物理学检查

1.胸X线检查

重症或危重症可表现为双肺纹理增多,网格状、斑片状阴影,部分病例以单侧为著。

2.磁共振

神经系统受累者可有异常改变,以脑干、脊髓灰质损害为主。

3.脑电图

可表现为弥漫性慢波,少数可出现棘(尖)慢波。

4.心电图

无特异性改变。少数病例可见窦性心动过速或过缓,Q-T间期延长,ST-T改变。

五、诊断标准

1.临床诊断病例

(1)在流行季节发病,常见于学龄前儿童,婴幼儿多见。

(2)发热伴手、足、口、臀部皮疹,部分病例可无发热。

(3)极少数重症病例皮疹不典型,临床诊断困难,需结合病原学或血清学检查做出诊断。

无皮疹病例,临床不宜诊断为手足口病。

2.确诊病例

临床诊断病例+肠道病毒(CoxA16、EV71等)特异性核酸检测阳性。

3.临床分类

(1)普通病例：手、足、口、臀部皮疹，伴或不伴发热。

(2)重症病例：

1)重型：出现神经系统受累表现。如：精神差、嗜睡、易惊、谵妄；头痛、呕吐；肢体抖动，肌阵挛、眼球震颤、共济失调、眼球运动障碍；无力或急性弛缓性麻痹；惊厥。体征可见脑膜刺激征，腱反射减弱或消失。

2)危重型：出现下列情况之一者：①频繁抽搐、昏迷、脑疝；②呼吸困难、发绀、血性泡沫痰、肺部啰音等；③休克等循环功能不全表现。

六、鉴别诊断

1.其他儿童发疹性疾病

手足口病普通病例需要与丘疹性荨麻疹、水痘、不典型麻疹、幼儿急疹、带状疱疹以及风疹等鉴别。可根据流行病学特点、皮疹形态、部位、出疹时间、有无淋巴结肿大以及伴随症状等进行鉴别，以皮疹形态及部位最为重要。最终可依据病原学和血清学检测进行鉴别。

2.其他病毒所致脑炎或脑膜炎

由其他病毒引起的脑炎或脑膜炎如单纯疱疹病毒、巨细胞病毒(CMV)、EB病毒、呼吸道病毒等，临床表现与手足口病合并中枢神经系统损害的重症病例表现相似，对皮疹不典型者，应根据流行病学史尽快留取标本进行肠道病毒，尤其是EV71的病毒学检查，结合病原学或血清学检查做出诊断。

3.脊髓灰质炎

重症手足口病合并急性弛缓性瘫痪(AFP)时需与脊髓灰质炎鉴别。后者主要表现为双峰热，病程第2周退热前或退热过程中出现弛缓性瘫痪，病情多在热退后到达顶点，无皮疹。

4.肺炎

重症手足口病可发生神经源性肺水肿，应与肺炎鉴别。肺炎主要表现为发热、咳嗽、呼吸急促等呼吸道症状，一般无皮疹，无粉红色或血性泡沫痰；胸片加重或减轻均呈逐渐演变，可见肺实变病灶、肺不张及胸腔积液等。

5.暴发性心肌炎

以循环障碍为主要表现的重症手足口病病例需与暴发性心肌炎鉴别。暴发性心肌炎无皮疹，有严重心律失常、心源性休克、阿斯综合征发作表现；心肌酶谱多有明显升高；胸片或心脏彩超提示心脏扩大，心功能异常恢复较慢。最终可依据病原学和血清学检测进行鉴别。

七、重症病例早期识别

EV71感染重症病例诊疗关键在于及时准确的甄别确认第二期、第三期。下列指标提示可能发展为重症病例危重型：

1.持续高热

体温(腋温)大于39℃，常规退热效果不佳。

2.神经系统表现

出现精神萎靡、呕吐、易惊、肢体抖动、无力、站立或坐立不稳等，极个别病例出现食欲亢进。

3.呼吸异常

呼吸增快、减慢或节律不整。若安静状态下呼吸频率超过 30～40 次/分(按年龄),需警惕神经源性肺水肿。

4.循环功能障碍

出冷汗、四肢发凉、皮肤花纹、心率增快(>140～150 次/分,按年龄)、血压升高、毛细血管再充盈时间延长(β_2 秒)。

5.外周血白细胞计数明显增高

外周血白细胞计数超过 $15 \times 10^9/L$,除外其他感染因素。

6、血糖升高

出现应激性高血糖,血糖大于 8.3mmol/L。

可疑神经系统受累的病例应及早进行脑脊液检查。EV71 感染重症病例甄别的关键是密切观察患儿的精神状态,有无肢体抖动、易惊、皮肤温度及呼吸、心率、血压等,并及时记录。

八、处置流程

门诊医师在接诊中要仔细询问病史,着重询问周边有无类似病例以及接触史、治疗经过;体检时注意皮疹、生命体征、神经系统及肺部体征。

(1)临床诊断病例和确诊病例按照《传染病防治法》中丙类传染病要求进行报告。

(2)普通病例可门诊治疗,并告知患者及家属在病情变化时随诊。

3 岁以下患儿,持续发热、精神差、呕吐,病程在 5 天以内应密切观察病情变化,尤其是心、肺、脑等重要脏器功能,根据病情给予针对性的治疗。

(3)重症病例应住院治疗。危重病例及时收入重症医学科(ICU)救治。

九、治疗

1.普通病例

(1)一般治疗:注意隔离,避免交叉感染。适当休息,清淡饮食,做好口腔和皮肤护理。

(2)对症治疗:发热等症状采用中西医结合治疗。

2.重症病例

(1)控制颅内高压:限制入量,积极给予甘露醇降颅压治疗,每次 0.5～1.0g/kg,每 4～8 小时一次,20～30 分钟快速静脉注射。根据病情调整给药间隔时间及剂量。必要时加用呋噻米。

(2)酌情应用糖皮质激素治疗,参考剂量:甲基泼尼松龙 1mg～2mg/kg·d;氢化可的松 3mg～5mg/kg·d;地塞米松 0.2mg～0.5mg/kg·d,病情稳定后,尽早减量或停用。个别病例进展快、病情凶险可考虑加大剂量,如在 2～3 天内给予甲基泼尼松龙 10mg～20mg/kg·d(单次最大剂量不超过 1g)或地塞米松 0.5mg～1.0mg/kg·d。

(3)酌情应用静脉注射免疫球蛋白,总量 2g/kg,分 2～5 天给予。

(4)其他对症治疗:降温、镇静、止惊。

(5)严密观察病情变化,密切监护。

3.危重症

及时清 PICU 会诊,转入 PICU 抢救治疗

4.恢复期治疗

(1)促进各脏器功能恢复。

(2)功能康复治疗

(3)中西医结合治疗。

十、预防

(1)早发现、早报告、早诊断、早治疗是控制本病扩散最有效措施。目前尚无有效的疫苗对本病进行预防。

(2)手足口病传播途径多,做好儿童个人、家庭和托幼机构的卫生,勤洗手是预防本病的关键。

(3)本病流行期间不宜带儿童到人群聚集、空气流通差的公共场所,居室常通风,教室、宿舍通风(2～3次/日,＞半小时)。轻症患儿不必住院,宜居家治疗、休息,以减少交叉感染。隔离期2周。

第二节　流行性腮腺炎

一、概述

流行性腮腺炎(mumps,epidemic parotitis)是由腮腺炎病毒引起的急性呼吸道传染病。俗称"痄腮""衬耳寒"。临床以单侧或双侧腮腺非化脓性肿痛为特点。常见并发症有脑膜脑炎和胰腺炎等。早期患者或隐性感染者为本病传染源,借唾液飞沫传播。5～14岁为好发年龄。感染后可获得持久免疫力。全年均可发病,冬春季为高峰季节,常在集体机构中流行。

二、病史要点

1.流行病学

询问有否腮腺炎疫苗接种史。患者周围有无腮腺炎流行及接触史。既往有无腮腺炎反复发作史。

2.临床表现

询问腮腺肿大时间(数小时至1～2天),腮腺肿大是否以耳垂为中心,波及范围(单侧或双侧,有无颌、舌下腺肿大),是否腮颊部疼痛加剧与张口、咀嚼、进食酸性食物等有关。是否伴有发热、寒战、头痛、恶心、呕吐、腹痛及睾丸的肿痛等并发症表现。

三、体检要点

重点观察腮腺是否呈单侧或双侧肿大,肿大腮腺是否以耳垂为中心呈马鞍形,肿块有触痛及弹性,皮肤表面有无发红。是否伴有颌下腺及舌下腺肿大。腮腺管口有无红肿及排脓现象。是否伴有胸骨前水肿。如并发脑膜脑炎有无意识障碍、脑膜刺激征、病理征阳性;并发胰腺炎有无上腹部压痛、反跳痛;并发睾丸炎有无睾丸红肿热痛表现。

四、辅助检查

1.常规和生化检查

外周血白细胞大多正常或稍高,分类以淋巴细胞为主。约90%的患者血清、尿淀粉酶轻至重度增高。

2.病原学检查

(1)特异性抗体检测:特异性 IgM 阳性提示近期感染。检测双份血清特异性 IgG 大于 4 倍增高也可诊断。

(2)病毒分离:对于腮腺不出现肿大,同时累及了其他腺体、脏器者可通过唾液、脑脊液进行病毒分离培养协助诊断。

五、诊断要点及鉴别诊断

1.诊断

根据流行性腮腺炎接触史,无疫苗接触史,既往无流行性腮腺炎病史。肿大腮腺以耳垂为中心呈马鞍形,肿块有触痛及弹性,边缘不清,皮肤表面不红。可伴有颌下腺及舌下腺肿大。腮腺管口有红肿,即可临床诊断。不典型者,可以借助辅助检查诊断。

2.鉴别诊断

(1)化脓性腮腺炎:肿大腮腺红肿热痛明显,挤压后有脓液自腮腺导管流出。外周血白细胞总数和中性粒细胞增高。

(2)急性淋巴结炎:肿大淋巴结边界清楚,压痛明显。腮腺管口红肿不明显。外周血白细胞总数和中性粒细胞增高。

(3)复发性腮腺炎:腮腺反复肿大,病因不明。

六、病情观察及随访要点

典型腮腺炎重点观察腮腺、颌下腺肿痛及消退情况。一旦出现并发症,脑膜脑炎重点观察有无意识障碍、抽搐,有无脑膜刺激征、病理征、脑神经损害及小脑性共济失调,必要时随访脑脊液及脑 CT。胰腺炎重点观察有无寒战、高热,腹部有无压痛及反跳痛,血和尿淀粉酶有无明显升高,必要时行腹部 B 超或 CT 观察胰腺有无肿大。睾丸炎重点观察有无高热、寒战、下腹痛及睾丸肿痛和变硬。

七、治疗

1.中医中药

内服普济消毒饮或龙胆泻肝汤加减以清热、解毒、消肿。外用青黛调醋或紫金锭磨醋或仙人掌捣烂外敷肿处。

2.一般治疗

注意口腔清洁,用温盐水漱口每日 2～3 次。以软食或流质为宜,避免酸性食物或药物刺激。

3.对症处理

高热者可用物理或药物降温。腮腺疼痛可局部冷敷或给予镇痛剂。

4.并发症处理

睾丸炎时,局部给予冷湿敷,并用睾丸托将阴囊抬高,严重者可短期静脉或口服激素。脑膜脑炎时,应降低颅内压、止惊等;胰腺炎时,应禁食,静脉补充热卡、水及电解质维持平衡。

八、预防

(1)自动免疫:腮腺炎减毒活疫苗接种后,诱生抗体可维持 20 年。麻疹-腮腺炎-风疹三联疫苗抗体阳转率可达 95％以上。推荐 1 岁以上小儿无自然感染史者应普遍接种。

(2)患者隔离至肿大腮腺完全消退。集体儿童机构的接触者检疫 3 周。

第三节　细菌性痢疾

一、概述

细菌性痢疾(Bacillary dysentery,shigellosis,简称菌痢)是由志贺菌(Genus shigellae,又称痢疾杆菌)引起的肠道传染病。主要临床表现为发热、腹痛、腹泻、里急后重及黏液脓血便,严重者有感染性休克或/和中毒性脑病。临床表现轻重悬殊,轻者能自愈,重者可导致死亡。全年均有发生,夏季为高峰季节。各年龄组儿童均易感,多见于 3 岁以上儿童。细菌性痢疾分为急性(包括轻型、普通型、中毒型)、慢性菌痢。中毒型菌痢(毒痢)起病急骤、发展迅速、极为凶险,主要发生在 2～7 岁儿童,根据其临床表现可分为休克型、脑型和混合型,早期诊断、及时准确治疗可明显降低病死率。

二、病史要点

(1)不洁饮食史,腹泻病人接触史。

(2)热型、热度(常为突起高热)。有无寒战、抽搐及其次数、意识改变。

(3)肠道症状出现的时间,与发热的关系。腹痛的性质、程度、部位;腹泻次数,大便性状、颜色,有无脓血,有无里急后重。中毒型病初可无腹泻及脓血便。

(4)精神、食欲、尿量。

三、体检要点

(1)有无脱水、代谢性酸中毒及其程度。

(2)有无周围循环衰竭征象:包括面色、皮肤有无大理石样花纹、肢端循环、甲床颜色、血压、心率、呼吸次数。

(3)有无神志改变,意识障碍程度,脑膜刺激征;有无呼吸浅快、节律不齐、暂停等中枢性呼吸衰竭表现。

四、辅助检查

1.血常规

血象高,以中性为主,严重时可下降。

2.大便常规

WBC ≥(＋＋)/HP,少量 RBC 和不同程度吞噬细胞诊断即确定。

3.大便培养

大便培养阳性可证实诊断,并可作药敏指导抗菌选药,但阴性不能排除。

五、诊断要点及鉴别诊断

1.诊断要点

(1)普通型:起病急,发热,腹痛,腹泻黏液脓血便伴里急后重。失水轻,循环好。个别病例在发病 24～48 小时内转变为中毒型。

(2)中毒型:起病急骤,发展迅速,临床以严重毒血症为主要表现,病初肠道症状轻甚至缺乏。按临床表现又分为:①休克型:最常见,以感染性休克为主要表现;②脑型:以脑水肿,颅内高压引起的严重脑病症状为主,意识障碍明显,反复惊厥,可突发脑疝造成呼吸衰竭引起死亡;③混合型:兼有周围循环衰竭和脑水肿的表现,病死率最高。

2.鉴别诊断

(1)流行性乙型脑炎:夏季发病,有高热、抽搐、意识障碍,但其进展较毒痢慢,体温逐渐升高,一般发热 3 天后出现抽搐、意识障碍,可出现脑膜刺激征,脑脊液有变化,但无循环障碍表现,另通过大便常规、大便培养可鉴别。

(2)高热惊厥:年龄 6 月～3 岁小孩因上感或其他原因突然引起高热,可以发生惊厥,但患儿往往有热性惊厥史和家族史,无循环障碍和严重感染中毒症状,抽搐时间短、抽搐后一般情况好,无意识障碍,神经系统无阳性体征可鉴别。

六、病情观察及随访要点

(1)急性菌痢入院后常规记录体温、脉搏、呼吸、血压、肢端循环及尿量至发病 48 小时以后,中毒型病例至病情好转并稳定以后。

(2)普通型病例应随访发热等毒血症及肠道症状的变化、恢复情况。

(3)中毒型病例应建立特别护理及抢救记录,及时记载病情的演变及治疗情况,着重观察:

1)感染性休克的发展与纠正,如面色、末梢循环状况,补液的成分、量及速度,补液后失水、代谢性酸中毒纠正情况,有无继发电解质紊乱,测定电解质、血气分析以指导补液。注意排尿及尿量;注意观察心功能不全、肺水肿出现的体征;随访有无出血倾向,及时进行凝血功能检查。

2)观察意识障碍程度,惊厥发作情况,瞳孔改变,有无呼吸衰竭征象。补液后应严密注意脑水肿加重表现,及时使用脱水剂,防止脑疝出现。

七、治疗

1.抗菌治疗

可选用第三代头孢菌素(头孢曲松、头孢噻肟钠等)和喹诺酮类药物,疗程 7～10 天。

2.对症处理

降温(冷盐水灌肠)、止惊、给氧。

3.抗休克

4.抗脑水肿

20%甘露醇或复方甘油,糖皮质激素。

八、预防

(1)病人实行胃肠道隔离,用具、排泄物严格消毒;疗程结束,停药 3 天后作大便培养,连续

3次阴性方可解除隔离。

（2）加强食物、水源、粪便管理，消灭苍蝇及滋生场所，不吃生冷、不洁、腐败变质、未经处理的残余食物；饭前便后要洗手，养成良好的个人卫生习惯。

（3）目前细菌性痢疾的主动免疫尚未普遍推广。

第四节　流行性脑脊髓膜炎

一、概述

流行性脑脊髓膜炎（Epidemic cerebrospinal meningitis）简称流脑，是由脑膜炎奈瑟菌（meningococcus）感染引起的急性呼吸道传染病，是最常见的化脓性脑膜炎之一，多发生于冬春季节，可呈散发或流行。主要发生在 15 岁以下儿童，其中 6 月～2 岁发病率最高。临床表现为高热、头痛、呕吐、皮肤瘀斑瘀点、脑膜刺激征，脑脊液呈化脓性改变，是常引起儿童感染性休克的传染病之一。依病情分普通型、暴发型（包括休克型、脑型和混合型）。目前我国仍以 A 群脑膜炎双球菌感染为主，但 B 群和 C 群发病逐渐增多。

二、病史要点

（1）本病流行情况，接触史，预防接种史。

（2）起病急缓，发热高低，头痛的性质、程度和部位；呕吐次数、性质及呕吐物内容，有无呕吐诱因。精神、意识改变的时间及表现形式，有无惊厥及其发生情况。

（3）婴幼儿应注意精神萎靡或烦躁，有无尖叫、拒食。

三、体检要点

（1）精神、意识情况。

（2）周围循环情况（面色、有无大理石样花纹、甲床色泽及肢端温度），血压及脉压，呼吸节律、频率、深浅。

（3）流行季节有发热史的患儿，无论有无明确头痛、呕吐，都应常规寻找有无瘀斑、瘀点及其分布、数量、大小、形态、颜色，瘀点有无融合，瘀斑有无坏死。

（4）脑膜刺激征，病理征，深、浅反射改变。瞳孔、眼底、眼球活动变化。婴幼儿注意前囟突出及紧张度，颅缝有无增宽。

四、辅助检查

1.血常规

白细胞总数及中性分类明显增高。

2.脑脊液检查

呈化脓性脑膜炎改变。

3.皮肤瘀点涂片

取新鲜皮肤瘀点涂片找革兰氏阴性双球菌，阳性率 50%～80%。

4.细菌培养

血培养、脑脊液培养可阳性。

五、诊断要点及鉴别诊断

(一)诊断要点

(1)在流行季节,起病急骤,出现高热、头痛、呕吐、皮肤瘀斑瘀点、脑膜刺激征阳性的患儿,可诊断流脑。

(2)临床分型

1)普通型:具有全身感染,皮肤瘀点或瘀斑及化脓性脑膜炎的常见症状、体征。周围循环好,无休克存在,临床疗效及恢复均佳。90%以上为此型。

2)暴发型:病势凶险,发展迅速,常在24小时内演变至危险阶段,甚至死亡。①休克型:严重的感染性休克和皮肤大量的或迅速增多、融合、坏死的瘀斑为本型特征。常导致DIC发生,而颅内感染表现(颅内压增高及脑膜刺激征)可不明显。②脑膜脑炎型:严重脑水肿及颅内高压症,易发生脑疝,引起呼吸衰竭。皮肤瘀点可多可少,可有可无。③混合型:兼有上述二型特点,病死率高。

(二)鉴别诊断

1.血小板减少性紫癜

一般无感染中毒症状;全身可见大小不等的出血点、瘀斑、鼻衄;血常规示血小板减少,出血时间延长、凝血时间正常;骨髓巨核细胞增多或正常伴成熟障碍。

2.其他化脓性脑膜炎

有明显的感染中毒症状;皮肤无瘀斑瘀点;脑膜刺激征阳性;脑脊液培养可鉴别。

六、病情观察及随访要点

除注意一般感染中毒症状的消长及变化外,重症病人应建立特别护理记录,及时记录病情变化及主要抢救措施,并密切观察:

(1)感染性休克的发展与控制,随时掌握面色、皮肤色泽、肢端循环、血压、脉搏、心率的变化,根据失水与代谢性酸中毒的程度及纠正情况,及时调整、定时总结补液的成分、量及速度。补液后注意尿量及心、肺、肝脏体征变化,及时防止心衰、肺水肿的发生。

(2)出血倾向:皮肤瘀斑、瘀点显著增多、融合坏死预示病情在发展,应注意观察。及时进行凝血功能检查。重症应注意有无呕血、便血或隐匿性胃肠道出血及其他部位出血,并应进行有关DIC的实验室检查。

(3)密切注意脑水肿、颅内高压的发展,仔细观察有无呼吸衰竭及瞳孔改变,意识障碍加深,惊厥加重,血压增高等脑疝征兆。

(4)急性期病人注意并发肺炎、泌尿系统感染、瘀斑坏死并继发感染。

(5)恢复期病人注意脑积水、硬脑膜下积液的发生;有无浆液性关节炎发生。

七、治疗

1.抗菌治疗

青霉素为首选药物,20万~40万U/(kg·d),疗程5~7天。不能完全除外其他细菌所致脑膜炎,可用氨苄西林(国外治疗细菌性脑膜炎较多选用)、头孢噻肟钠或头孢曲松钠等;对青霉素、头孢菌素过敏者,选用氯霉素。

2.对症治疗

高热者使用药物或物理降温;严重烦躁或惊厥者选用适当镇静剂;呼吸衰竭者应保持呼吸道通畅及给氧,必要时使用人工呼吸机,同时辅以降低颅内压措施。

3.抗休克治疗

4.抗脑水肿治疗

5.抗凝治疗

用于有大片瘀斑;瘀点在短期内明显增多或有融合趋势;经抗休克治疗微循环改善不明显者。常用肝素 0.5～1mg/kg 加入葡萄糖液中缓慢静脉注入。

八、预防

(1)隔离传染源 1 周,密切接触者应给予磺胺类药物至少 3 天,并密切观察 1 周。

(2)病人房间应通风、消毒。流行期间,儿童应避免去公共场所或参加集体活动。

(3)使用流脑疫苗对易感儿童有良好免疫效果。

第十章　小儿风湿性疾病

第一节　过敏性紫癜

一、概述

过敏性紫癜是一种较常见的微血管变态反应性出血性疾病。病因有感染、食物过敏、药物过敏、花粉、昆虫咬伤等所致的过敏等,但变应原因往往难以确定。儿童及青少年较多见,男性较女性多见,起病前1～3周往往有上呼吸道感染史。

二、诊断要点

(一)诊断依据

(1)典型皮疹为棕红色斑丘疹,突出于皮表,压之不褪色,单独或互相融合,对称性分布,以四肢伸侧及臀部多见,很少侵犯躯干,可伴有痒感或疼痛,成批出现,消退后可遗有色素沉着。除紫癜外,还可并发荨麻疹、血管神经性水肿、多形性红斑或溃疡坏死等。

(2)反复阵发性腹痛,位于脐周或下腹部,可伴呕吐、便血。

(3)大关节肿痛,活动受限,可单发或多发。

(4)病程中(多数在6个月内)出现血尿和(或)蛋白尿,可伴有高血压和水肿,诊断为紫癜性肾炎。

(5)约半数病人毛细血管脆性试验阳性,血小板计数、出血时间或凝血时间、血块退缩时间正常,排除血小板减少性紫癜。

同时具体第(1)、(5)项可确诊此病。

(二)临床分型诊断

(1)皮肤型(单纯型):仅有上述诊断依据第(1)项。

(2)腹型:有上述诊断依据第(1)、(2)项。

(3)关节型:有上述诊断依据第(1)、(3)项。

(4)肾型:有上述诊断依据第(1)、(4)项。

(5)混合型:有上述诊断依据第(1)项,伴有第(2)、(4)项中的2项或2项以上。

(三)肾型临床分型诊断

(1)孤立性血尿或蛋白尿:前者为离心尿红细胞>5个/高倍视野,后者为24h尿蛋白定量>0.15g,或每小时>4mg/kg。

(2)血尿和蛋白尿:同时有上述血尿和蛋白尿表现,无其他异常。

(3)急性肾炎型:有血尿和蛋白尿,并有不同程度的水肿和高血压,肾功能一般正常。

(4)肾病综合征型:符合肾病综合征的诊断依据。

（5）急进性肾炎型：起病急，有急性肾炎型表现，并有持续性少尿或无尿、进行性肾功能减退。

（6）慢性肾炎型：起病缓慢，持续性血尿和蛋白尿，部分病人有水肿、高血压及不同程度的肾功能减退，病程＞1年。

（四）肾脏病理分级诊断

（1）Ⅰ级：肾小球轻微异常。

（2）Ⅱ级：单纯系膜增生分为：①局灶/节段；②弥漫性。

（3）Ⅲ级：系膜增生，伴有＜50％肾小球新月体形成/节段性病变（硬化、粘连、血栓、坏死），其系膜增生可为：①局灶/节段；②弥漫性。

（4）Ⅳ级：病变同Ⅲ级，50％～75％的肾小球伴有上述病变，分为：①局灶/节段；②弥漫性。

（5）Ⅴ级：病变同Ⅲ级，＞75％的肾小球伴有上述病变，分为：①局灶/节段；②弥漫性。

（6）Ⅵ级：膜增生性肾小球肾炎。

三、治疗原则

（一）一般治疗

急性期卧床休息。要注意出入液量、营养及保持电解质平衡。有消化道出血者，如腹痛不重，仅大便潜血阳性者，可用流食，消化道出血者暂禁食。若合并明显感染者，应给予有效抗生素。注意寻找和避免接触变应原。

（二）对症治疗

有荨麻疹或血管神经源性水肿时，应用抗组织胺药物和钙剂；近年来又提出用 H2 受体阻滞剂西咪替丁 20～40mg/kg·d，分二次加入葡萄糖溶液中静脉滴注，1～2周后改为口服，15～20mg/kg·d，分三次服用，继续应用1～2周。有腹痛时应用解痉挛药物，消化道出血时应禁食。

（三）抗血小板凝集药物

阿司匹林 3～5mg/kg·d，每日一次口服；双嘧达莫 3～5mg/kg·d，分次服用。

（四）抗凝治疗

本病可有纤维蛋白质沉积、血小板沉积及血管内凝血的表现，故近年来有使用肝素的报道，剂量为肝素 120～150U/kg 加入 10％葡萄糖溶液 100ml 中静脉滴注，每日 1 次，连续 5 天，或肝素钙 10U/kg·次，皮下注射，每日 2 次，连续 7 天。也有推荐使用尿激酶 2500U/kg。

（五）糖皮质激素

糖皮质激素可改善腹痛、关节症状及神经血管性水肿，但不能减轻紫癜与肾脏损害。对腹痛、消化道出血、关节肿痛、血管神经性水肿者，可服甲泼尼松 1～2mg/kg·d，分次口服，或用地塞米松（0.5～1mg/kg·d，分次二次）、甲泼尼龙静脉（2～4mg/kg·d，分次二次）滴注，症状缓解后即可停用；

（六）紫癜性肾炎治疗

1.单纯性血尿或病理Ⅰ级

给予双嘧达莫和（或）清热活血的中药如丹参酮、肾复康等。

2.血尿和蛋白尿或病理Ⅱa级

雷公藤总甙片 1mg/(kg·d)（每日最大量＜45mg），疗程 3 个月，必要时可稍延长。

3.急性肾炎型(尿蛋白＞1g/d)或病理Ⅱb、Ⅲa级

雷公藤总甙片 1mg/(kg·d),疗程 3～6 个月。

4.肾病综合征型或病理Ⅲb、Ⅳ级

泼尼松中程疗法＋雷公藤总甙片(3～6 个月)或泼尼松中程疗法＋环磷酰胺冲击治疗、泼尼松不宜大量? 长期应用,一般于 4 周后改为隔日顿服。

5.急进性肾炎型或病理Ⅳ、Ⅴ级

甲泼尼龙冲击＋环磷酰胺冲击＋肝素＋双嘧达四联疗法,同时泼尼松中程疗法,必要时透析或者血浆置换。

第二节　川崎病

一、概述

川崎病(Kawasaki disease,KD)又称皮肤黏膜淋巴结综合征,是一种急性、自限性的全身性血管炎,多见于婴儿和年幼的儿童。病因及发病机理尚不明确。

二、诊断要点

发热 5 天以上,伴下列 5 项临床表现中 4 项者,排除其他疾病后,即可诊断为川崎病。

(1)四肢变化:急性期掌跖红斑,手足硬性水肿;恢复期指趾端膜状脱皮。

(2)多形性红斑。各种皮疹均可见,以多形性红斑多见,急性期可出现肛周脱皮。

(3)眼结合膜充血,非化脓性。结膜充血是指双侧球结膜非渗出性充血,不伴疼痛和畏光,无水肿或角膜溃疡。

(4)唇充血皲裂,口腔黏膜弥漫充血,舌乳头呈草莓舌。

(5)颈部淋巴结肿大。颈淋巴结肿大多为单侧无痛性,不伴红肿及波动感。

三、治疗

1.阿司匹林

急性期剂量每日 30～50mg/kg,分 3～4 口服;热退后 28～72 小时(另有专家认为持续应用 14 天)后改为小剂量,每日 3～5mg/kg;疗程 8～12 周。如有冠脉异常,应持续服用小剂量阿司匹林。

2.静脉用丙种球蛋白(IVIG)

剂量 2g/kg 单次应用。IVIG2g/kg 单次应用加阿司匹林的标准用法使冠脉发生率由 15%～25%下降至 2%～4%。一般主张起病 10 天内应用,如就医时发热未退,冠脉病变或 ESR/CRP 仍高,起病 10 天后仍可应用;过早(起病 5 天内)使用 IVIG,可能需再次应用。

3.糖皮质激素

糖皮质激素一般不作为治疗川崎病的首选药物,常用于 IVIG 标准使用后无反应者,但应与阿司匹林或肝素等抗凝药同时使用。

3.抗风湿热治疗

常用的药物为水杨酸制剂及肾上腺皮质激素,后者在控制炎症方面优于前者,能较快控制急性症状。心肌炎时宜早期使用肾上腺皮质激素治疗,无心肌炎患儿可用水杨酸制剂,两者对舞蹈病均无明显疗效。

常用的水杨酸制剂为阿司匹林,每日用量 $80\sim100mg/kg$,最大量不超过 $3g/d$,分次口服,2周后逐渐减量,持续 $4\sim8$ 周。阿司匹林的副作用有恶心、呕吐、消化道出血等。个别病例可因刺激呼吸中枢而使呼吸加深加快,以致呼吸性碱中毒。用量过大可发生代谢性酸中毒及循环衰竭。因影响凝血酶原的合成和血小板功能,可能出现出血倾向。最好能测定阿司匹林血浓度,以避免发生上述不良反应,合适的血药浓度为 $20\sim25mg/dl$。

常用的肾上腺皮质激素为泼尼松,日用量 $2mg/kg$,最大量不超过 $60mg/d$,分次口服,$2\sim4$ 周后减量,总疗程 $8\sim12$ 周。极度严重的心肌炎伴心力衰竭时可采用大剂量疗法,有拯救患者生命之效。常用氢化可的松或甲泼尼龙,每日 1 次,剂量为 $10\sim30mg/kg$,静脉滴注,共 $1\sim3$ 次,待心功能改善后改为常用量口服。肾上腺皮质激素的常见副作用为高血压、库欣征、水电解质紊乱、感染及类白血病反应等。停用上述抗炎药物时,可出现“反跳现象”,应与风湿热复发相鉴别。“反跳现象”多见于肾上腺皮质激素停药后 1 周内,表现为轻度发热、关节痛、血沉增快和 C 反应蛋白增高等,多于 $2\sim3$ 天内自行消失,有时延至 $1\sim2$ 周。如逾期以上症状依然存在,则应按风湿热复发处理,重新开始抗风湿热治疗。

为了减少肾上腺皮质激素类的副作用以及减少停药过程中发生“反跳现象”,可在开始减量时同时合用阿司匹林,最终以阿司匹林全部代替肾上腺皮质激素,其总疗程仍为 $8\sim12$ 周。

4.其他治疗

①有充血性心力衰竭时,应视为心肌炎复发,及时给予大剂量静脉注射肾上腺皮质激素治疗,剂量同前述。应慎用或不用洋地黄制剂,以免发生洋地黄中毒。应予以低盐饮食,必要时氧气吸入,给予利尿剂和血管扩张剂。②舞蹈病的治疗:本症有自限性,多于数周或数月内痊愈,尚无特效治疗,仅采用支持及对症处理。居住环境宜安静舒适,给予安慰等心理学治疗亦属重要。为防止不自主运动所致的损伤,可用苯巴比妥或地西泮等镇静剂。

九、预防

(1)改善生活环境,注意卫生,加强锻炼,增强体质,提高健康水平,以增强抗病能力,减少链球菌咽峡炎的发生。

(2)早期诊断和治疗链球菌咽峡炎是预防风湿热初发和复发的关键。一旦确诊链球菌咽峡炎,应及早给予青霉素 G 肌内注射 $7\sim10$ 天,或苄星青霉素 G(长效青霉素)120 万 U 肌注 1 次,以清除咽部的链球菌。

(3)预防风湿热复发确诊风湿热后,应长期使用抗菌药物预防链球菌咽峡炎,长效青霉素每月肌注 120 万 U。对青霉素过敏者,可用磺胺嘧啶 0.5g(体重<30kg 者)至 1g(体重>30kg 者),每日 1 次顿服,其副作用有粒细胞减少和药物疹;也可用红霉素类药物口服,每月服 6 ~7 天。一般预防期限不得少于 5 年,最好持续至 25 岁;有风湿性心脏病者,宜作终身药物预防。

(4)风湿热或风湿性心脏病患儿,当拔牙或行其他手术时,术前、术后应用抗生素以预防感

4.抗凝治疗

联合使用双嘧达莫每日 3～5mg/kg,分 2～3 次口服。有冠状动脉病变或血小板水平增高患儿可应用低分子肝素钙 50～100IU/kg 皮下注射或静脉滴注抗凝。同时在血小板明显升高或有血栓形成时可应用前列地尔抗血小板聚集。

5.并发有感染时给予抗感染治疗

四、病情观察及随访要点

(1)本病需要长期随访。

(2)治疗疗程中(8～12 周)需要密切注意血小板水平变化及冠状动脉病变变化情况,及时调整治疗方案。

(3)注意阿司匹林副作用观察,如皮疹、消化道出血等。

(4)有冠状动脉瘤形成及血栓形成的患儿需要长疗程治疗。

五、预防

无确切、有效的预防措施。

第三节　风湿热

风湿热(heumatic fever)是常见的风湿性疾病。主要表现为心肌炎、游走性关节炎、舞蹈病、环形红斑和皮下小结,可反复发作。心肌炎是本病最严重的表现,急性期可威胁患儿生命,反复发作后可致永久性心脏瓣膜病变,严重影响日后劳动力。近年来风湿热的发病率已有明显下降,病情亦明显减轻,但某些地区发病率仍较高,风湿性心脏病仍是重要的后天性心脏病之一。

本病一年四季均可发病,冬春多见,遍及世界各地。我国各地发病情况不一,风湿热总发病率约为 22/10 万,其中风湿性心脏病患病率为 0.22‰。以风湿性心脏病为例,20 世纪 80 年代,中、小学生发病率北方为 0.11‰～1.09‰,南方为 0.37‰～3.6‰。首次发病年龄多为 6～15 岁,3 岁以下少见,近年来发病年龄有向后推迟的趋势。发病率无性别和种族差异。

一、病因

风湿热是 A 组乙型溶血性链球菌咽峡炎后的晚期并发症。约 0.3%～3% 由该菌引起的咽峡炎于 1～4 周后发生风湿热。皮肤和其他部位 A 组乙型溶血性链球菌感染不会引起风湿热。影响本病发生的因素有:①链球菌在咽峡部存在时间愈长,发生本病的机会愈大;②环境因素,如住房拥挤、营养卫生条件差的人群易患链球菌咽峡炎,从而发生风湿热的机会也多;③特殊的致风湿热 A 组溶血性链球菌株,如 M 血清型(甲组 1～48 型)和黏液样菌株;④患儿的遗传学背景,一些人群有明显的易感性。

二、发病机制

风湿热的发病机制尚不清楚,与以下机制有关:

1.分子模拟

A组乙型溶血性链球菌的抗原性很复杂,各种抗原分子结构与机体器官抗原存在同源性,机体的抗链球菌免疫反应可与人体组织产生免疫交叉反应,导致器官损害,是风湿热发病的主要机制。这些交叉抗原包括:

(1)荚膜由透明质酸组成,与人体关节、滑膜有共同抗原。

(2)细胞壁外层蛋白质中 M 蛋白和 M 相关蛋白、中层多糖中 N-乙酰葡糖胺和鼠李糖均与人体心肌和心瓣膜有共同抗原。

(3)细胞膜的脂蛋白与人体心肌肌膜和丘脑下核、尾状核之间有共同抗原。

2.自身免疫反应

人体组织与链球菌的分子模拟导致的自身免疫反应包括:

(1)免疫复合物病:与链球菌抗原模拟的自身抗原与抗链球菌抗体可形成循环免疫复合物沉积于人体关节滑膜、心肌、心瓣膜,激活补体成分产生炎性病变。

(2)细胞免疫反应异常:①周围血淋巴细胞对链球菌抗原的增殖反应增强,患儿 T 淋巴细胞具有对心肌细胞的细胞毒作用;②患儿外周血对链球菌抗原诱导的白细胞移动抑制试验增强,淋巴细胞母细胞化和增殖反应降低,自然杀伤细胞功能增加;③患儿扁桃体单核细胞对链球菌抗原的免疫反应异常。

3.遗传背景

有人发现 HLA-B35、HLA-DR2、HLA-DR4 和淋巴细胞表面标记 D8/17＋等与发病有关,但还应进一步进行多中心研究才能证实该病是否为多基因遗传病和相应的相关基因。

三、病理

1.急性渗出期受累部位

如心脏、关节、皮肤等的结缔组织水肿,淋巴细胞和浆细胞浸润;心包膜纤维素性渗出;关节腔内浆液性渗出,但无关节面侵蚀。本期病变为非特异性,持续约 1 个月。

2.增生期

主要发生于心肌和心内膜,特点为形成风湿小体(Aschoff nodules),小体中央为胶原纤维素样坏死物质,外周有淋巴细胞、浆细胞和巨大的多核细胞(风湿细胞)。风湿细胞呈圆形或椭圆形,含有丰富的嗜碱性胞质,胞核有明显的核仁。此外,风湿小体还可分布于肌肉及结缔组织,好发部位为关节处皮下组织和腱鞘.形成皮下小结,是诊断风湿热的病理依据,表示风湿活动。本期持续 3~4 个月。

3.硬化期

炎症细胞浸润逐渐减少,风湿小体中央变性和坏死物质吸收,其附近出现纤维组织增生和瘢痕形成。心瓣膜边缘可有嗜伊红性疣状物。由于进行性纤维化而使瓣膜增厚,形成瘢痕。二尖瓣最常受累,其次为主动脉瓣,很少累及三尖瓣及肺动脉瓣。此期约持续 2~3 个月。

此外,大脑皮质、小脑、基底核可见到散在的非特异性细胞变性和小血管壁透明变性。

四、临床表现

风湿热患儿在发病前 1~5 周往往有链球菌咽峡炎、扁桃体炎、感冒等短期发热或猩红热的病史。症状轻重不一,亦可无症状,咽部症状常在 4 天左右消失,以后患儿无不适,1~5 周后开始发病。风湿性关节炎多呈急性起病,而心肌炎可为隐匿性经过。

1.一般表现

急性起病者发热在 38～40℃之间,无一定热型,1～2 周后转为低热。隐匿起病者仅有低热或无发热。其他表现如精神不振、疲倦、食欲减退、面色苍白、多汗、鼻出血、关节痛、腹痛等。个别病例可发生胸膜炎和肺炎。

2.心肌炎

首次风湿热发作时,约有 40％～50％的病例累及心脏,心肌、心内膜及心包均可受累,称为风湿性心肌炎或全心炎,为小儿风湿热的最重要表现,多于发病 1～2 周内即出现症状。

(1)心肌炎:轻者可无症状,重者可伴不同程度的心功能不全表现。常见体征有:①心动过速,与体温升高不成比例;②心脏增大,心尖冲动弥散;③心音减弱,心尖部第一心音低钝,有时可闻及奔马律;④心尖部有 2/6 级以上收缩期吹风样杂音,有时主动脉瓣区亦可听到舒张中期杂音。X 线检查心脏扩大,心肌张力差,心脏搏动减弱。心电图常示各型传导阻滞,尤以 I 度房室传导阻滞多见,期前收缩少见,常有 P-R 间期延长,伴有 T 波低平和 ST 段异常,少数出现 Q-T 间期延长。

(2)心内膜炎:以二尖瓣最常受累,主动脉瓣次之。炎症侵犯二尖瓣时,心尖部可闻及 2～3/6 级吹风样全收缩期杂音,向腋下传导,有时可闻及舒张中期隆隆样杂音,患者取左侧卧位和深呼气时更易听到。炎症累及主动脉瓣时,该区可听到舒张期吹风样杂音。急性心肌炎引起的杂音,是由心脏扩大和瓣膜充血水肿所致,于恢复期渐消失,但若多次复发,可造成永久性瓣膜瘢痕形成,导致慢性风湿性心瓣膜病的发生。

(3)心包炎:一般积液量少,临床上难以发现,有时于心底部听到心包摩擦音。积液量多时,心前区搏动消失,听诊心音遥远。X 线检查心脏搏动减弱或消失,心影向两侧扩大呈烧瓶形,卧位时心腰增宽。心电图早期呈 ST 段抬高,随后可出现 ST 段下降和 T 波改变,常并发低电压。临床有心包炎表现者,提示心肌炎严重,易发生心力衰竭。

风湿性心肌炎初次发作约有 5％～10％患儿发生充血性心力衰竭,再发时心力衰竭发生率更高。风湿性心脏瓣膜病患儿伴有心力衰竭者,提示有活动性心肌炎存在。若无链球菌再次感染,心肌炎持续 6 周～6 个月,多数在 12 周内完全恢复;少数病程长达半年以上者,称为慢性风湿性心肌炎。

近年风湿性心肌炎的严重程度明显减轻,表现为单纯性心肌炎者较多。若起病隐匿,f临床表现常被忽略,待就诊时已形成永久性心脏瓣膜病变者,称为隐匿型风湿性心肌炎。

3.关节炎

见于 50％～60％的患者,典型者为游走性多关节炎,以膝、踝、肘、腕等大关节为主。表现为关节红、肿、热、痛及活动受限。每个受累关节持续数日或数周后自行消退,愈后不留关节畸形,但此起彼伏,可延续 3～4 周。

4.舞蹈病

也称 Sydenham 舞蹈病,在 A 组乙型溶血性链球菌咽炎后 1～6 个月才出现,占风湿热患儿总数的 3％～10％。好发年龄为 8～12 岁,女孩多见。表现为全身或部分肌肉的无目的不自主快速运动。常见者为面部肌肉抽搐引起的奇异面容,如伸舌、歪嘴、皱眉、眨眼和语言障碍;其次有耸肩缩颈、书写困难、细微动作不协调等。上述运动障碍于兴奋或注意力集中时加剧,入睡后消失。部分患儿早期以情绪和性格变化为突出表现。舞蹈病常同时伴有心肌炎。一般病程1~3个月,个别病例可于1~2年内反复发作。少数患儿留有不同程度精神神经后遗症,如性格改变、偏头痛、震颤、细微运动不协调和智能低下等。单纯性舞蹈病患儿的血沉正常,ASO不增高。

5.皮肤症状

(1)皮下小结:发生于4‰~7‰的风湿热患者,常伴严重心肌炎。小结多存在于肘、膝、腕、踝等关节伸面,或枕部、前额头皮以及胸、腰椎棘突的突起处,直径约0.1~1cm,硬而无压痛,与皮肤不粘连,约经2~4周消失。

(2)环形红斑:已较少见到,环形或半环形边界明显的淡色红斑,环内肤色正常,大小不等,多出现在躯干和四肢近端屈侧,呈一过性,或时隐时现呈迁延性,此起彼伏,可持续数周。

(3)其他皮损:如荨麻疹、结节性红斑和多形红斑等。

五、实验室检查

1.链球菌感染的证据

风湿热患者咽拭子链球菌培养可发现A组乙型溶血性链球菌,但有些患者,特别在抗生素药物治疗后咽培养常呈阴性,测定血清抗链球菌抗体更有诊断意义。链球菌感染1周后血清ASO滴度开始上升,2个月后逐渐下降。80%急性风湿热患者ASO滴度升高。若同时测定链球菌其他抗原成分的抗体,如抗脱氧核糖核酸酶B(antiDNase B)、抗链激酶(ASK)、抗透明质酸酶(AH),则阳性率可提高到95%。这些抗体在链球菌感染1周后升高,可维持数月。咽拭子培养链球菌阳性仅说明为链球菌咽峡炎或咽部处于带菌状态;抗链球菌抗体存在仅能反映近期有过链球菌感染,都不能肯定为风湿热。

2.风湿热活动期的实验室指标

包括周围血象白细胞计数和中性粒细胞增高,血沉增快和C反应蛋白阳性,α2球蛋白和黏蛋白增高,轻至中度贫血等。这些指标仅提示风湿热活动,但对诊断本病无特异性。

六、诊断

按1992年修订的Jones标准进行诊断,包括3个部分:①主要表现;②次要表现;③链球菌感染的证据。在确定有链球菌感染证据的前提下,有两项主要表现,或一项主要表现伴两项次要表现时即可做出诊断。由于风湿热临床表现错综复杂,近年不典型和轻症病例增多,两项主要表现者已不多见,加之链球菌感染的证据较难确定,故硬性遵循此标准,易造成诊断失误。因此,应综合全部临床资料,进行综合判断,必要时需追踪观察,方能提高确诊率。

判断有无慢性风湿性心脏病常较困难。在心尖部或主动脉瓣区闻及粗糙而响亮的吹风样杂音,或明显的心尖部隆样舒张期杂音提示瓣膜损害,需随访观察。若杂音持久不消失,可考虑风湿性心脏病。X线和超声心动图检查有助于诊断。

七、鉴别诊断

风湿热需与下列疾病进行鉴别:

1.与风湿性关节炎的鉴别

(1)幼年特发性关节炎:常于3岁以内起病,关节炎无游走性的特点,常累及指趾小关节,多伴不规则发热、脾及淋巴结肿大、全身斑丘疹等。部分病例反复发作后留下关节畸形。X线骨关节摄片可见关节面破坏、关节间隙变窄和邻近骨骼骨质疏松。

(2)急性化脓性关节炎:常为全身性脓毒血症的局部表现。中毒症状重,血培养可发现致病菌,以金黄色葡萄球菌多见。好发部位为髋关节,其次为膝、肘等大关节。

(3)链球菌感染后状态(亦称链球菌感染后综合征):主要见于急性链球菌感染的同时或感染后2~3周内,出现发热、无力、关节痛,并可伴有关节轻度红肿,血沉可增快,但心脏无明显改变,亦无环形红斑和皮下小结,一般经抗生素治疗后1~2周症状即可消失。

(4)急性白血病:特点为发热、贫血、出血倾向、肝、脾及淋巴结肿大、骨关节疼痛等。有时骨痛为其早期突出的表现,以胸骨痛最明显,常伴压痛,可误认为风湿性关节炎。但周围血片见到幼稚白细胞,骨髓检查发现大量白血病细胞浸润可资鉴别。

(5)非特异性肢痛:又名"生长痛"。为小儿时期常见的症状,肢痛多发生于下肢,局部无红肿,实为小腿肌肉痛,以夜间尤甚,疼痛常致小儿突然惊醒。

2.与风湿性心肌炎的鉴别

(1)生理性杂音:见于学龄儿童,杂音部位限于:①肺动脉瓣区;②胸骨左缘与心尖之间。为2/6级左右、音调柔和的收缩早中期吹风样杂音。杂音响度和性质随体位变动和呼吸运动而改变。

(2)病毒性心肌炎:常在一次呼吸道或肠道病毒感染后出现心肌炎的表现,可有低热和关节疼痛。近年单纯风湿性心肌炎的病例日渐增多,与病毒性心肌炎难以区别。一般而言,病毒性心肌炎的心脏杂音往往不明显,可合并心包炎而极少伴有心内膜炎,较多出现过早搏动等心律失常。心电图P-R间期延长较少见,而ST-T改变更为突出。实验室检查有病毒感染证据。

(3)感染性心内膜炎:先天性心脏病或慢性风湿性心脏病合并感染性心内膜炎时,易与风湿性心脏病伴风湿活动相混淆,患儿往往出现不明原因的不规则发热,若伴贫血、脾大、皮肤瘀斑或其他栓塞症状则有助于诊断。24小时内反复数次做血培养,常可获得阳性结果,一次抽血量达10ml左右,培养时间延长到2周,可提高阳性率。超声心动图可见心瓣膜或心内膜有赘生物。

八、治疗

1.休息

卧床休息的期限决定于是否存在风湿活动、心脏受累程度及心功能状态。急性期需卧床休息2周,并应密切观察有无心肌炎的表现。若无心脏受累,开始逐渐恢复活动,2周后达正常活动水平;心肌炎不伴心力衰竭者,卧床4周,于随后的4周内逐渐恢复活动;心肌炎伴充血性心力衰竭患儿,需严格卧床8周,在以后的2~3个月内逐渐增加活动量。

2.清除链球菌

感染急性期用青霉素G每次80万U肌内注射,每日2次,持续2周,以彻底清除链球菌感染。青霉素过敏者,改用其他有效抗生素,如红霉素等。风湿性心肌炎容易发生感染性心内膜炎,应注意清除口腔或其他部位感染灶,拔牙或其他手术时应严防发生菌血症。

3.抗风湿热治疗

常用的药物为水杨酸制剂及肾上腺皮质激素,后者在控制炎症方面优于前者,能较快控制急性症状。心肌炎时宜早期使用肾上腺皮质激素治疗,无心肌炎患儿可用水杨酸制剂,两者对舞蹈病均无明显疗效。

常用的水杨酸制剂为阿司匹林,每日用量 80~100mg/kg,最大量不超过 3g/d,分次口服,2 周后逐渐减量,持续 4~8 周。阿司匹林的副作用有恶心、呕吐、消化道出血等。个别病例可因刺激呼吸中枢而使呼吸加深加快,以致呼吸性碱中毒。用量过大可发生代谢性酸中毒及循环衰竭。因影响凝血酶原的合成和血小板功能,可能出现出血倾向。最好能测定阿司匹林血浓度,以避免发生上述不良反应,合适的血药浓度为 20~25mg/dl。

常用的肾上腺皮质激素为泼尼松,日用量 2mg/kg,最大量不超过 60mg/d,分次口服,2~4 周后减量,总疗程 8~12 周。极度严重的心肌炎伴心力衰竭时可采用大剂量疗法,有拯救患者生命之效。常用氢化可的松或甲泼尼龙,每日 1 次,剂量为 10~30mg/kg,静脉滴注,共 1~3 次,待心功能改善后改为常用量口服。肾上腺皮质激素的常见副作用为高血压、库欣征、水电解质紊乱、感染及类白血病反应等。停用上述抗炎药物时,可出现"反跳现象",应与风湿热复发相鉴别。"反跳现象"多见于肾上腺皮质激素停药后 1 周内,表现为轻度发热、关节痛、血沉增快和 C 反应蛋白增高等,多于 2~3 天内自行消失,有时延至 1~2 周。如逾期以上症状依然存在,则应按风湿热复发处理,重新开始抗风湿热治疗。

为了减少肾上腺皮质激素类的副作用以及减少停药过程中发生"反跳现象",可在开始减量时同时合用阿司匹林,最终以阿司匹林全部代替肾上腺皮质激素,其总疗程仍为 8~12 周。

4.其他治疗

①有充血性心力衰竭时,应视为心肌炎复发,及时给予大剂量静脉注射肾上腺皮质激素治疗,剂量同前述。应慎用或不用洋地黄制剂,以免发生洋地黄中毒。应予以低盐饮食,必要时氧气吸入,给予利尿剂和血管扩张剂。②舞蹈病的治疗:本症有自限性,多于数周或数月内痊愈,尚无特效治疗,仅采用支持及对症处理。居住环境宜安静舒适,给予安慰等心理学治疗亦属重要。为防止不自主运动所致的损伤,可用苯巴比妥或地西泮等镇静剂。

九、预防

(1)改善生活环境,注意卫生,加强锻炼,增强体质,提高健康水平,以增强抗病能力,减少链球菌咽峡炎的发生。

(2)早期诊断和治疗链球菌咽峡炎是预防风湿热初发和复发的关键。一旦确诊链球菌咽峡炎,应及早给予青霉素 G 肌内注射 7~10 天,或苄星青霉素 G(长效青霉素)120 万 U 肌注 1 次,以清除咽部的链球菌。

(3)预防风湿热复发确诊风湿热后,应长期使用抗菌药物预防链球菌咽峡炎,长效青霉素每月肌注 120 万 U。对青霉素过敏者,可用磺胺嘧啶 0.5g(体重<30kg 者)至 1g(体重>30kg 者),每日 1 次顿服,其副作用有粒细胞减少和药物疹;也可用红霉素类药物口服,每月服 6~7 天。一般预防期限不得少于 5 年,最好持续至 25 岁;有风湿性心脏病者,宜作终身药物预防。

(4)风湿热或风湿性心脏病患儿,当拔牙或行其他手术时,术前、术后应用抗生素以预防感染性心内膜炎。

(5)链球菌细胞壁 M 蛋白质疫苗的研究,为开展预防风湿热的工作开辟了新的途径。其困难在于 M 蛋白质抗原血清型甚多,能致风湿热者多达 70 余种,只能根据本地区流行的链球菌 M 血清型菌株,制备相应多价疫苗用于本地区。

十、预后

风湿热的预后主要取决于首次发作时是否存在心肌炎及其严重程度,是否得到正确抗风湿热治疗以及是否正规抗链球菌治疗。无心肌炎者,日后复发率较低,影响心脏的机会甚少,预后良好。严重心肌炎伴充血性心力衰竭者及隐匿型心肌炎失去早期防治机会者预后均差。

近年来风湿热病情有所减轻,预后较前明显改善,风湿性心脏病发生率及病死率都明显下降。

第四节　幼年特发性关节炎

幼年特发性关节炎(juvenile idiopathic arthritis,JIA)是小儿时期常见的风湿性疾病,以慢性关节滑膜炎为主要特征,并伴有全身多脏器功能损害,也是造成小儿时期残疾和失明的重要原因。本病临床表现差异很大,可分为不同类型,故命名繁多,如幼年类风湿性关节炎(juvenile theumatoid arthritis,JRA)、Still′s 病、幼年慢性关节炎(juvenile chronic arthritis,JCA)及幼年型关节炎(juvenile arthritis,JA)等。为了便于国际协作组对这类疾病的遗传学、流行病学、转归和治疗方案实施等方面进行研究,近 10 多年国际风湿病联盟儿科委员会专家组经过多次讨论,将儿童时期(16 岁以下)不明原因的关节肿胀并持续 6 周以上者,命名为幼年特发性关节炎(JIA)。本病除关节炎症和畸形外,全身症状可以很明显,如发热、皮疹、肝、脾及淋巴结肿大、胸膜炎及心包炎等。多数病例预后良好,少数可发展为慢性过程,严重影响运动功能。

一、病因和发病机制

病因至今尚不清楚,可能与多种因素如感染、免疫及遗传有关。

1.感染因素

虽有许多关于细菌(链球菌、耶尔森菌、志贺菌、空肠弯曲菌和沙门菌属等)、病毒(微小病毒 B_{19}、风疹病毒、EB 病毒、柯萨奇病毒和腺病毒等)、支原体和衣原体感染与本病有关的报道,但都不能证实这些感染是诱发本病的直接原因。

2.免疫学因素

支持本病为自身免疫性疾病的证据有:①部分病例血清中存在类风湿因子(RF,抗变性 IgG 抗体)和抗核抗体(ANA)等自身抗体;②关节滑膜液中有 IgG 包涵体和类风湿因子的吞噬细胞(类风湿性关节炎细胞,RAC);③多数患儿的血清 IgG、IgM 和 IgA 上升;④外周血 CD4+T 细胞克隆扩增;⑤血清炎症性细胞因子明显增高。

3.遗传因素

很多资料证实本病具有遗传学背景,研究最多的是人类白细胞抗原(HLA),发现具有

HLA-DR4、DR8 和 DR5 位点者是 JIA 的易发病人群。其他如 HLA-DR6、HLA-A2 等也和本病发病有关。此外,某些原发性免疫缺陷病如低丙种球蛋白血症、选择性 IgA 缺乏症及先天性低补体血症患儿易罹患本病。

综上所述,本病的发病机制可能为:各种感染性微生物的特殊成分作为外来抗原,作用于具有遗传学背景的人群,激活免疫细胞,通过直接损伤或分泌细胞因子、自身抗体触发异常免疫反应,引起自身组织的损害和变性。尤其是某些细菌、病毒的特殊成分可作为超抗原,直接与具有特殊可变区 β 链(Vβ)结构的 T 细胞受体(TCR)结合而激活 T 细胞,激发免疫损伤。自身组织变性成分(内源性抗原)如变性 IgG 或变性的胶原蛋白,也可作为抗原引发针对自身组织成分的免疫反应,进一步加重免疫损伤。

二、病理

关节呈慢性非化脓性滑膜炎症,早期呈现水肿、充血、纤维蛋白渗出,淋巴细胞和浆细胞浸润。轻者可完全恢复正常。反复发作者,滑膜增厚呈绒毛状向关节腔突起,附着于软骨上,并向软骨伸延形成血管翳,最终侵蚀关节软骨,随之关节面粘连融合,由纤维性或骨性结缔组织所代替,导致关节强直和变形。受累关节附近可有腱鞘炎、肌炎、骨质疏松及骨膜炎。类风湿结节的病理所见为均匀无结构的纤维素样坏死,外周有类上皮细胞围绕。胸膜、心包膜及腹膜可见纤维性浆膜炎。淋巴结呈非特异性滤泡增生。皮疹部位的皮下毛细血管周围有炎症细胞浸润。眼部受累时为虹膜睫状体的肉芽肿样浸润。

三、分类及临床表现

本病可发生于任何年龄,以 2～3 岁和 8～10 岁两个年龄组为发病高峰,女孩多见。临床表现复杂,除关节症状外,又可累及多个脏器。按起病形式、临床经过和预后不同,可分为不同类型,其临床有不同表现。

1.全身型关节炎(systemic JIA)

过去曾称为变应性亚败血症(subsepsis allergica)。可发生于任何年龄,但以幼年者为多,无明显性别差异。此型约占幼年特发性关节炎的 20%。其定义为:每日发热至少 2 周以上,伴有关节炎,同时伴随以下 1～4 项中的一项或更多症状。

(1)短暂的、非固定的红斑样皮疹。

(2)淋巴结肿大。

(3)肝脾大。

(4)浆膜炎:如胸膜炎及心包炎。

应排除下列情况:①银屑病患者;②8 岁以上 HLA-B27 阳性的男性关节炎患儿;③家族史中一级亲属有 HLA-B27 相关的疾病(强直性脊柱炎、与附着点炎症相关的关节炎、急性前葡萄膜炎或骶髂关节炎);④两次类风湿因子阳性,两次间隔为 3 个月。

弛张型高热是本型的特点,体温每日波动在 36～40℃之间,骤升骤降,常伴寒战。热退时患儿一般情况好,活动正常,无明显痛苦表情。发热持续数周至数月后常自行缓解,但常于数周或数月后复发。

约 95% 的患儿出现皮疹。直径为数毫米的淡红色斑疹分布于全身,以躯干及肢体近端为甚,但亦可波及掌、跖部位。单个皮疹逐渐扩大,其中心消散,皮疹间可相互融合。皮疹时隐时现,高热时明显,热退则隐匿;搔抓等外伤或局部热刺激均可使皮疹复现。可伴痒感。

急性期多数病例有一过性关节炎、关节痛或肌痛,有时因全身症状突出而忽视了关节症状。部分患儿在急性发病数月或数年后关节炎才成为主诉。约 25% 最终转为慢性多发性关节炎,导致关节变形。

约 85% 有肝、脾及淋巴结肿大,肝功能轻度损害。约 1/3 伴胸膜炎或心包炎,一般不需处理多能自行吸收。少数累及心肌,但鲜有发生心内膜炎者。个别病例可发生心功能不全而需积极治疗。少数尚伴间质性肺浸润,多为一过性。约 1/5 出现腹痛,此可能为肠系膜淋巴结肿大所致。

2.多关节型,类风湿因子阴性(polyarticular JIA,RF negative)

是指发热最初 6 个月有 5 个关节受累,类风湿因子阴性。约占 JIA 的 25%。

应排除下列情况:①银屑病患者;②8 岁以上 HLA-B27 阳性的男性关节炎患儿;③家族史中一级亲属有 HLA-B27 相关的疾病(强直性脊柱炎、与附着点炎症相关的关节炎、急性前葡萄膜炎或骶髂关节炎);④两次类风湿因子阳性,两次间隔为 3 个月;⑤全身型 JIA。

本型任何年龄都可起病,但 1~3 岁和 8~10 岁为两个发病高峰年龄组,女性多见。受累关节≥5 个,先累及大关节如踝、膝、腕和肘,常为对称性。表现为关节肿、痛,而不发红。晨起时关节僵硬(晨僵)是本型的特点。随病情发展逐渐累及小关节,波及指、趾关节时,呈典型梭形肿胀;累及颈椎可致颈部活动受限和疼痛;累及颞颌关节表现为张口困难。幼儿可诉耳痛。病程长者,可影响局部发育出现小颌畸形;累及喉杓(环状软骨-杓状软骨)关节可致声音嘶哑、喉喘鸣和饮食困难。疾病晚期,至少半数病例出现髋关节受累,可致股骨头破坏,严重者发生永久性跛行。复发病例的受累关节最终发生强直变形,关节附近的肌肉萎缩,运动功能受损。

本型可有全身症状,但不如全身型 JIA 严重。常有乏力、厌食、烦躁、轻度贫血和低热,体格检查可发现轻度肝、脾和淋巴结肿大。约 25% 的病例抗核抗体阳性。

3.多关节型,类风湿因子阳性(polyarticular JIA,RF positive)

是指发热最初 6 个月有 5 个关节受累,类风湿因子阳性。约占 JIA 的 10%。

应排除下列情况:①银屑病患者;②8 岁以上 HLA-B27 阳性的男性关节炎患儿;③家族史中一级亲属有 HLA-B27 相关的疾病(强直性脊柱炎、与附着点炎症相关的关节炎、急性前葡萄膜炎或骶髂关节炎);④全身型 JIA。

本型发病亦以女孩多见。多于儿童后期起病,其临床表现基本上与成人 RA 相同。关节症状较类风湿因子阴性组为重,后期可侵犯髋关节,最终约半数以上发生关节强直变形而影响关节功能。约 75% 的病例抗核抗体阳性。除关节炎外,可出现类风湿结节。

4.少关节型(oligoarticular,JIA)

是指发病最初 6 个月有 1~4 个关节受累。本型又分两个亚型:

(1)持续型少关节型 JIA:整个疾病过程中受累关节均在 4 个以下。

(2)扩展型少关节型 JIA:在疾病发病后 6 个月发展成关节受累≥5 个,约 20% 患儿有此情况。

应排除下列情况:①银屑病患者;②8 岁以上 HLA-B27 阳性的男性关节炎患儿;③家族史中一级亲属有 HLA-B27 相关疾病(强直性脊柱炎、与附着点炎症相关的关节炎、急性前葡萄膜炎);④两次类风湿因子阳性,两次间隔为 3 个月;⑤全身型 JIA。

本型女孩多见,起病多在 5 岁以前。多为大关节受累,膝、肘或腕等大关节为好发部位,常为非对称性。虽然关节炎反复发作,但很少致残。20%～30%患儿发生慢性虹膜睫状体炎而造成视力障碍,甚至失明。

5.与附着点炎症相关的关节炎(enthesitis related JIA,ERA)

是指关节炎合并附着点炎症或关节炎或附着点炎症,伴有以下情况中至少 2 项:①骶髂关节压痛或炎症性腰骶部及脊柱疼痛,而不局限在颈椎;②HLA-B27 阳性;③8 岁以上男性患儿;④家族史中一级亲属有 HLA-B27 相关的疾病(强直性脊柱炎、与附着点炎症相关的关节炎、急性前葡萄膜炎)。

应排除下列情况:①银屑病患者;②两次类风湿因子阳性,两次间隔为 3 个月;③全身型 JIA。

本型以男孩多见,多于 8 岁以上起病。四肢关节炎常为首发症状,但以下肢关节如髋、膝、踝关节受累为多见,表现为肿、痛和活动受限。骶髂关节病变可于病初发生,但多数于起病数月至数年后才出现。典型症状为下腰部疼痛,初为间歇性,数月或数年后转为持续性,疼痛可放射至臀部,甚至大腿。直接按压骶髂关节时有压痛。随着病情发展,腰椎受累时可致腰部活动受限,严重者病变可波及胸椎和颈椎,使整个脊柱呈强直状态。在儿童常只有骶髂关节炎的 X 线改变,而无症状和体征。

患儿还可有反复发作的急性虹膜睫状体炎和足跟疼痛,这是由于跟腱及足底筋膜与跟骨附着处炎症所致。本型 HLA-B27 阳性者占 90%,多有家族史。

6.银屑病性关节炎(psoriatic JIA)

是指 1 个或更多的关节炎合并银屑病,或关节炎合并以下任何 2 项:①指(趾)炎;②指甲凹陷或指甲脱离;③家族史中一级亲属有银屑病。

应排除下列情况:①8 岁以上 HLA-B27 阳性的男性关节炎患儿;②家族史中一级亲属有 HLA-B27 相关的疾病(强直性脊柱炎、与附着点炎症相关的关节炎、急性前葡萄膜炎或骶髂关节炎);③两次类风湿因子阳性,两次间隔为 3 个月;④全身型 JIA。

本型儿童时期罕见。发病以女性占多数,女与男之比为 2.5∶1。表现为一个或几个关节受累,常为不对称性。大约有半数以上患儿有远端指间关节受累及指甲凹陷。关节炎可发生于银屑病发病之前或数月、数年后。40%患者有银屑病家族史。发生骶髂关节炎或强直性脊柱炎者,HLA-B27 阳性。

7.未定类的幼年特发性关节炎(undefined JIA)

不符合上述任何一项或符合上述两项以上类别的关节炎。

四、实验室检查

实验室检查的任何项目都不具备确诊价值,但可帮助了解疾病程度和除外其他疾病。急性期可有轻～中度贫血,中性粒细胞计数增高,以全身型起病者尤为突出,可呈类白血病反应,白细胞计数高达 $75×10^9$/L。血清 α2 和 γ 球蛋白升高,白蛋白降低,IgG、IgM、IgA 均增高,以 IgG1 和 IgG3 增高为著。血沉增快,炎症性反应物质如 C 反应蛋白、肿瘤坏死因子、IL-1、IL-6 活性可增高,表明急性炎症过程的存在。40%病例出现低中滴度的抗核抗体,但与疾病的进程和预后无关。多关节炎型中发病年龄较大者,血清类风湿因子阳性,提示关节损害严重,日后易后遗运动障碍。尿常规检查一般正常。关节腔滑膜液混浊,可自行凝固,蛋白质含量增高,糖降低,补体下降或正常,细胞数明显增高,以中性粒细胞为主。

X线检查:早期(病程1年左右)显示关节附近软组织肿胀,关节腔增宽,近关节处骨质疏松,指、趾关节常有骨膜下新骨形成;后期关节面骨质破坏,以手腕关节多见,骨骺早期关闭,骺线过度增长,关节腔变窄甚至消失。受累关节易发生半脱位。其他影像学检查如骨放射性核素扫描、超声波和MRI均有助于发现骨关节损害。

五、诊断和鉴别诊断

本病的诊断主要根据临床表现,晚期关节症状已较突出者诊断较易。X线骨关节典型改变有助于确诊。全身型临床表现复杂,诊断颇为困难,需与风湿热、感染性关节炎、骨髓炎、急性白血病、淋巴瘤、恶性组织细胞病及其他风湿性疾病合并关节炎相鉴别。凡关节炎或典型的高热、皮疹等全身症状持续3个月以上者,排除了其他疾病之后,即可确诊为本病。

六、治疗

本病尚无特效治疗,但若处理得当,至少75%的患儿可免致残疾。JIA的治疗原则是:控制病变的活动度,减轻或消除关节疼痛和肿胀;预防感染和关节炎症的加重;预防关节功能不全和残疾;恢复患儿的关节功能及生活与劳动能力。

1.一般治疗

保证患儿适当休息和足够的营养。除急性发热外,不主张过多地卧床休息。宜鼓励患儿参加适当的运动,尽可能像正常儿童一样生活。采用医疗体育、理疗等措施可防止关节强直和软组织挛缩。为减少运动功能障碍,可于夜间入睡时以夹板固定受累关节于功能位。已有畸形者,可施行矫形术如滑膜切除术等。

此外,心理治疗也很重要,应克服患儿因患慢性疾病或残疾而造成的自卑心理,增强自信心,使其身心得以健康成长。

2.药物治疗

(1)非甾体类抗炎药(NSAIDs):以肠溶阿司匹林(ASP)为代表,是治疗本病最有效而副作用又较少的药物,推荐剂量为每日$60\sim90mg/kg$,分$4\sim6$次口服。有效血药浓度为$20\sim30mg/dl$,多在$1\sim4$周内见效。治疗2周后若病情缓解,可在数周内逐渐减量,并以最低有效剂量长期治疗,持续数月至数年。治疗过程中,特别是最初几周应注意有无阿司匹林的不良反应,包括胃肠道反应、肝、肾功能损害、出血倾向和过敏反应等。轻度肝功能异常者不必停药,常于$2\sim3$个月后自行恢复正常,但肝功能显著异常者应停药观察。长期使用者,还应监测尿常规,注意有无肾脏受损。其他非甾体类抗炎药物如萘普生每天$10\sim15mg/kg$,分2次口服;布洛芬每天$50mg/kg$,分$2\sim3$次口服;双氯芬酸钠或尼美舒利等也可选用。

(2)缓解病情抗风湿药(DMARDs):即二线药物,因为应用这类药物至出现临床疗效所需时间较长,故又称慢作用抗风湿药(SAARDs)。近年来认为,在患儿尚未发生骨侵蚀或关节破坏时及早使用本组药物,可以控制患儿病情进展。

1)羟氯喹:剂量为每日$5\sim6mg/kg$,总量不超过$0.25g/d$,分$1\sim2$次服用,疗程3个月至1年。不良反应可有视网膜炎、白细胞减少、肌无力和肝功能损害。

2)柳氮磺吡啶:剂量为每日 50mg/kg,服药 1~2 个月即可起效。副作用包括恶心、呕吐、皮疹、哮喘、贫血、骨髓抑制、中毒性肝炎和不育症等。

3)其他:包括青霉胺、金制剂如硫代苹果酸金钠等。

(3)肾上腺皮质激素:虽可减轻 JIA 关节炎症状,但不能阻止关节破坏,长期使用有软骨破坏及发生骨质无菌性坏死等副作用,且一旦停药将会严重复发,故无论全身或关节局部给药都不作为首选或单独使用,应严格掌握指征。泼尼松的临床适应证和剂量为:

1)多关节型:对 NSAIDs 和 DMARDs 未能控制的严重患儿,加用小剂量泼尼松隔日顿服,可使原来不能起床或被迫坐轮椅者症状减轻,过着基本正常的生活。

2)全身型:非甾体类抗炎药物或其他治疗无效的全身型可加服泼尼松每日 0.5~1mg/kg(每日总量≤40mg),一次顿服或分次服用。一旦体温得到控制时即逐渐减量至停药。

3)少关节型:不主张用肾上腺皮质激素全身治疗,可酌情在单个病变关节腔内抽液后,注入醋酸氢化可的松混悬剂局部治疗。

4)虹膜睫状体炎:轻者可用扩瞳剂及肾上腺皮质激素类眼药水点眼。对严重影响视力患者,除局部注射肾上腺皮质激素外,需加用泼尼松口服。虹膜睫状体炎对泼尼松很敏感,无须大剂量。

对银屑病性关节炎不主张用肾上腺皮质激素。

(4)免疫抑制剂:

1)氨甲蝶呤(MTX):剂量为 $10mg/m^2$,每周 1 次顿服,服药 3~12 周即可起效。MTX 不良反应较轻,有不同程度胃肠道反应、一过性转氨酶升高、胃炎和口腔溃疡、贫血和粒细胞减少等。长期使用可能发生 B 细胞淋巴瘤。对多关节型安全有效。

2)其他免疫抑制剂:可选择使用环孢素 A、环磷酰胺(CTX)、来氟米特和硫唑嘌呤、雷公藤总甙。但其治疗 JIA 的有效性与安全性尚需慎重评价。

(5)其他:大剂量 IVIG 治疗难治性全身型 JIA 的疗效尚未得到确认。抗肿瘤坏死因子(TNF)-α 单克隆抗体对多关节型 JIA 有一定疗效。

(6)中药制剂等。

3.理疗

对保持关节活动、肌力强度极为重要。尽早开始保持关节活动及维持肌肉强度的锻炼,有利于防止发生或纠正关节残废。

七、预后

JIA 若能及时诊断,经过早期适当治疗,症状易于控制,但亦有复发。多数患儿预后良好,给予适当处理后 75% 的患儿不会严重致残,仅部分造成关节畸形,出现运动功能障碍。全身型和多关节炎型易变为慢性关节病;少关节型可因慢性虹膜睫状体炎而致视力障碍;多关节型可发展为强直性脊柱炎。对慢性患儿若护理得当,大多数能正常生活。有研究认为 IgM 型 RF 阳性滴度越高,预后越差。近来有报道 JIA 患儿可能发生严重并发症.即巨噬细胞活化综合征(macrophage activation syndrome,MAS),常急性发作,多见于男性,临床表现为快速进展的肝功能衰竭、脑病、全血细胞减低、紫癜、瘀斑、黏膜出血,甚至可死亡。主要认为是由于 T 淋巴细胞和巨噬细胞的活化和不可遏制的增生,导致细胞因子过度产生所致。

参考文献

[1]Waldo E,Nelson 等.尼尔逊儿科学.张国成等主译.西安:世界图书出版西安公司,1999.551-553.

[2]ChristopHer S,Cooper andhowardM. Snyder III. Ureteral duplication，ectopy, andUreteroceles. In. PediatricUrology. John P. Gearhart，Richard C. Rink，Pierre D：E. Mouriquand.W.B.Saunders Company.pHiladelpHia，Pennsylvania,2001.430-449.

[3]文新中国成立.小儿神经泌尿学.见:张玉海,赵继懋.神经泌尿学.北京:人民卫生出版社,2007.

[4]佘亚雄.小儿外科学.第3版.北京:人民卫生出版社,1993.

[5]施诚仁.新生儿外科学.第1版.上海:上海科学普及出版社.2002.

[9]张金哲,潘少川,黄澄如.实用小儿外科学.杭州:浙江科学技术出版社,2003.

[10]金锡御,吴雄飞.尿道外科学.第2版.北京:人民卫生出版社,2004.

[11]黄澄如.小儿泌尿外科学.济南:山东科学技术出版社,1996.

[12]潘少川.实用小儿骨科学.第2版.北京:人民卫生出版社,2005.

[13]施诚仁.小儿肿瘤.北京:北京大学医学出版社,2007.

[14]中华医学会.临床技术操作规范.儿科学分册.北京:人民军医出版社,2004.

[15]易著文.小儿内科特色诊疗技术.北京:科学技术出版社,2009.

[16]王成.小儿心血管病手册.北京:人民军医出版社,2002.

[17]杜军保,王成.儿童晕厥.北京:人民卫生出版社,2011.

[18]杨思源,陈树宝.小儿心脏病学.第4版,北京:人民卫生出版社,2012.

[19]杜军保,小儿心脏病学.北京:北京大学医学出版社,2013.

[20]杨思源.小儿心脏病学.北京:人民卫生出版社,2012.